中国现代医院史话
北京协和医院

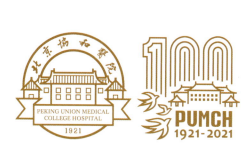

主　编　赵玉沛　姜玉新　张抒扬　吴沛新

人民卫生出版社
·北京·

版权所有，侵权必究！

图书在版编目（CIP）数据

中国现代医院史话．北京协和医院 / 赵玉沛等主编．—北京：人民卫生出版社，2021.4（2021.12重印）
ISBN 978-7-117-29715-8

Ⅰ．①中⋯　Ⅱ．①赵⋯　Ⅲ．①北京协和医院－历史
Ⅳ．①R199.2

中国版本图书馆 CIP 数据核字（2020）第 121085 号

人卫智网　www.ipmph.com　医学教育、学术、考试、健康，购书智慧智能综合服务平台
人卫官网　www.pmph.com　人卫官方资讯发布平台

中国现代医院史话
北京协和医院
Zhongguo Xiandai Yiyuan Shihua
Beijing Xiehe Yiyuan

主　　编	赵玉沛　姜玉新　张抒扬　吴沛新
出版发行	人民卫生出版社（中继线 010-59780011）
地　　址	北京市朝阳区潘家园南里 19 号
邮　　编	100021
E - mail	pmph @ pmph.com
购书热线	010-59787592　010-59787584　010-65264830
印　　刷	北京顶佳世纪印刷有限公司
经　　销	新华书店
开　　本	787×1092　1/16　印张　28
字　　数	489 千字
版　　次	2021 年 4 月第 1 版
印　　次	2021 年 12 月第 2 次印刷
标准书号	ISBN 978-7-117-29715-8
定　　价	189.00 元

打击盗版举报电话：010-59787491　E-mail：WQ @ pmph.com
质量问题联系电话：010-59787234　E-mail：zhiliang @ pmph.com

《中国现代医院史话——北京协和医院》编委会

主　编　赵玉沛　姜玉新　张抒扬　吴沛新

副主编　柴建军　李冬晶　向炎珍　韩　丁　吴文铭　杨敦干　彭　斌　杜　斌

顾　问（按姓氏笔画排序）
王荣金　白纯政　纪宝华　李柯勇　邱贵兴　张振馨　陈　芸　陈　杰
陈寿坡　陈德昌　罗慰慈　郎景和　孟迅吾　郭玉璞　蒋朱明　鲁重美
曾正陪　潘国宗

编　委（按姓氏笔画排序）
于　康　王　怡　王良录　王焕玲　仉建国　方沂湘　方理刚　朱　兰
朱卫国　朱以诚　朱华栋　朱朝晖　向　阳　严晓伟　李　莉　李太生
李单青　杨爱明　吴欣娟　邱　杰　何小东　张　波　张太平　张奉春
金征宇　胡冰水　段文利　夏维波　郭　娜　黄　辉　梁智勇　隆　云
潘　慧　霍　力

编　者（按姓氏笔画排序）
万希润　王　晶　王　璐　王鹏飞　石羽茜　龙　笑　史真真　刘晓坤
孙智晶　花苏榕　李　梅　李乃适　李苑菁　杨顺心　杨德彦　郝钟兴
吴　东　余可谊　陈　罡　陈明雁　庞钧译　郑威扬　袁　灵　夏　鹏
郭　晶　郭晓冬　曹　玮　彭俊雅　董　琳　傅谭娉　焦　静　谭先杰
潘新伟　薛华丹　戴　毅

秘　书　陈明雁　王　晶　李乃适

出版说明

在中国，医术又被称为仁术，医者又被称为仁者。古有神农尝百草，近有呦呦青蒿素，一代代中国医药人薪火相传、不懈努力，为全世界、全人类的健康发展作出了卓越贡献。

长期以来，我国广大医务人员响应党的号召，弘扬敬佑生命、救死扶伤、甘于奉献、大爱无疆的精神，全心全意为人民健康服务，赢得了全社会高度赞誉。中国坚持中西医并重，推动中医药和西医药相互补充、协调发展，努力实现中医药健康养生文化的创造性转化、创新性发展。

"落其实者思其树，饮其流者怀其源"。今天我们建设新时代的医院文化，离不开对医院历史的追溯、先贤的缅怀、精神的传承。在国家卫生健康委的指导下，人民卫生出版社、中国人口出版社、中国医院协会、中国医药卫生文化协会共同开展了《中国现代医院史话》丛书出版项目。丛书在新中国成立70周年之际策划出版，将有助于引导全系统以习近平新时代中国特色社会主义思想为指导，不忘初心、牢记使命，更好地为人民健康服务；有助于带领广大读者了解中国现代医院的发源和演变，感受一代代医务工作者的精湛医术和高尚医德。

本套丛书是一部系统的、连续的出版工程。首批入选的14家医院分别为中国医科大学附属第一医院、空军军医大学西京医院、北京大学第一医院、中国医学科学院肿瘤医院、南通大学附属医院、北京协和医院、中南大学湘雅医院、四川大学华西医院、浙江大学医学院附属第二医院、中国医学科学院阜外医院、广东省中医院、华中科技大学同济医学院附属协和医院、浙江大学医学院附属邵逸夫医院、重庆医科大学附属第一医院。这些医院反映了百余年来中国医院的不同源流：既有西学东渐潮流中西方人建立的西医医院，也有坚守传承中国传统医学的中医医院；既有发达地区医学同仁和实业家创建的现代医院，也有中国共产党和人民军队从根据地开创并发展壮大的草根医院。史话既是各个医院的家史，也可以从中寻找到中国医疗卫生事业在漫长曲折的历史中如何生根发芽、成长壮大，可以看到医疗卫生工作者如何在波澜壮阔的史诗中坚守仁心、救死扶伤。

丛书通过讲故事的方式，将医院发展与文化建设的历史与现代、传统与创新、医疗与服务、科学与人文充分展现出来。利用现代网络技术优势，通过扫描书中的平面二维码，读者还将看到展现医院历史文化、风情风貌、医院特色文化建设与医教研建设亮点的珍贵视频、音频和图片。

为组织好编写工作，各家医院集全院之力广泛收集资料，组建专门队伍进行创作，穿越历史，跨越多地，有很多资料是首次呈现，极具历史价值和收藏意义。

前 言

"性命相托的最后一站",这句朴素的表达,道出了北京协和医院在老百姓心中的分量。协和为什么能成为全国最好的医院,又为什么能成为长盛不衰的传奇?答案,就在协和的历史里。

1921年,西学东渐,肇始协和。一大批国际著名的医学家和医学教育家,带着世界医院管理及医学教育改革的先进经验来到协和,行医、教学、开展研究。协和从建院之初就站在了时代的前沿,开启了中国"科学医学"的道路,从此和中国现代医学发展史紧紧联系在一起。

近百年来,从这里走出了张孝骞、林巧稚、曾宪九等近百位影响中国现代医学发展的医学大家,他们攻克了无数疑难重症,完成了大量原创性研究,引领了众多医学学科和医疗实践的发展。从享誉世界的黑热病等早期传染性疾病研究到第一次由中国人命名疾病肾性骨营养不良,从国际率先使用手术丝线到成功实施中国第一例胰十二指肠切除术,从突破性建立绒癌根治疗法到系统性研究激素分泌性垂体瘤,从成立中国第一个社会服务部到建立中国第一个公共卫生事务所,以及在国内率先建立多个临床学科……无数个"中国第一"在协和诞生。协和用优良的传统和深厚的底蕴,为国家培育并输送了一批又一批杰出医学人才,将先进思想的火种播撒到全国各地。协和的烙印,深深地刻在中国现代医学的每一个篇章。

在党的领导和长期医疗实践中,医院形成了"严谨、求精、勤奋、奉献"的协和精神和兼容并蓄的特色文化传统,"三基三严"的教学理念被推至全国,"教授、病案、图书馆"著称的"协和三宝"被广为称颂,"病人满意、员工幸福"的办院理念深入人心,"学术协和、品质协和、人文协和"的协和百年内涵,承载着建设"中国特色、世界一流"医院的美好愿景。在不断的探索发展中,医院坚持党建引领业务发展,形成了较为完善的现代医院管理制度体系,提出了建设"六大体系"、推进高质量发展的"路线图",不仅为协和百年发展夯基固本、

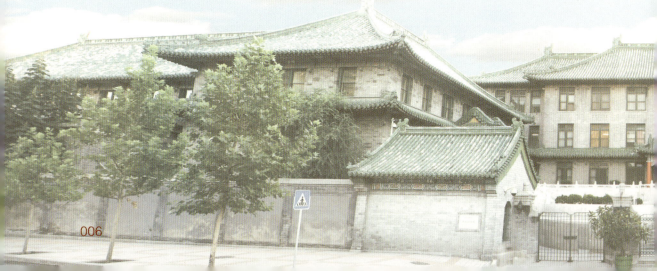

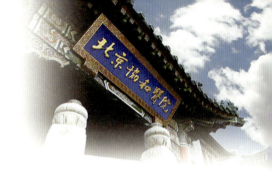

指明方向，更为现代医院管理体系贡献了协和智慧、协和方案。

在历史传承和守正创新方面，一代代协和人接续努力。近几十年来，许多协和人著书立说，医院也陆续出版了十余部医学大师的传记和画册，精心梳理史料建成了院史馆。有形的历史资料与无形的文化内涵，早已成为协和宝贵的财富。这一次，协和历史将被放到更广阔的背景和更深刻的维度来进行梳理，还原一个有高度、有深度、有温度的协和，一个与党、国家和人民的命运交织在一起的协和。

这部《中国现代医院史话——北京协和医院》，是为梳理百年历史、总结协和经验、传承协和精神、推动事业发展而组织编著的。本书主要分为六个部分，包括历史沿革、使命担当、文化传承、重大贡献、继往开来及百年协和梦。协和历史博大精深，本书中的篇目大都聚焦医院发展的节点事件，20余万字的叙述，300余张图片的展示，也不过是挂一漏万。希望读者朋友能从中领略到：无论是在战火纷飞的年代，还是在百废待兴的新中国，无论是在艰苦奋斗的岁月，还是在砥砺奋进的新时代……每一个重要的历史关头，协和人总能担当重任、不辱使命，以根植于心的家国情怀，全力以赴地执行党的决策、响应时代的呼唤和人民的期盼。

相信大家掩卷而思，会对开篇提出的问题有更深刻的理解——协和为什么能成为协和？

"人民至上、生命至上"，一切为了患者，这是协和贯穿百年的使命与担当。协和的成长，与党的领导、国家发展、社会需要和人民期盼永远在一起！过去是，现在也是，将来亦如是！

2020年12月

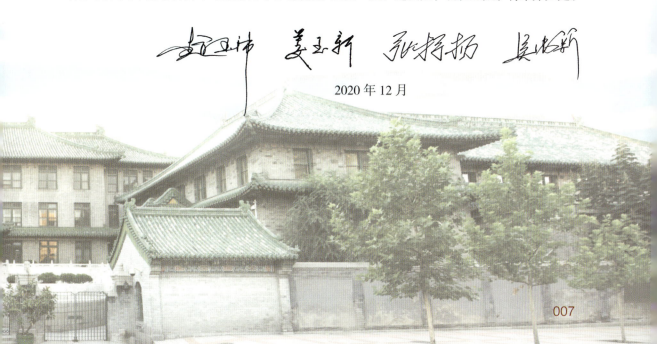

目 录

第 1 章　历史沿革

协和医学堂 …………………………………………………… 002
洛氏家族的世纪选择 ………………………………………… 008
中国的"约翰·霍普金斯"：精英教育的践行 …………… 015
中西合璧的协和老建筑群 …………………………………… 021
大幕拉开 ……………………………………………………… 027
三个"第一流"铸就协和典范 ……………………………… 031
开创先河的高等护理教育 …………………………………… 043
老协和的"总钥匙" ………………………………………… 047
神州处处有协和 ……………………………………………… 051
协和复院 ……………………………………………………… 058
中央人民政府接管协和 ……………………………………… 061
张孝骞上书中央 ……………………………………………… 064
全国卫生事业改革从协和起步 ……………………………… 068
东西两院合并 ………………………………………………… 070
院名的八次更迭 ……………………………………………… 074
时代召唤下党建引领协和事业发展 ………………………… 077
十二次蝉联中国医院排行榜榜首 …………………………… 086

第 2 章　使命担当

中国医疗卫生事业的脊梁 …………………………………… 092
传染病与突发公共卫生事件中的协和身影 ………………… 096
浦爱德与中国第一个社会服务部 …………………………… 103
兰安生与中国第一个公共卫生事务所 ……………………… 106

杨崇瑞与中国早期母婴保健事业	113
陈志潜与农村三级卫生网	116
丙寅医学社与中国早期医学科普	120
史上最权威的农村巡回医疗队	123
援建南溪山医院	127
中美建交中的协和贡献	132
2003：抗击SARS	134
2008：驰援汶川	140
北京奥运：医疗"金牌"	144
海外援助：友好使者	149
播爱边疆：精准帮扶	151
2020：阻击"新冠"	154

第3章 文化传承

三位"大"医生	168
协和病案	174
协和教授	178
协和图书馆	182
内科大查房	186
住院医师制度	194
协和文化品牌	200
"假如我是患者"	206
"待同事如家人"	209

第4章 重大贡献

第一个由中国人命名的疾病	214
黑热病与协和	218
斯乃博和心脏病学研究	222
保罗·霍奇斯与中国早期放射学的发展	225
中国第一份肌电图身世之谜	230

中国第一例食管癌外科治疗诞生记 ······ 233
曾宪九与中国的 Whipple 手术 ······ 237
宋鸿钊与绒癌化疗根治研究 ······ 244
史轶蘩与功能性垂体疾病研究 ······ 250
中国肠外肠内营养学的发展从协和起步 ······ 255
中国的卵巢癌手术始于协和 ······ 261
胃肠激素及其受体的研究 ······ 266
刘彤华与胰腺癌的病理研究 ······ 272
射频消融技术治疗快速性心律失常 ······ 277
内分泌性高血压的探秘之路 ······ 281
镌刻协和烙印的《现代内科学》 ······ 286
全身感染与多器官功能障碍综合征的解决之道 ······ 291
构筑强健骨骼的拓荒者 ······ 296
特发性脊柱侧凸协和分型的诞生 ······ 301
子宫内膜异位症的新学说 ······ 307
揭示中国痴呆和帕金森病的真相 ······ 311
"癌中之王"胰腺癌的综合诊治 ······ 316
始终走在国际前沿的胰岛素瘤研究 ······ 323
女性盆底功能障碍性疾病的防治研究 ······ 328

第5章 继往开来

协为干，和为根，"中国式医院"样本 ······ 336
美国中华医学基金会——协和百年再携手 ······ 342
"走出去"的"百人计划" ······ 345
精英培养新模式：临床医学博士后 ······ 348
从"勤、慎、警、护"到全面优质护理 ······ 353
中国第一个临床药理中心 ······ 357
中国最早的医院药事委员会 ······ 362
疑难病诊治的多学科协作诊疗模式 ······ 366
为中国罕见病分级诊疗提供"协和方案" ······ 371

构筑病人安全的一道防线：不良事件上报 …………… 376
　　病人需要什么，绩效就考核什么 ……………………… 379

第6章　百年协和梦
　　图说协和建筑史 ………………………………………… 384
　　协和的国际化之路 ……………………………………… 396
　　百年跨越：信息、数字、智能 ………………………… 400
　　协和与转化医学：过去、现在和未来 ………………… 404
　　六大体系：面向协和新百年的规划图 ………………… 409

第7章　附录
　　协和历任院长和党委书记 ……………………………… 416
　　协和学科树 ……………………………………………… 420
　　参考文献 ………………………………………………… 422

后　记

第1章 历史沿革

中国现代医院史话

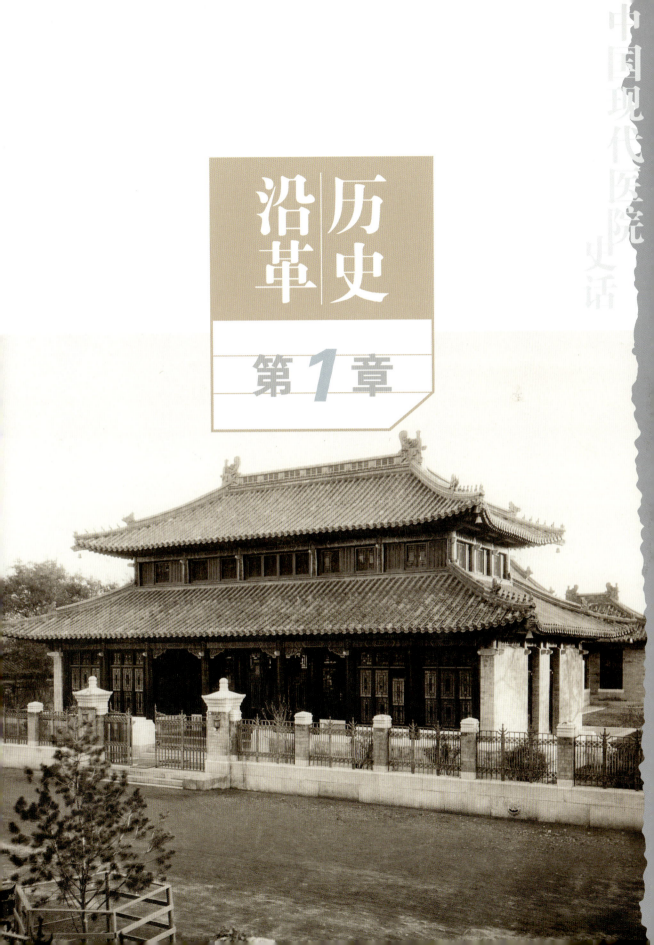

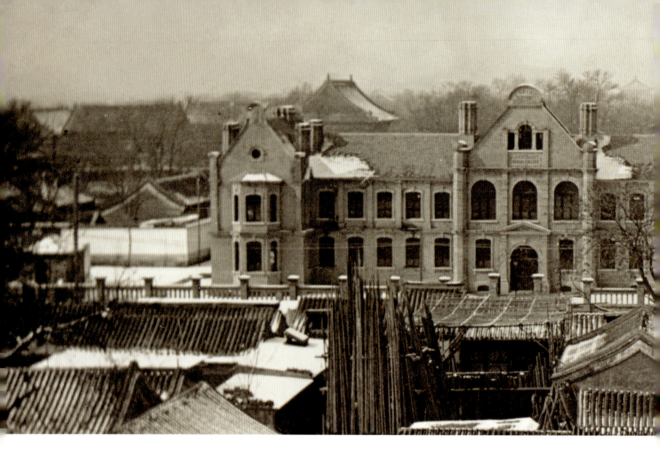

协和医学堂

协和医学院的前身是协和医学堂,而协和这个名称也渊源于此。

教会医院与西医东渐

1835 年,传教士伯驾(Peter Parker)在广州开设了一家诊所,开西方现代医学落地中国之先河。1842 年第一次鸦片战争结束以后,各通商口岸陆续出现了传教士所办的诊所,并逐渐向内地迁移。现代医学因其确切的疗效,往往使受益的患者全家心悦诚服,而这一效果对于传教的作用又是不言而喻的。因此,一方面,传教士往往需要现代医学来佐证自身文化的优越;另一方面,在教会的推动下,西方现代医学逐渐渗透至中国的各个角落。

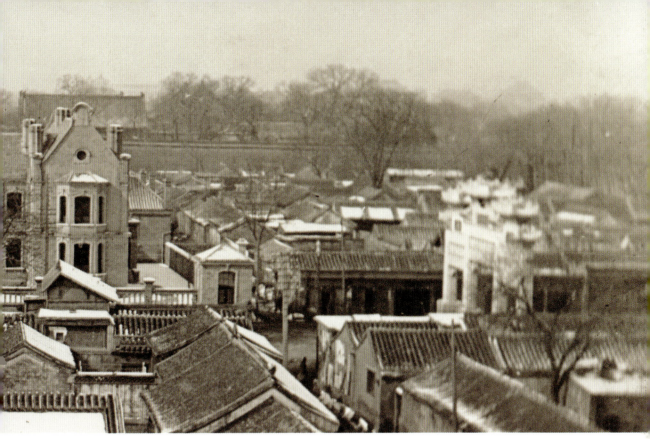

协和医学堂远景

北京，作为当时清朝的都城，自然格外受到重视。

双旗杆医院

1861年9月，伯驾的至交、创立上海仁济医院的英国伦敦会传教士兼外科医师雒魏林（William Lockhart）来到北京。雒魏林在英国公使馆租了部分房屋，开始了在北京的行医和传教之路。由于医术精湛，雒魏林的诊所门庭若市，现代医学就此悄然进入京城。

1864年，同为伦敦会的医学传教士德贞（John Dudgeon）接替雒魏林，并于次年因英国公使馆收回房产而将诊所迁址。德贞购置了东城米市大街的一处寺庙，将其改造为医院，称北京施医院，因其门口有一对旗杆，故又称"双旗杆医院"。这是北京协和医院落户东单的最早一块地产；如今，协和医院西门依然矗立着一对旗杆，这也是对其传统的一个延续。

德贞求学的年代，正是约瑟夫·李斯特（Joseph Lister）发明外科无菌技术的时代，因而德贞是带着当时先进的医学理念（麻醉术、消毒无菌术、隔离病房等）来到中国的，所以北京施医院是按照他的构想建立的一家真正的西式现代医院。德贞的外科技术在当时的北京十分有名，并因此得以游走于清朝众多王公大臣之间，被教会认为是医学传教的成功典范，而德贞自己也认为北京施医院是当时全中国最成功的现代医院。

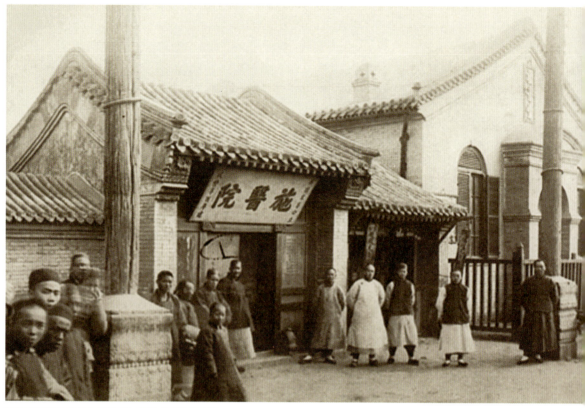

位于东城米市大街的北京施医院,又名"双旗杆医院"

1900年,北京施医院在义和团运动中成为被攻击目标,在熊熊烈火中化为灰烬,创建者德贞也于次年病逝于北京。

双旗杆医院的重建与协和理念的提出

1901年,苏格兰医学传教士科龄(Thomas Corchrane)受伦敦会委派,来到北京重建双旗杆医院。此时,虽然双旗杆仍幸运地矗立于原处,但原来的医院建筑已是一片废墟。科龄借到双旗杆医院原址附近一处废弃的店铺,因地制宜地开展常规诊疗工作,并且同样以精湛的医术赢得了清朝权贵,包括大太监李莲英的信任。李莲英为科龄奏请慈禧太后拨款白银一万两以供医学堂筹建,然而科龄并不满足于重建双旗杆医院,他有一个更为宏大的计划,希望造福更多的中国患者。

1902年,科龄在一次教会会议上,建议联合中国的所有传教会,成立"协和"委员会(a Committee of Union),"协和"是"Union"雅致的译名。此后,1903—1904年,英国伦敦会、美国长老会和美国圣公会联合成立了华北协和教育会,拟成立5个学校,其中就包括协和医学堂（Union Medical College）。随着科龄的不断努力，最终伦敦会联合了其他5个传教会，在清政府的支持下，成立了协和医学堂，并且使其成为唯一的一所在政府正式立案的教会学校。

协和医学堂始末

1906年2月13日，协和医学堂举办开幕典礼。各国公使、海关总税务司赫德、清政府重臣那桐均出席了典礼，这次典礼的规模虽然远不及后来1921年北京协和医院的开幕典礼，但在当时也属盛况空前。协和医学堂学制5年，前2年为医学基础课，如解剖学、组织学、生理学等；后3年为临床课，包括内、外、妇、儿、五官等学科，已经和现代医学的课程设置基本一致。教材多由教员自译为中英对照医学讲义，以达到让医学生能够深入掌握现代医学精髓的教学效果。协和医学堂前后4期，共有120名医学生完成全部课程并顺利毕业，多数毕业生后来服务于各教会医院，为改善当时缺医少药的社会状况起到了一定作用。协和医学堂也培养了一些后来颇为著名的医学家，如马文昭、杨崇瑞、谢恩增等。北京那一时期的社会卫生事件中，协和医学堂的名字屡屡出现，其中最为重要的是在1910年抗击东北鼠疫的公共卫生事件中，协和医学堂附属医院被指定为北京的鼠疫防治中心，而医学堂的部分医生和高年级医学生还跟随伍连德医生去东北抗疫，其中两名医学生不幸染疫牺牲。

协和医学堂的建筑开始时仅有一座娄公楼（Lockhart Hall），为纪念雒魏林而命名，后来哲公楼（Oliver Jones Hall，为纪念美国捐款人Oliver Jones）、文海楼（Wenham Hall，为纪念协和医学堂英年早逝的外科医师Herbert Victor Wenham，中文名文海）陆续落成，均为西方古典风格的砖木结构建筑。

协和医学堂还有一所附属护士学校，招收学生接受护士培训。一般经过院内相关人员推荐后即可入学，无须进行入学考试。这与后来的协和护理学系还是有很大差别的。

尽管协和医学堂在当时的中国

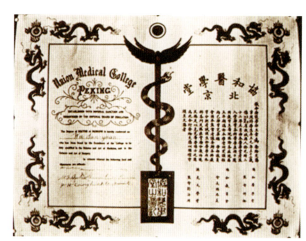

协和医学堂毕业证书

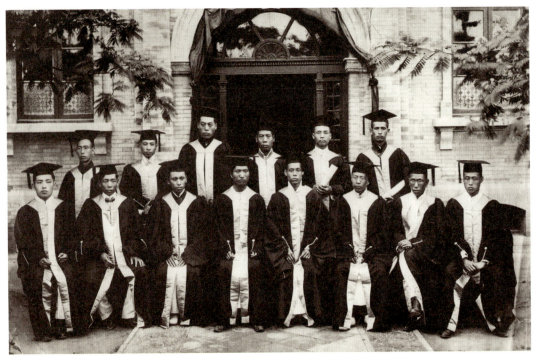
1907—1912年协和医学堂毕业班学生合影

已经算是非常出色,但在1915年洛克菲勒基金会派出的第二次中国医学考察团的报告里,约翰·霍普金斯医学院院长威廉·亨利·韦尔奇(William Henry Welch)的评价却几乎是乏善可陈。这也反映了当时中国医学的顶尖水平与国际先进水平仍存在巨大差距。

洛克菲勒基金会的收购和"新旧协和"的更替

1911年10月,由武昌起义开始,辛亥革命迅速席卷全国,清朝迅速结束。对于协和医学堂来说,这却意味着每年来自清政府上万两白银的经费支持就此中断。此后,协和医学堂的财政状况每况愈下,至1915年已经难以维持日常开支,科龄遂同意将协和医学堂一切产权出售给洛克菲勒基金会。至此,协和医学堂完成了它的历史使命,而洛克菲勒最成功的慈善事业即将登上时代的舞台。

第 1 章 历史沿革

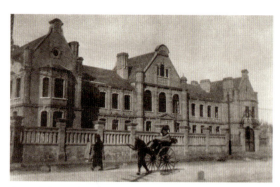

协和医学堂娄公楼

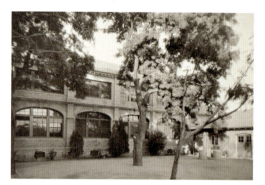

协和医学堂文海楼

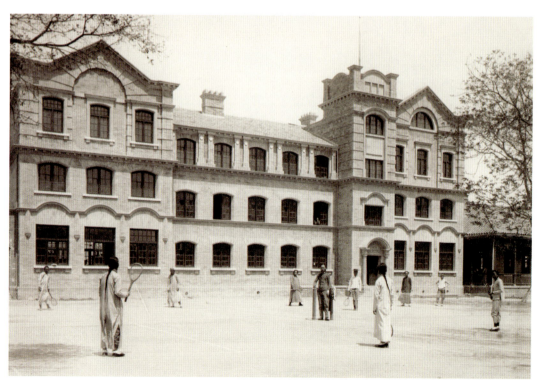

协和医学堂哲公楼

洛氏家族的世纪选择

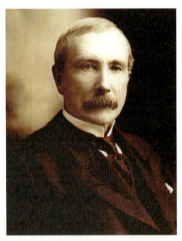

约翰·戴维森·洛克菲勒（John Davison Rockefeller, Sr.）

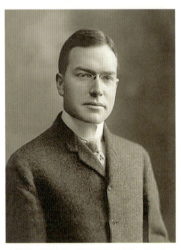

小约翰·戴维森·洛克菲勒（John Davison Rockefeller, Jr.）

美国"石油大王"约翰·戴维森·洛克菲勒（John Davison Rockefeller, Sr.）一生打造了两个王国，一个石油王国，一个慈善王国。他此生带领儿孙进行的最大一项海外慈善项目，就是在20世纪初的中国，建立北京协和医学院及北京协和医院，播下了一颗现代医学教育的种子。

弗雷德里克·盖茨（Fredrick T. Gates）是全美浸礼教教育学会的一位青年牧师。他告诉洛克菲勒，广济薄施的慈善，不过是头痛医头、脚痛医脚，以其财富规模，必须思考"科学式给予"。深得洛克菲勒尊重和信赖的盖茨后来辞去牧师职位，专职掌管洛克菲勒家族的慈善事业。美国著名医学家、现代临床医学之父、内科学教授威廉·奥斯勒（William Osler）的著作《医学原理与实践》一书使盖茨对医学产生了极大兴趣，这在很大程度上导致了洛克菲勒家族后来对医学事业的重点关注和支持。盖茨预见到在20世纪，医学将会迅猛发展，给人类带来更大的福祉，支持医学和健康事业可使慈善基金彰显最大的作用。

在盖茨的影响下，洛克菲勒于1901年捐资创建了美国第一个医学研究中心——洛克菲勒医学研究所，掀起了美国慈善业的一场革命。研究所首任所长由约翰·霍普金斯医学院院长威廉·亨利·韦尔奇（William Henry Welch）担任，中心聚集了哈佛大学校长查尔斯·威廉·艾略特（Charles William Eliot）、芝加哥大学校长哈里·贾德森（Harry Pratt Judson）等一批当时的美国医学领袖，该研究所被誉为"诺贝尔奖获得者的摇篮"。

1905年，盖茨给洛克菲勒建议：是时候让西方文明和慈善事业漂洋过海了。与此同时，在太平洋的另一边，晚清政府废除了中国延续1 300余年的科举制度，开始接纳西学东渐。一段中美两国之间的医学慈善史，由此与大时代交织。

1909年，洛克菲勒首次派出"东方教育考察团"，到中国、日本及印度进行教育考察。芝加哥大学的神学教授伯尔顿（Ernest DeWitt Burton）和地理学教授钱伯林（Thomas Chrowder Chamberlin）率领考察团在上述国家作了6个月的考察，在回国后提交的一份考察报告中全面描述了中国的情况，并突出提到中国在医学教育方面的迫切需要。"在医学教育方面，中国人办的医学院校只有三所，其中两所是中医学校。

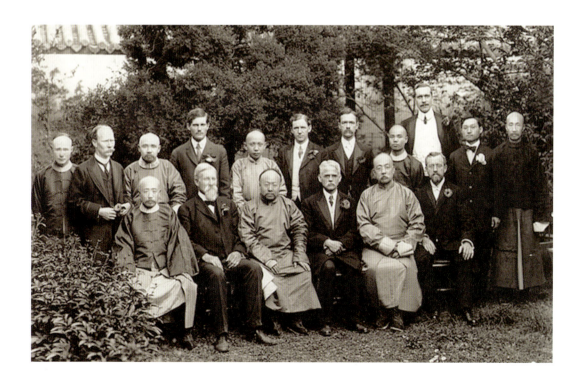

1909年4月，"东方教育考察团"一行在四川考察时受到当地政府官员的接见

北京、广州、杭州、上海等地有教会办的医学院，印象最深的是北京协和医学堂。对于一个拥有 4 亿人口，且饱受流行病、地方病和营养缺乏性疾病侵袭的国家，医疗保健主要依靠中国古代的医疗技术，正在学习西方医学的学生尚不足 400 名。"他们相信建立一所综合性大学将会给中国带来革命性的变化，但也深知时机并不成熟。阻力有二：一是清政府不允许建立完全独立的私立大学；二是传教团队公开反对建立无信仰的世俗大学。盖茨就在想："如果目前在中国还不适宜办大学教育，那么能不能通过医学，在中国尝试我们通过大学教育没有做到的事情？"在中国建立一所世界一流医学院校的想法由此萌芽。

1913 年 5 月 14 日，洛克菲勒基金会（Rockefeller Foundation）在美国纽约州注册成立。小洛克菲勒（John Davison Rockefeller, Jr.）担任第一届董事会主席，提出基金会的使命是"为了全人类的幸福和健康"。

1914 年 1 月 19 日，洛克菲勒基金会在纽约百老汇大街 26 号召开了一次为期两天的关于中国医学与教育工作的会议。会议由小洛克菲勒主持，应邀出席会议的皆为美国教育和医学界最著名的人物。他们是：芝加哥大学校长贾德森，哈佛大学校长艾略特，约翰·霍普金斯医学院院长韦尔奇，洛克菲勒医学研究所所长西蒙·弗莱克斯纳（Simon Flexner），美国普林斯顿大学校长、《美国医学教育报告》的作者亚伯拉罕·弗莱克斯纳（Abraham Flexner），哥伦比亚大学教授孟禄（Paul Monroe），芝加哥大学教授伯尔顿和钱伯林，美国大众教育委员会主任巴特里克（Wallace Buttrick），国际基督教青年会代表约翰·穆德（John R. Mott），国际卫生委员会主任罗斯（Wickliffe Rose），北洋大学堂校长丁家立（Tenney Charles Daniel）等。

会议讨论了洛克菲勒基金会秘书、董事顾临（Roger Sherman Greene）提出的两个议题——教育与医学教育、公共卫生。随后，盖茨提交了题为《渐进有序地在中国发展一个完善的、有序的医学系统》的报告。会议讨论的结果是形成了一个非常清晰的目标，即在中国开展医学教育。会议最终成立了一个专门研究中国公共卫生和医学状况的委员会，组成中国医学考察团前往中国进行医学考察。

精细的调查是洛克菲勒每次作重要决定之前必不可少的步骤。1914 年 4 月，由芝加哥大学校长贾德森、哈佛医学院教授毕宝德（Francis Weld Peabody）及时任美国驻汉口总领事顾临三人组成的首批中国医学考察团，先后奔赴北京、天津、上海等 15 个城市的 17 所医学院、88 家医院进行考察。他们于当年 10 月 21 日向基金会董事会提交了一份内容广泛、

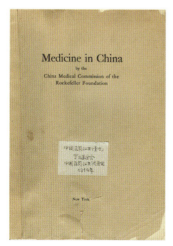

中国医学考察团的调查报告——《中国医药卫生情况》

意义深远的调查报告——《中国医药卫生情况》(Medicine in China)。这一报告全面记录了中国的医学现状，指出教会医学院的落后，明确提出应在北京建立一所高水平的医学院，集中发展医学精英教育，同时还提出了援助其他医学院校和医院的意见及办法。他们给出了选择北京的理由：北京是历史名城、文化教育中心，易于吸引全国各地的学生；当时的北洋政府教育部正致力于统管全国的教育政策，已有一定基础的协和医学堂是政府承认的学校。中国医学考察团此行得到了当时中国政府及各界的热烈欢迎，因为洛克菲勒基金会想推动的"科学化医学"的理念与北洋政府的想法不谋而合，即在经济、科学、知识上重建中国。

1914年11月，洛克菲勒基金会批准了这份调查报告，正式成立了美国中华医学基金会（China Medical Board of the Rockefeller Foundation，CMB）。小洛克菲勒出任首任主席，巴特里克任执行主任，顾临任驻华主任。CMB的主要任务是建立北京协和医学院及北京协和医院，并资助中国医学院及医院的发展。CMB的成立将洛克菲勒家族与中国的命运从此紧紧地结合在一起，不仅打造出世界一流的北京协和医学院及北京协和医院，更见证了中国百年西医东渐的时代风云。

1915年6月，CMB以20万美元的价格购买了协和医学堂的全部产权。为了扩建学校和医院，1916年初又花费12.5万美元买下原豫王府的全部房产。将校名改为"北京协和医学院"，组建了北京协和医学院董事会，含13名董事，原协和医学堂的6个资助教会各派1人参加，另7名董事来自洛克菲勒基金会，为巴特里克、西蒙·弗莱克斯纳、穆德、小洛克菲勒、罗斯、文森特（George E. Vincent）和韦尔奇，穆德为首届理事长。

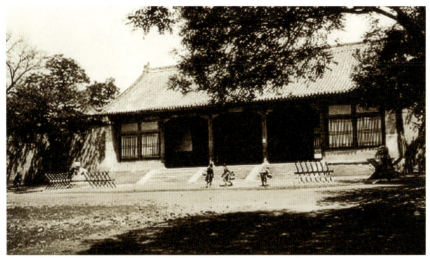

豫王府大门

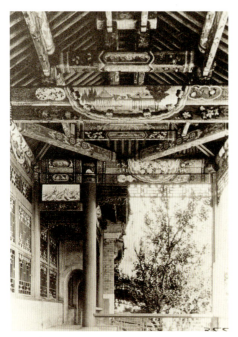

豫王府内景

为了制订合理、可行的实施方案，1915年8月，CMB组建了由巴特里克、韦尔奇、西蒙·弗莱克斯纳和小盖茨（Frederick L. Gates）组成的第二批中国医学考察团，再次出发到中国进行了为期4个月的考察。考察团在离开美国之前曾与美国总统会面，带着洛克菲勒基金会、美国国务卿和中国驻华盛顿公使的正式介绍信，到北京晋谒时任"中华民国"大总统的袁世凯，并受到副总统黎元洪招待。如果说，上一次的考察是抓住目标，这次考察则是赋予目标具体的内容。

他们在北京及各省市与政府官员、知名人士、各教会负责人以及教会医院学校的医务人员深入接触，广泛征求关于拟建的北京协和医学院标准的意见。当时有两种看法：一种主张标准可以低一些，以适应目前急需；另一种主张从长远利益出发，要求办高标准的学校，以培养高级人才，将来可以占重要的领导地位，产生

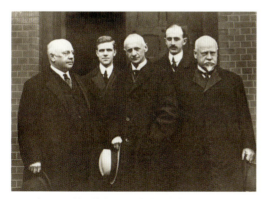

1915年8月,第二批中国医学考察团来中国。左起:考察团主席巴特里克、秘书小盖茨、西蒙·弗莱克斯纳、顾临、韦尔奇

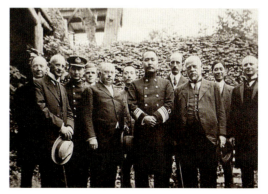

1915年,第二批中国医学考察团考察广东时与当地政府官员合影

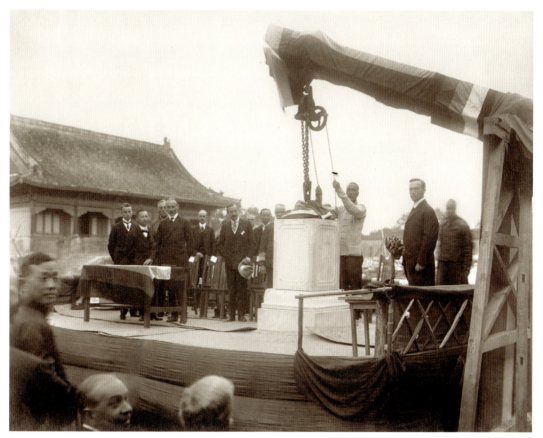

奠基仪式现场

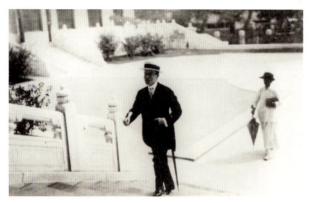
小洛克菲勒参加北京协和医院开幕典礼

更大的影响和作用。考察团同意后一种意见,在此基础上提出有关新校的方向性、政策性的建议。这就是协和为什么采取长学制、为何自办预科、为何用英语教学的由来。考察团还建议日后的新校招收女生和办一所高级护士学校。

1917年,当刻着"民国六年"字样的巨大奠基石沉稳落地的那一刻,一所承载了太平洋两岸科学梦想的医学院和医院由此诞生。

1921年9月16日,盛大的北京协和医院开幕典礼拉开帷幕。当小洛克菲勒和各国嘉宾,还有身着学位制服的欧美大学观礼教授们一道穿行于颇有"宫殿"风范的协和医学院和医院建筑之间时,他第一次感到自己是如此近距离地接近父亲和自己的"东方梦想"。

中国的"约翰·霍普金斯"：精英教育的践行

协和被称为中国的"约翰·霍普金斯"，是有其历史原因的。

约翰·霍普金斯医学院和《弗莱克斯纳报告》

1893年，约翰·霍普金斯医学院正式成立，这在当时的美国并非一件惊天动地的大事，但在历史上却值得大书一笔，它将欧洲各个学派对医学的有利影响融于一身，代表了当时最先进的"科学医学"发展方向。对医预科教育的重视、对实验室技术和临床能力的严格要求、对住院医师和总住院医师制度的高度认可，一系列措施预示着该医学院将在合适的时机脱颖而出。

1910年，医学教育领域著名的《弗莱克斯纳报告》正式发表，震动整个北美医学界，同时也使得约翰·霍

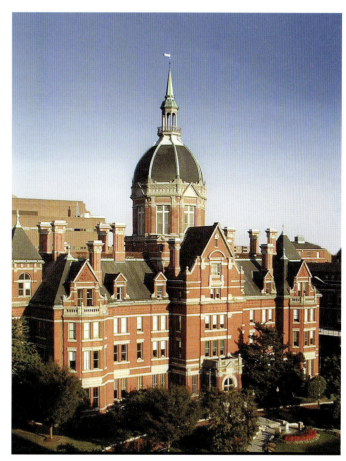

约翰·霍普金斯医学院

普金斯医学院从此闻名遐迩。

《弗莱克斯纳报告》由卡耐基基金会出资，弗莱克斯纳主持调查并撰写。报告极为尖锐地指出了美国当时形形色色的医学院校的种种弊端，甚至包括像哈佛、耶鲁这样的老牌医学院，唯有约翰·霍普金斯医学院不仅未受抨击，而且还被推崇为美国医学教育的典范。此后，美国医学教育进入"后弗莱克斯纳报告"时代，至少有一半的医学院校彻底关门，其余的医学院都或多或少地借鉴了约翰·霍普金斯医学院的医学教育模式。

协和筹建与霍普金斯模式

在《弗莱克斯纳报告》震动北美医学界的同时，把目标设定为在中国建立医学院和医院的洛克菲勒基金会也同样把该报告放在办公桌上反复阅读与斟酌。要建立一所理想中的医学院和医院，自然应以约翰·霍普金斯医学院为蓝本。此后，基金会组织了3次考察团赴中国考察，并一致同意在北京建立一所符合洛克菲勒慈善理念和霍普金斯标准的医学院——北京协和医学院。

1917年9月24日，北京协和医学院破土动工，在奠基仪式上，首任校长麦克林（Franklin C. McLean）在讲话中声明了校董事会的目标："在此，建设一所致力于医学教育、研究，以及医疗服务的机构；在每一个方面，都按照西方同类最好机构中已有的高标准来执行……"这个高标准，显然就是指约翰·霍普金斯标准。

在协和校园破土动工之前13天，预科学校就已经接收了8名学生。自办预科学校的原因是，考察团担忧当时中国综合性大学的科学教学能力达不到医预科的要求。预科学校一直办到1926年，在司徒雷登担任燕京大学校长期间被并入了燕京大学理学院，成为燕京大学理学院最重要的师资力量。

1920年4月初，洛克菲勒基金会在纽约盖内农庄（Gedney Farms）为确定协和发展目标召开了一次非正式会议，最终达成一份声明，指出协和的首要目标是医学教育，"能够与美国或欧洲最好的医学院相媲美"，并于1920年4月14日在校董事会通过，表明了协和的建校理念是对"科学医学"这一宏伟目标的追求，这同样是约翰·霍普金斯医学院的办校宗旨。

在同一时期，北京协和医学院的楼群正在按部就班地施工。这一建筑同样在理念上一定程度地体现了约翰·霍普金斯标准。它由美国建筑师柯立芝（Charles A. Coolidge）设计，

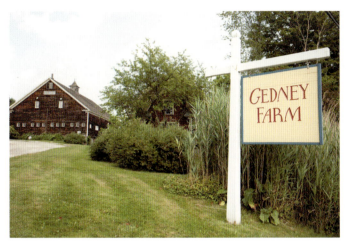
纽约盖内农庄

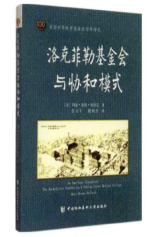
《洛克菲勒基金会与协和模式》的中国译本

中西合璧的风格迄今仍然令人叹为观止。

1921年协和举办开幕典礼。受邀在开幕周会议上作学术报告的讲者，都是名满天下的医学科学家，唯一受邀的华人是在消灭东北鼠疫过程中起到重要作用的伍连德博士。

著名协和史研究学者玛丽·布朗·布洛克（Mary Brown Bullock）在她的经典著作《洛克菲勒基金会与协和模式》一书中如此评论："在开幕典礼之时，北京协和医学院显然是一个移植到中国的约翰·霍普金斯。"

课程设置、校际交流、协和护校与霍普金斯的影响

对于协和的创立，洛克菲勒基金会3次对中国医学的考察功不可没。其中第二次考察团直接影响了协和的建校方针，而考察团中的两位主要医学顾问，一位是大名鼎鼎的约翰·霍普金斯医学院院长韦尔奇，另一位是洛克菲勒医学研究所所长西蒙·弗莱克斯纳。后者也毕业于约翰·霍普金斯医学院，是韦尔奇的高足。因此，用约翰·霍普金斯模式来思考中国医学的问题，自然就成了他们的办学理念。北京协和医学院的所有课程，便是韦尔奇和弗莱克斯纳根据约翰·霍普金斯医学院的课程设计的，并且强调了全部课程用英语授课，以求与西方接轨。对于韦尔奇和弗莱克斯纳这一批医学教育改革先锋来说，协和是比约翰·霍普金斯更有希望实现"科学医学"理想的地方——这是一个没有任何旧势力阻止改革的地方，这是一块可以按照理想方案来设计医学教育的"试验田"。

"中国的约翰·霍普金斯"和已经成为北美教育标杆的约翰·霍普金斯医学院有着千丝万缕的联系。首先是一批约翰·霍普金斯的师生来到协和任教,包括各种教职和某种意义上比教职更受重视的客座教授,因为客座教授一般是成名已久的业界泰斗,如尤格尼·欧匹(Eugene L. Opie),他是约翰·霍普金斯医学院的首批毕业生、病理学家、韦尔奇的高足,于1938年来到协和就任病理科的客座教授。

约翰·霍普金斯医学院的毕业生到协和工作更是寻常。协和医学堂留用的内科医生杨怀德(Charles W. Young)、第三任内科主任狄瑞德(Francis Dieuaide)、第二任病理科主任钱雅各(James R. Cash)、公共卫生项目负责人兰安生(John Black Grant)、外科教授韦伯斯特(Jerome P. Webster)、儿科教授威奇(A. Ashley Weech)等,均有着约翰·霍普金斯背景。受聘的中国籍教员、微生物学家林宗扬,毕业于香港大学并于约翰·霍普金斯大学公共卫生学院取得博士学位。

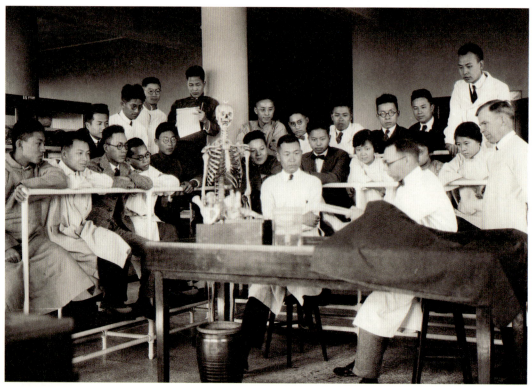

医学生在上解剖课

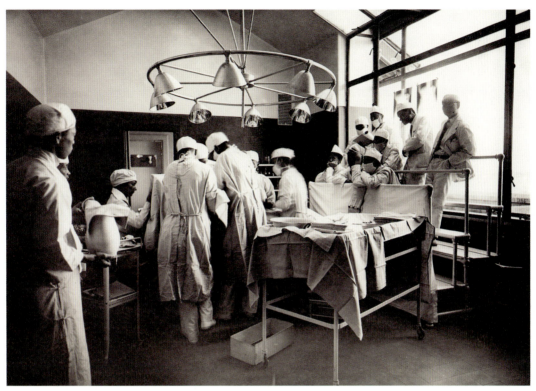
医学生观摩外科手术

从协和医学堂或中国其他医学院及医院留用的人员，虽然数量甚少，但几乎全部被送至美国进修或读博士。泰勒（Adrian S. Taylor）和伊博恩（Bernard Emms Read）是其中的代表。泰勒是 CMB 资助的第一个去美国进修研究生课程的医生，先去了哈佛大学，但不久以后就去了约翰·霍普金斯医学院，师从美国现代外科学之父、著名外科教授霍尔斯特德（Willian Steward Halsted），5 年以后回到中国，成为协和第一任外科主任。伊博恩则是原协和医学堂的化学及生物学讲师，后被送至约翰·霍普金斯医学院进修，最终在耶鲁大学医学院先后获得硕士和博士学位。

此后的协和医生在升任主治医师后，往往被资助去美国或欧洲进修，约翰·霍普金斯医学院也成了协和人最热衷的选择之一。张孝骞去了约翰·霍普金斯医学院，师从当时著名的哈罗普教授（George Argale Harrop）。1933 年，协和设立照相室，蒋汉澄入选，被派往约翰·霍普金斯医学院医学艺术系学习医学摄影和医学绘图，回国后成为协和照相室的中坚人物。在20世纪二三十年代，协和与约翰·霍普金斯医学院的人员交流是全方位的，也促使协和作为"东方的约翰·霍普金斯"闻名遐迩。

此外，协和护校的建立也是和约翰·霍普金斯模式分不开的。约翰·霍普金斯大学护理学院是首个开设预科班的护理学院，教学水平大幅提高，开北美高等护理教育之先河。麦克林、胡恒德和顾临在制定协和护校教学标准时，竟然因为要求太高而找不到可以效仿的对象。协和护校第一任校长沃安娜（Anna D. Wolf）、第三任校长胡智敏（Gertrude E. Hodgeman）均毕业于约翰·霍普金斯医学院。如此高的标准，使第一届护校只有1名学生得以顺利毕业。由此可以看出，协和对霍普金斯标准的采用是全方位的，甚至在某些方面超过对方，协和护校就是最为典型的实例。

协和，中国的约翰·霍普金斯，是医学界的一批仁人志士，汲取了北美《弗莱克斯纳报告》的精髓后，力图打造的一个医学教育理想圣地。这个伟大的创举，不仅永载中国医学史册，也在世界医学史上著写了光辉的一页。

中西合璧的协和老建筑群

坐落于北京东单地区，与繁华热闹的王府井大街只有一街之隔的协和老建筑群，古朴典雅，是近代中国传统复兴式建筑的杰出代表。历经百年风雨，她依然很好地肩负着医疗与教学的使命，见证着协和的近百年辉煌，协和因此有"中国式宫殿里的西方医学学府"之称。

1915—1916年，洛克菲勒基金会以20万美金购得原协和医学堂的全部产业，又以12.5万美金购得东单三条胡同原豫王府全部地产后，开始筹建北京协和医学院及医院建筑群。

洛克菲勒基金会聘请了建筑设计师柯立芝（Charles A. Coolidge）担任协和建筑的总设计师。作为当时美国建筑设计行业的佼佼者，柯立芝曾设计建造了哈佛医学院和洛克菲勒医学研究所新大楼，对于大学校园规划和医院建筑设计颇有经验。来中国前，基金会向他提出几个协和建筑的设计原则：所有建筑，包括教学楼、医院、药房、实验室、宿舍和住宅

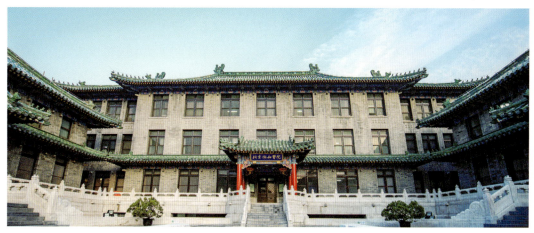

协和老建筑群

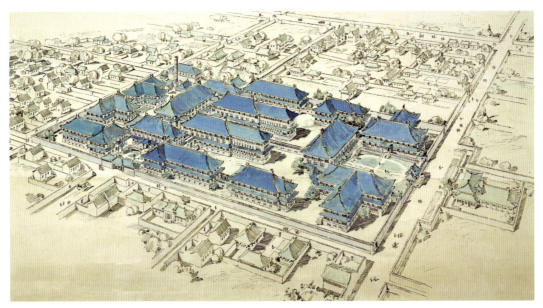

协和建筑设计图

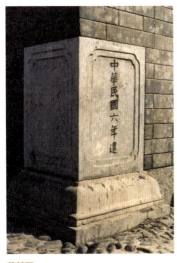

奠基石

区,都应该考虑其用途,并体现出所在国家的特色;同时应考虑建筑施工和运转维护的费用,不必过多装饰。

1916年,柯立芝来到中国,在考察了北京、上海的医院及中国建筑后,向洛克菲勒基金会提交了一份详细的报告。柯立芝第一眼看到豫王府,就被这些有着雕梁画栋、绚丽色彩设计的中国传统建筑所震撼,考虑修改原先的设计方案,建造一座中西合璧、有着宫殿式外观的建筑群。他在报告中绘制了将中国传统建筑的飞檐琉璃瓦与二层、三层的现代建筑相结合的方案。同时,也从各方面探讨了此方案的可行性与困难之处,主要是造价与建筑形式方面的问题。基金会很重视柯立芝的意见与建议,最终还是决定采用中国传统宫殿式建筑形式。

1917年9月24日,协和建筑奠基仪式在东单三条举行,由美国驻华公使芮恩施(Paul S. Reinsch)主持。在大批中外人士的见证下,中国教育总长范源濂将刻着"民国六年"字样的奠基石放置落地。奠基仪式之后4年,占地约10万平方米的协和建筑群落成,其中有14座主楼,由南至北依次按英文字母A至N编号,功能包括教学区、医院区、办公区、礼堂、动力房等。继柯立芝之后还有赫西(Harry H. Hussey)等建筑师参加了该项目。第二期工程由建筑师安纳尔(C. W. Anner)设计,于1925年竣工,为两栋西式建筑,编号O和P。受战争等因素的影响,项目实际花费远远高于100万~150万美元的预算,总耗资达750万美元。

协和建筑群采用中西合璧的造型。外部造型以故宫太和殿为参照,屋顶采用"庑殿顶"样式,覆碧绿琉璃瓦,翘角飞檐之下雕梁画栋,朱红门柱坐于汉白玉雕栏台基之上。为满足现代医学需要,从病房、教室到实验室,建筑内部结构和设置完全是当时最考究的西式风格,主体是钢筋混凝土架构,配有抽水马桶、浴缸、吊扇、暖气、滑动升降窗户和电梯。医院引进的医疗设备和器械也都是世界领先,许多在中国乃至亚洲绝无仅有。

协和建筑群质量达到当时的最高标准。所有的建材及工艺都很讲究,木材一律采用菲律宾进口的麻栗木;琉璃瓦产自京西原皇家御用官窑;檐下和廊上的油饰彩绘由包括前清宫廷匠人在内的高级技工手绘,每平方尺(约0.111 111平方米)费用为5元;抹墙工人来自工艺享有盛名的"上海帮";楼面运用青砖水磨对缝,工匠用磨的方式对砖墙表面进行细致的打磨、抛光,最终达到完美的无缝衔接,这在当时被人们称为"磨洋工"。

协和建筑群不仅从造型和平面布局上充分体现了中国传统建筑单体设计和院落空间的巧妙组合,还通过合理布置,将中国传统建筑精神与西方医院建筑特殊的功能需求有机结合,兼顾医疗建筑设计的功能主义和人本主义。

建筑群总体布局为沿十字轴的对称分布,因功能所需,大部分建筑以连廊相通,由南北和东西两条轴线贯穿整个建筑群。主体建筑由礼堂、南部教学区、北部医院区三部分组成,三个功能区均有各自的主入口。

礼堂(A楼): 位于南北轴线的最南端,坐南朝北,与北部建筑群隔东单三条胡同相望,独成院落。平面为"工"字形,包括能容纳350人的礼堂及附属建筑,

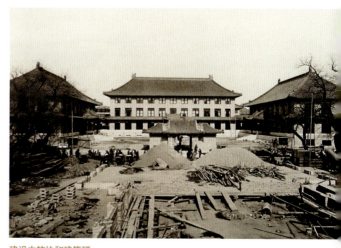

建设中的协和建筑群

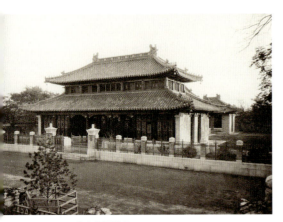
协和礼堂外观

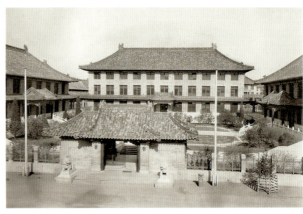
教学区建筑群正门

主要用于举行大型集体活动。1924年5月8日，印度诗人泰戈尔访华期间，新月社成员曾在此为其庆祝64岁生日；1925年，孙中山先生的基督教追思会在此举行。

教学区建筑群：包括解剖教学楼（B楼）、化学楼（C楼）、生理和药理教学楼（D楼），合围形成向南的三合院。三栋楼均立于汉白玉台基之上，台基相互连接。庭院铺十字甬路，四隅种植花木，与周围中西合璧式的教学楼共同构筑形成宜人的教学区环境。

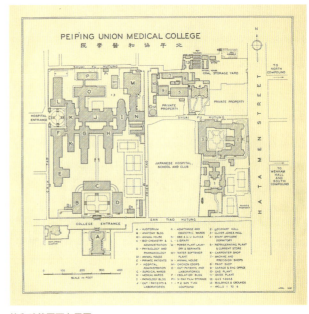
协和建筑平面布局图

医院区建筑群：由12座单体建筑（E~P楼）组成，以分栋连廊式的布局方式，将门急诊、医技、住院、行政办公、后勤等功能区域结合成为有机的整体。医院区建筑群主入口朝西，由F、K、L三座沿东西轴线对称分布的建筑向西围成合院，主体建筑立于汉白玉台基之上，以十字形汉白玉石桥相连，石桥之下为下沉式庭院。J、G、H三座沿南北轴线对称分布的建筑又向南围成狭长的合院，其庭院中轴线上建造了将北部医院区和南部教学区建筑群相

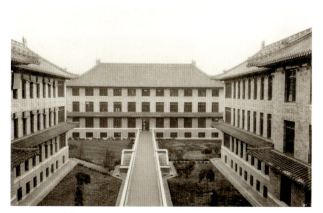

J、G、H三栋楼围成的庭院及连接教学区和医院区的通道

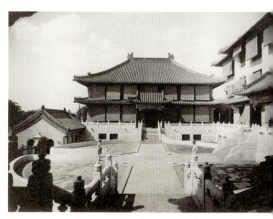

医院区建筑群入口处由F、K、L三栋楼围成的合院

连的通道,其间庭院遍植花木。

　　协和建筑群教学区与医院区互相远隔的园林式布局,既可使教学区有效避免医院人流的干扰,形成一个较为独立、安静的教学和科研环境,同时也满足了医院区对于卫生隔离等的需求,提升了医院的环境空间品质。医院区以门急诊为中心围合的布置方式方便患者就诊。内外科病房从门诊楼各自向外延伸,沿南北轴线对称布置,结构和规格一致,但彼此间相互独立,利于不同科室间的位置互换,考虑到了医院的长远发展。医技科室位于门急诊和住院部门之间,药房、放射科等靠近门急诊,病理、检验功能区相对独立布置。东西向设有双通道,南侧通道方便人员顺畅到达各个功能单元且互不交叉;北侧通道用于疏通

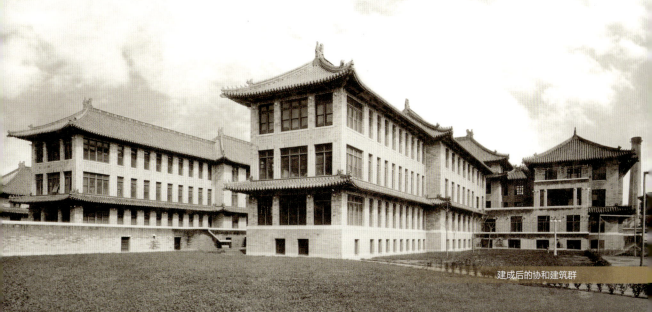

建成后的协和建筑群

门急诊患者到达各个医技功能单元及住院部。通道宽阔无障碍，病房宽敞明亮。电力、水暖、冷冻、煤气、自来水等保障设备根据建筑功能布局形式，设置独立的分区系统，既有利于节能，也便于控制感染和方便消毒等。

在1921年的开幕典礼上，小洛克菲勒阐述了协和建筑群采用传统复兴式建筑形式的原因："在绘制医学院及医院诸建筑蓝图时，建筑内部要遵循西方设计和布局，以满足现代医学科学的要求。与此同时，我们尽可能在不增加花费的情况下，审慎地寻求内部功能性与中国建筑外部装饰风格——如高度、屋檐结构和纹饰的协调美。之所以如此，是想让使用如此设计建造之建筑的中国老百姓感到宾至如归……也是我们对中国建筑精华之欣赏的最诚挚表现。"

协和老楼建筑群作为北京地区建立最早、规模最大的医疗建筑群，承载了协和人近百年的风雨韶华，见证了我国现代医疗和教育事业的变迁和发展，其"古为今用，洋为中用"的布局和风格，记载了当时中西方文化交流背景下的中国近代建筑发展状况，对于研究中国近代建筑具有极其重要的价值。1984年，协和老楼建筑群被北京市人民政府列为北京市文物保护单位。2006年，被国务院列为第六批全国重点文物保护单位。

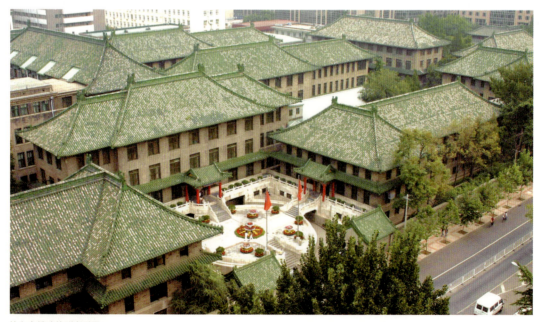

协和老楼建筑群鸟瞰图

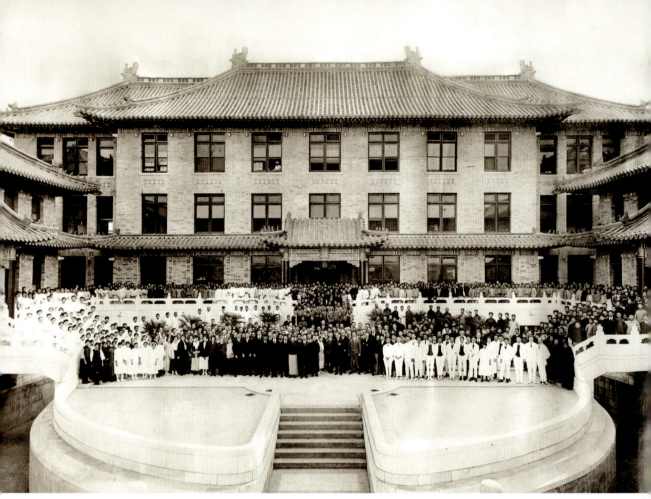

开幕典礼期间协和全体员工合影

大幕拉开

  1921年9月16日,北京城东单一隅,一场盛大的、汇聚中外知名学者的开幕典礼正在举行。一大批来自世界各国的优秀学者和社会名流,共同见证了后来被称为"医学圣殿"和"大师摇篮"的北京协和医院的诞生。

  在美国海军乐团的伴奏声中,身着各色西式学位服的英国、法国、美国等国和中国的著名科学家、高校校长或教授们,与国际卫生组织代表、外交使节、中美政府要员等一道穿行于颇具宫殿风范的协和医学院和医院建筑之间,勋章和勋带在阳光下熠熠生辉。

胡适代表燕京大学参加了典礼，他在日记中写道："是日，典礼极严肃，颇似欧美大学毕业式时。着学位制服参加列队者约有一百余人，大多数皆博士服，欧洲各大学之博士服更浓艳壮观。自有北京以来，不曾有这样一个庄严仪式。"

小洛克菲勒代表洛克菲勒基金会致开幕词，宣读了父亲的贺电："协和的主要任务，是选拔优秀医学生，将他们培养成为高层次的临床医生、教学师资、医学科学家，成为领军式人物……我希望，有朝一日，能把协和交给中国，职务由中国人担任，董事会成员都是中国名流，经费由中国政府和国内捐款支撑。让我们携手共进，让最好的西方医学永远扎根于中国土壤。"

一直推动协和成立、关注协和建设的约翰·霍普金斯医学院院长韦尔奇带来《医学进步对人类的贡献》专题报告。韦尔奇认为，"协和应该像约翰·霍普金斯一样，成为一个医疗、教学、科研三足鼎立的医学中心。协和的毕业生，将从这里出发，在中国大地传播医学知识、提供预防保健，建设新的医教研中心，这是协和对中国、对世界的重大贡献，是协和人对母校的最好回报。"

时任湘雅医学院院长的耶鲁大学毕业生胡美（Edward Hicks Hume）也有将湘雅打造成中国的约翰·霍普金斯的理想，协和的开幕盛景令他无比动容。他作了《中国医学教育的现状和前景》发言，叙述了西医在中国的发展历史。据胡美的调研，当时中国有 24 所医学校，2 000 多名医学生，各校经费、实验设备和课程差别很大。胡美在开幕典礼上说："协和毕业生不仅要是好医生，也要有独创能力和想象力，协和要培养学生的自学能力。"

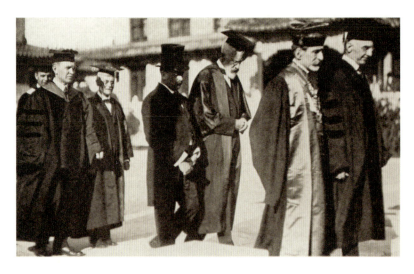

开幕典礼期间参加学术活动的学者

为期一周内容丰富的学术交流活动让参与者更加体会到开幕的隆重。1921年9月16日至22日,来自美国哈佛大学、约翰·霍普金斯大学和法国巴黎大学,以及协和本校的基础和临床专家进行集中报告和讨论。学术活动包罗万象,参加学术活动的国内外著名科学家达280名之多,可以说这7天向外界展示了创建协和的雄心和抱负。学术周活动后来也成为北京协和医院的学术传统,被沿用至今。

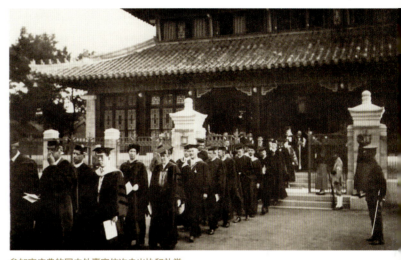

参加完庆典的国内外嘉宾依次走出协和礼堂

学术周的部分专题学术报告

报告人	所在机构及职务	报告题目
George E. de Schweinitz	美国医学会会长 美国宾夕法尼亚大学教授	垂体疾病对视野的影响
George E. Vincent	洛克菲勒基金会主席	中美洲控制黄热病经验报告
伍连德	中华医学会会长	东北鼠疫防治经验报告
A. de Waart	爪哇国立医学院院长	荷属东印度的医学教育
S. S. Goldwater	美国纽约西奈山医院院长	关于现代化医院的设想
Victor G. Heiser	洛克菲勒基金会教授	美国南部及中美洲控制钩虫病经验报告
Francis Weld Peabody	美国哈佛大学教授	肺活量的临床意义
Florence R. Sabin	美国约翰·霍普金斯医学院教授	血细胞的起源
A. B. Macallum	加拿大麦吉尔大学教授	生物化学的回顾与展望
Théodore Tuffier	法国巴黎大学教授	关于骨髓炎的报告
Sahachiro Hata	日本东京北里传染病研究所教授	化学疗法问题的现在和未来

一位学生对开幕典礼的描述体现了其深远影响："能够近距离地接触来自世界各地的众多伟大科学家，他们给我们带来的启发和鼓舞，真是永生难忘。当回顾这难得的机会时，我们觉得自己很幸运，可以在这样的氛围中开始学习。"

开幕典礼的繁盛背后暗藏危机。典礼前，协和向董事会提交了一份年度预算，却被退回来要求缩减费用。典礼期间，经过改组的 CMB 董事会全部 13 人亲临协和，在北京举行了董事会会议。1921 年 9 月 13 日到 21 日，董事会详细讨论了刚刚起步的协和所面临的问题，包括如何划分基金会、CMB 与协和医学院三者之间的管理职责，是节省费用缩减预算，还是坚持"世界一流"的建院标准。最后，董事会通过了协和医学院提交的预算，授予医学院更多自治权。洛克菲勒基金会主席文森特在开幕典礼上宣布，将全部建筑和设备交付协和医学院使用，所有权归基金会。这对协和来说，是确保"世界一流"标准的重大决策。

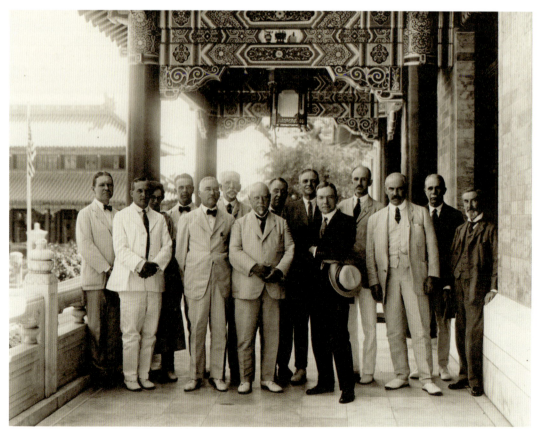

1921 年 9 月，北京协和医学院董事会会议参会人员合影

三个"第一流"铸就协和典范

虽然协和于 1917 年便开始招医预科学生,但直到 1921 年以开幕典礼为标志,"协和医学王国"医、教、研三足鼎立的架构才初步搭建完成。正如洛克菲勒基金会官员福斯迪克(Raymond B. Fosdick)所言:"协和发展体现的是——人与命运搏斗,失败摧不毁的理想。"

建院之初,医院设有内科(包括神经精神科、儿科、皮肤科)、外科(包括骨科、泌尿外科、牙科)、耳鼻喉科、眼科、妇产科和放射科等科室,床位总数 250 张。员工 151 人,多数由

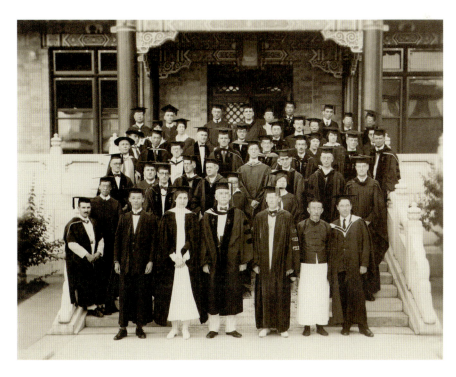

建立之初的协和是一支"多国部队",图为 1921 至 1922 年间来自美国、英国、加拿大和中国的部分员工合影

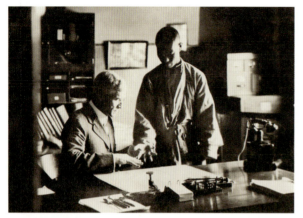
医生为患者查体

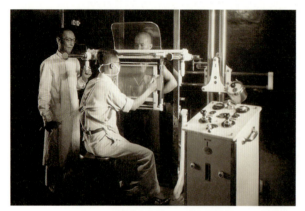
放射科医生为患者进行X线检查

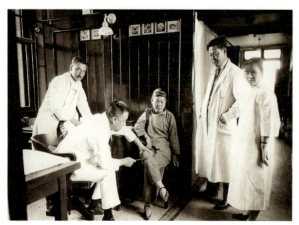
神经科医生为患者做检查

美国、英国、加拿大等外国专家组成，其中28名中国人中有25人在国外受过教育，是一支不折不扣的"多国部队"。协和创建的目标是"聘请世界第一流学者、创建远东第一流医学院、培养第一流人才"。这个初衷，即使在中国连年军阀混战的动荡时局中也未更改。

"世界顶配"的学者团队

洛克菲勒基金会以优越的工作和生活条件、广阔的发展前景，吸引了一大批国际一流学者来协和工作。他们的卓越工作，使协和在建院之初即步入世界医学之林前列。

首先来看看协和内科。麦克林（Franklin C. McLean）毕业于美国芝加哥大学，年仅28岁被聘为北京协和医学院校长兼内科教授，他在医学院建校筹备工作中起到了重要作用，回美国后任芝加哥大学医学院第一任院长。狄瑞德（Francis R. Dieuaide）毕业于约翰·霍普金斯医学院，美国著名心血管专家，他拒绝了芝加哥大学的邀请，在战火中的北平继续工作14年之久，凭借其影响力从约翰·霍普金斯医学院为协和招募了许多教员。骆勃生

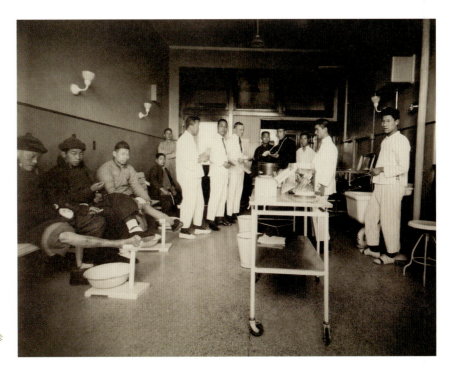

皮肤科医生在门诊治疗患者

（Oswald H. Robertson）主持建立了世界历史上的第一座血库，1919—1927年在协和内科任职期间，主要从事血液及肺部感染等方面的研究。斯乃博（Isidore Snapper）毕业于格罗宁根大学，以睿智的诊断学家和循循善诱的导师闻名于世，在协和主要从事各种维生素缺乏症和地方性传染病等方面的研究。

再来看看协和外科。首任外科主任泰勒（Adrian S. Taylor）是美国现代外科学之父霍尔斯特德（William Stewart Halsted）的弟子，毕业于美国弗吉尼亚大学，是丝线缝合的最早推动者。约翰·霍普金斯医学院流传着这样一句话："把丝线介绍到美国外科界的，主要是协和医院手术室。"泰勒还在协和外科建立实验外科研究室，为开展科研和教学提供条件；配备机械车间，制作骨科手术后装义肢和研究手术所需的器械。第三任外科主任娄克斯（Harold H. Loucks）任职时间最长，在第二次世界大战结束后，他再次回到协和担任外科主任，兼任协和医学院院长，直至协和被政府接管。韦伯斯特（Jerome P. Webster）在协和担任总住院医师和外科副教授期间，协助主任泰勒建立了正规的住院医师制度，回美国后担任了哥伦比亚大学医学院的整形外科主任，在整形外科教育方面贡献卓著，被誉为"美国整形外科教育之父"。

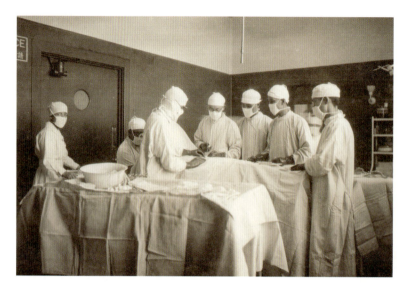

外科手术室

再看看协和妇产科。妇产科的首任主任马士敦（John Preston Maxwell）毕业于英国伦敦大学，是现代妇产科学的先驱，在协和期间的研究重点是骨软化症，开协和内科骨代谢研究之先河。他在协和开展中国北方妊娠妇女骨软化症调查研究，发表《中国的骨软化症》一文，首先揭示了维生素D缺乏与多胎妇女骨质软化症之间的关系。

此外，在世界医学史上留下赫赫声名的还有神经精神科主任渥德士（Andrew H. Woods），系美国神经精神学科著名专家；儿科主任哈蒙德（John Wilkes Hammond），将儿科学引入中国；皮肤科主任傅瑞思（Chester North Frazier），是现代皮肤病学先驱；耳鼻喉科主任邓勒普（Albert Menzo Dunlap），是耳鼻喉科的鼻祖；放射科主任霍奇斯（Paul Chesley Hodges），将影像诊断学引入中国，后任芝加哥大学放射科主任；眼科首任主任霍华德（Harvey James Howard），返美后任华盛顿大学眼科学系主任；理疗科主任玛丽（Mary McMillam），开现代医院物理治疗的先河；生理系主任林可胜，我国现代生理学奠基人，美国科学院第一位华人院士；公共卫生系主任兰安生（John Black Grant），是公共卫生事业的先驱。

老协和还有聘请客座教授的传统。在《协和医事》这本书中这样评价客座教授的作用："这些客座教授的到来，不仅加强了教学力量，同时也带给各学科最新进展，传授最新技术，培养年轻教授，开展新兴领域的科学研究，促进了协和更好地形成学术氛围。"短期客座教授一般会在协和工作一两年，这使得"当年协和的师资阵容，是中国任何一所大学，包括综合性大学所无法比拟的"。

1921年，世界眼科学泰斗、奥地利维也纳眼科主席Ernst Fuchs教授受邀到协和眼科担任客座教授。此后20年间，包括Ernst Fuchs之子Albert Fuchs（1923—1924年）、Peter Soudakoff（1923—1940年）、Arnold Pillat（1925年、1928—1930年）、Ludwig von Sallmann（1930—1931年）、Peter C. Kronfeld（1931—1939年）等在内的多位世界著名眼科专家相继在协和眼科任职。在他们的领导下，协和眼科以其崇高的学术地位誉满全球，赢得了"东方维也纳"的赞誉。

1922年，著名哈佛医学教授毕宝德（Francis W. Peabody）在协和内科担任客座教授。同年，范斯莱克（Donald D. Van Slyke）来到协和，不仅教授了6个星期的糖尿病代谢课程，还参与了系里的教学活动。在协和期间，他研究了Gibbs-Donnan效应，以及一个完整的马血图，这成为他一生中参与的最重要的研究之一。

1923年，荷兰中央研究所所长卡佩斯（J. Ariëns Kappers）来到协和任教一年。这位举世闻名的神经解剖学家，创立了神经细胞趋生物性学说，领衔编著了《脊椎动物以及人的神经系统比较解剖学》。一年后他回到荷兰，又推荐自己的学生福顿（A. B. Droogleever Fortuyn）来协和担任神经解剖学和胚胎学教授。

1924年秋，美国儿科权威豪特（L. Emmett Holt）来协和任客座教授。他著有《婴儿和儿童时期的疾病》和《育婴指南》，是美国影响力广泛的医学读物。他担任协和客座教授期间，每天忙于教学生、查病房及免费诊疗特约患者，每月作一次专题演讲，阐述儿科方面的预防医学。后因慢性肾炎恶化，于1925年1月14日在北京病逝。

这些国际上"最好的人才"的流动，也帮助协和成为东方的科学活动中心，享誉世界。迄今，医院的员工受"百人计划"项目的资助，到各国先进医学中心学习的时候，只要提及来自"PUMCH"（Peking Union Medical College Hospital），依然会受到尊敬和礼遇。

大师辈出的"黄金年代"

李洪迥曾在《我与协和皮肤科》一文中谈到他初入协和医院的经历和感受。1932年，他在协和医院当实习医生，原本想去儿科，却受到皮肤科外籍主任傅瑞思教授的青睐，欲聘他到皮肤科工作。据李洪迥回忆："傅瑞思在协和是很有权势的，我如不应他的聘，也休想去其他科，而离开协和，我又舍不得。因为协和有学问渊博的教授，有国内最好的医学图书馆、良好的设备、优厚的待遇和舒适的工作、生活条件。"

工作一段时间后，他发现皮肤科门诊患者很多，病种多到千余种，常见的也有一两百种，可学的东西很多。在治疗手段方面既有内治，也有外治，如用药物、手术、放射、同位素、冷冻、电解、电干、电灼等，渐渐建立了学皮肤性病的专业思想。在李洪迥当住院医师期间，得到了傅瑞思的很多宝贵诊疗知识，更学习了他有条不紊的工作方法。例如治头癣的醋酸铊使用过量会中毒，因此傅瑞思规定必须经主治医师核对患者体重，并审阅剂量正确与否，签字后才能开药。傅瑞思为皮肤科制定的医教研的规章制度，"在我1950年回协和重建皮肤科时，很有借鉴的价值"。

到了20世纪30年代，从协和毕业或来协和工作的中国优秀人才，渐渐成为协和骨干，比如内科的张孝骞、李宗恩，外科的曾宪九、吴英恺，儿科的诸福棠，妇产科的林巧稚……美国《时代周刊》曾特别提到，协和办得如此成功，以至到了20世纪30年代，"这里的骨干大部分都是中国人"。

刘士豪，一级教授，著名内分泌学家、临床医学家、生物化学家，中国内分泌学科奠基人。1925年毕业于北京协和医学院，获医学博士学位、文海奖学金。学术上最突出的贡献是对钙磷代谢的深入研究，发表多篇重要论文，为历史性和经典性医学文献，被国际内分泌学界权威誉为"协和的研究构成了世界上有关人类维生素D缺乏的代谢研究及其治疗的整个知识库"。对协和医院和中国内分泌学的学科建设倾注了毕生心血。20世纪30年代在协和医院建立了世界一流的代谢实验室和代谢病房，20世纪50年代在国内率先创建了各种内分泌激素测定及功能检测方法。20世纪60年代建立协和内分泌科，形成了垂体、肾上腺、甲状腺、糖尿病、钙磷代谢、生化、生理、组织化学、放射免疫等各个亚专业方向。对生物化学与临床医学的联系进行了深入研究和精辟阐述，影响深远。

林巧稚，中国科学院学部委员、一级教授，著名妇产科学家，中国现代妇产科学的主要开拓者和奠基人。1929年毕业于北京协和医学院，获医学博士学位、文海奖学金。一生接生5万多名婴儿，被称为"万婴之母"。她是做过协和总住院医师的第一位女性，也是第一位中国籍妇产科主任。对胎儿宫内呼吸窘迫、女性盆腔结核、妇科肿瘤和新生儿溶血症等疾病的诊断与治疗研究作出了贡献。20世纪50年代提出并主持了全国范围大规模的子宫颈癌普查普治，使该病发病率迅速下降。她为现代妇产科学各亚专业学组的发展制订了规划蓝图。20世纪40年代筹建中和医院（现北京大学人民医院）妇产科，50年代筹建北京妇产医院并任院长，为全国妇产科学界培养了大批优秀接班人。

黄家驷，中国科学院学部委员，一级教授，著名胸外科学家、医学教育家，我国胸外科学、生物医学工程学奠基人之一。1933年毕业于北京协和医学院。1941年留学美国密西根大学医学院，是美国胸外科专家委员会创始人之一。1945年回国后开创了中国的胸外科事业，开创了肺切除治疗重症肺结核、颈部食管胃吻合术等，创办了上海中山医院等多家医院的胸外科和上海胸科医院。1959年恢复协和八年制医学教育，任校长期间为培养中国高级医学人才呕心沥血、鞠躬尽瘁。1960年恢复重建北京协和医院胸外科并担任科主任。主编了我国第一部《外科学》专著，为全国各地培养了大批胸外科专业人才，为新中国医学现代化作出巨大贡献。

曾宪九，一级教授，著名外科学家、医学教育家，中国现代基本外科奠基人，危重病医学和肠外肠内营养学科开拓者。1940年毕业于北京协和医学院。在国内率先开展胰十二指肠切除术及脾肾静脉吻合术，改进了Roux-Y小肠吻合术等多种外科术式，最早开展胰腺疾病的基础与临床研究，使北京协和医院胰腺癌、胰腺内分泌肿瘤等的诊治水平居世界前列。创建国内第一个外科营养与代谢实验室，规划筹建了国内第一个加强医疗病房，为我国肠外肠内营养学、危重病医学的发展奠定了坚实的基础，为中国现代外科学发展、外科人才培养和协和医院外科学科建设作出了杰出贡献。

除了全盘接收北京协和医学院的优秀毕业生外，协和医院还从全国各地的医学院广纳良才，"英雄不问出处"是迄今协和人仍津津乐道的传统，避免了一家独大所带来的学科发展掣肘。

张孝骞，中国科学院学部委员，一级教授，中国现代医学先驱，卓越的医学科学家、教育家，中国现代胃肠病学创始人。他是湘雅医学院的首届毕业生，于1924年到北京协和医院工作。1930年，他组建协和内科消化专业组，1937—1948年任湘雅医学院院长。1948年重回协和医院任内科主任，并于20世纪50年代在协和建立了中国第一个消化专科，任北京协和医院内科主任、消化内科主任，对内科学系建设、人才培养、医学教育和临床实践倾注了全部心血，在临床内科领域及学术上有很高的造诣，对建立和推动我国现代医学事业和医学教育事业发展作出了杰出贡献。

吴英恺，中国科学院学部委员，一级教授，著名外科学家，中国心胸外科事业的开创者和奠基人。1933年毕业于辽宁医科专门学校，之后在北京协和医院外科工作。1940年在协和医院完成中国第一例食管癌切除、胃-食管胸内吻合术，在国内首次完成未闭动脉导管结扎术、缩窄性心包炎剥脱术。1942 年留学美国，是美国胸外科协会创始人之一。1948 年在协和医院恢复重建协和外科，担任外科主任到 1956 年，期间积极报名参加抗美援朝医疗工作并编写《野战外科学》。先后在各地组建过 3 家著名医院、2 个研究所和 6 个外科或胸心外科。积极倡导并组织我国医务工作者开展食管癌普查及科研大协作，20 世纪 80 年代开创了我国心血管流行病学和人群防治事业之先河。

宋鸿钊，中国工程院院士，著名妇产科学家，中国妇科肿瘤研究的开创者之一。1938 年毕业于苏州东吴大学，获理学士学位。1943 年毕业于北京协和医学院，获医学博士学位。早年研究妇科手术学及妇科内分泌学，是国内最早从事计划生育宣传与研究的工作者之一，为宫内避孕器和口服避孕药研究作出了卓越贡献。创用大剂量化疗方法治疗绒毛膜上皮癌，使绒癌从死亡率 90% 变成根治率 90%，荣获国家科学技术进步奖一等奖。提出新的绒癌临床分期，成为国际统一分期标准的基础，使我国滋养细胞肿瘤研究居国际领先水平。

胡正详、诸福棠、邓家栋、许英魁、冯应琨、钟惠澜、陈志潜、王季午、黄萃庭、金显宅、关颂韬、胡传揆、罗宗贤、张庆松、李洪迥、吴阶平……这些医学大师的相继涌现，如颗颗灿星，照亮了 20 世纪中国的大半个医学天空。

载入史册的科学贡献

协和创办之初就将科学研究确定为重要任务之一，选题着眼于中国特有的重大、迫切的医药卫生问题，确定了紧密结合临床的科研方针。当时中国主要医学刊物《中华医学杂志》（中、英文版）、《中华生理学杂志》首任主编由协和人担任，杂志刊登论著多出自协和医师，协和学术报告亦常见于美国著名医学杂志，对中国现代医学的发展起到了重要的推动作用，对世界医学也作出了重要贡献。

钙磷代谢研究：刘士豪 1924 年发表第一篇钙磷代谢论文，1927 年提出"渗透性钙"的作用，引起国际关注。在妇产科马士敦对中国北方妊娠妇女骨软化症研究的基础上，20 年代后期，韩诺恩（R. R. Hannon）、刘士豪、朱宪彝、王叔咸、周寿恺、郁采蘩等对骨软化症继续进行研究，在国内首次证明维生素 D 缺乏的因果，在国际上首次证明人乳中含有维生素 D，提出维生素 D 治疗骨软化症的最低剂量。

糖代谢研究：1934 年刘士豪收治一例由胰岛素瘤引起低血糖的患者，手术切除后患者痊愈，这是国际第 17 例、中国第 1 例胰岛素瘤报告，发表在 1936 年的《临床研究杂

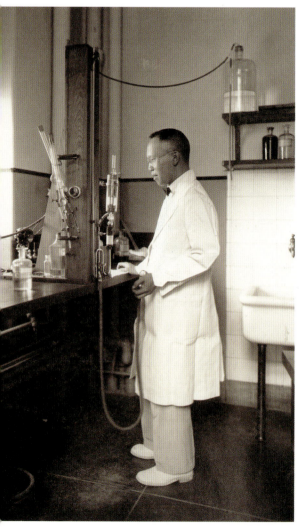

张孝骞在内科实验室工作

志》（Journal of Clinical Investigation，JCI）上。1935年王叔咸发表《糖尿病之简易实用治疗法》。张孝骞1933年测定糖尿病酮症酸中毒患者的血容量，证实补液法可恢复血容量，这是临床医学的一个巨大进步。1939年，斯乃博总结中国糖尿病特点，在国际上引起极大反响。

黑热病研究：杨怀德（Charles W. Young）于1923年建立黑热病现场研究室及黑热病模型，确定白蛉为黑热病的传播媒介，肯定外周血的诊断作用，为筛查黑热病奠定了基础。谢和平提出了著名的Sia's test（谢氏检验）用于黑热病检测。钟惠澜在世界上首报犬与人的黑热病由同一病原体引起，动物实验证实犬、人、白蛉三者传染链条的关系，提出以骨髓穿刺检查替代脾脏穿刺，将"钟氏补体结合试验"用于早期诊断。李宗恩发现犬利什曼原虫病是人类黑热病的贮存宿主。吴朝仁与福科纳（Clauder E. Forkner）首报黑热病伴发的急性粒细胞缺乏症。王季午创建了血涂片检查利什曼体的新方法，证实新斯锑波霜等为当时最有效的抗黑热病药物。

回归热研究：钟惠澜证实大量回归热螺旋体自虱体内逸出，经皮肤伤口侵入人体而致病，推翻了"回归热是因感染性虱子吸入血而感染"的传统说法，该发现被收录在各国医学书籍中。

斑疹伤寒研究：吴朝仁统计了协和15

年内5 000余患者,其中450例斑疹伤寒,病死率约为10%。他还分离出鼠型斑疹伤寒立克次氏体。霍巴特(Hobart A. Reimann)证实普氏立克次氏体是独立存在的,证实斑疹伤寒的"外斐试验"不受肠道内伤寒杆菌干扰。谢少文1934年在动物体外活细胞内培养出斑疹伤寒立克次氏体,为疫苗制备打下基础。

寄生虫病研究:福斯特(Ernest Carroll Faust)创立了协和寄生虫学系,对中国各地寄生虫病进行调查,包括日本血吸虫病、肝吸虫病、布氏姜片虫病、疟疾和阿米巴病等。福斯特的名字被铭刻在寄生虫病史上,其权威性著作《寄生虫学》绝大部分内容来自在协和工作期间的调查研究资料。

微生物学研究:谢少文改进了诊断伤寒、副伤寒的肥达反应法,改进了多种病原细菌的鉴别培养基,发展了结核分枝杆菌的快速培养法。1932年,他分离出布鲁氏菌,首次证明中国北方有波浪热(布氏菌病)流行。

梅毒学研究:1930年,傅瑞思和胡传揆研究了雌激素对梅毒的影响,找到女性梅毒患者轻于男性梅毒患者的原因。傅瑞思和李洪迥对比研究5 492例中国黄种人、3 274例白种人、7 902例黑种人的梅毒病例后合写的《黄、白、黑三种人在梅毒免疫上的差异》,1946年由美国芝加哥大学出版社出版,对梅毒免疫研究有重要价值。

胃肠学研究:20世纪20年代,林可胜因发现"肠抑胃素"而闻名国际,是我国胃肠内分泌学的先驱,我国许多生理学领军人物都曾在他的实验室进修过。林可胜与马文超从细胞学水平研究了高尔基体改变与胃分泌间的关系。20世纪30年代,张孝骞率先在临床使用组胺法化验胃液分泌,提出发热对胃分泌功能有抑制作用的新论点,论文发表在美国的《临床研究杂志》上。

心肾、血液病学研究:20世纪20年代,林可胜与尼科利斯(Heinrich Necheles)在国际率先开展人工肾研究,在血液透析发展史上具有重要意义。1930年,董承琅提出黏液性水肿可引起明显的心脏增大和心肌损害,治疗后心脏可完全恢复正常,论文在《美国心脏病杂志》发表。1937年,邓家栋报道中国第一例嗜酸粒细胞白血病。

神经病学研究:许英魁发表多篇论著,提出中国多发性硬化的病理特点不是硬化而是坏死、软化灶;指出脱髓鞘病变可能为一氧化碳直接侵害或为缺氧的结果,这一结论奠定了一氧化碳中毒的病理基础。论文在英国《脑》杂志发表后,为许多国外教科书所引用。1942年他在美国《神经精神科记事》上撰文,阐明了维生素B_1和烟酸缺乏时神经系统病变的特点,对临床诊断和治疗有重要意义。

骨科手术的发展：1922年，范戈德（George Wilson Van Gorder）为一强直性脊柱炎患者行全麻下关节成形术；1937年，米尔特纳（Leo J. Miltner）就中国缠足及治疗的相关研究刊文于《骨与关节外科杂志》（the Journal of Bone and Joint Surgery，JBJS）；孟继懋首创孟氏截骨术和孟氏肩关节融合术；1937年孟继懋与米尔特纳合著的 Primer on Fracture and Dislocation 为国内第一本骨科学专著。

泌尿外科领域：迈尔斯（Miles）于1922年在东亚率先开展膀胱镜检查双侧输尿管管口、三角区，仅晚于世界首例一年。同年，谢元甫在国内率先开展耻骨上膀胱造瘘术、睾丸鞘膜积液瓶状修补术、膀胱癌切除术及肾切开取石术等手术。

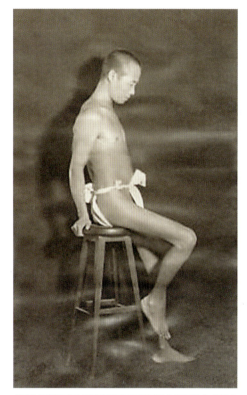

1922年范戈德为强直性脊椎炎患者行全麻下关节成形术的病历资料

整形外科领域：20世纪20年代，谢元甫用Dakin溶液联合皮片移植，解决了感染性创面的修复难题；1921年，韦伯斯特（Jerome Webster）完成第一例唇腭裂畸形整复手术；同期，刘瑞恒、贝克（Beck）等开展了唇裂、齿槽嵴裂等修复手术。

神经外科领域：1925年，泰勒开展第一例三叉神经感觉根切断术，后又进行脊膜膨出修补术等；1927—1939年，关颂韬开展脑异物取出术、脑肿瘤切除术、脑室穿刺造影术等；1930年，娄克斯开展第一例椎管内脊膜瘤切除术；1933年，方先之开展颅骨骨折切开复位术。关颂韬、赵以成撰写《颅骨骨折》《脑部损伤》等论著，被公认是中国神经外科先驱。

胸外科领域：1937年，王大同用肺门止血带结扎法，完成中国第一例左肺下叶切除术，距世界首例5年；1941年张纪正采用支气管、肺门血管分别结扎法，为鳞癌患者行中国第一例左全肺切除术，距世界首例8年。1940年，吴英恺成功施行中国第一例经胸腔食管下段癌切除及胃-食管胸内吻合术，为中国食管癌外科治疗奠定了基石，娄克斯与吴英恺合写的文章在美国《胸外科杂志》刊登。

耳鼻咽喉科领域：1921 年邓勒普开展首例乳突根治术、乳突单纯切除术等；1922 年刘瑞华开展食管镜食管扩张术、喉镜检查取异物等；1930 年开展电测听和前庭功能检测；20 世纪 30 年代将支气管镜下取气管异物技术引进中国。1939 年张庆松筹建中国首个变态反应专科门诊并开展变态反应疾病的研究，1941 年开展全喉切除术。

眼科学研究：20 世纪 30 年代，孔裴德（Peter Kronfeld）对正常眼和异常眼的生理学及交感、副交感神经系统进行研究；罗宗贤和张峨证明磺胺类药物对沙眼的有效性和安全性。

妇儿疾病与婴幼儿营养的研究：林巧稚在国内最早开展孕期母体免疫预防新生儿破伤风工作。1938 年，林巧稚对胎盘前置和胎盘早剥进行深入观察，发现鸦片成瘾是中国女性胎盘早剥的原因，胎儿高死亡率和早产与孕母营养不良关系密切。盖伊（Ruth A. Guy）与叶恭绍合作研究证实，豆粉中加入适量盐、钙及植物油可用于婴幼儿喂养。祝慎之首先证实大豆蛋白含有多种氨基酸，加入盐类及维生素 A、维生素 D 后可作为饲婴佳品。诸福棠首先发现低钙可致 6 个月以下婴儿手足抽搐，所著《实用儿科学》1943 年首次出版，成为全国通用儿科参考书。

1917—1942 年被公认为是协和历史上的第一个黄金时代。在东方，第一次有了一个丝毫不逊于欧美的现代医学殿堂，有洛克菲勒基金会的雄厚资本，有世界各地年轻、优秀又富有独创精神的医者在这个理想主义的乐园里击楫中流，有各种各样的世界最新理论、最新制度、最新技术在这片"试验田"上深耕细耨。

正如《协和：西医东渐 90 年》中所言："在动荡不宁的中国 20 世纪上半叶，协和的崛起更像是一个传说。"

时至今日，在建院百年之际，医院所提出的愿景依然是"重回建院之初的学术巅峰地位"。

开创先河的高等护理教育

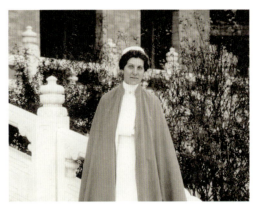

沃安娜，1920—1925年担任协和第一任护校校长兼护理部主任

北京协和医学院及医院创立之初，洛克菲勒基金会于1919年聘请了约翰·霍普金斯医学院的沃安娜（Anna D. Wolf）到中国筹办协和护士学校。1920年，协和护校正式成立，沃安娜任首任校长，这是我国第一所培养本科学历护士的高级护士学校，开创了中国高等护理教育的先河。协和护校改变了中国人对护理的看法，使护士成为受人尊敬的职业，为中国培养了一批杰出的护理人才。协和护校的毕业生进入了公共卫生、妇幼保健、教学和管理等多个领域，给中国医学职业发展带来不可估量的深远影响。

协和护校前三任校长兼协和医院护理部主任都是由美国人担任，分别是沃安娜、盈路德（Ruth Ingram）、胡智敏（Gertrude E. Hodgman）。据《私立北平协和医学院附设护士学校简章》记载："协和护校专以培训女护士为宗旨，在中华护士会美国纽约大学登记，并经教育部立案，为我国之第一的护士学校。"当时护校学生毕业后不仅可以获得护士专业文凭，还能同时拿到纽约州立大学的学位及文凭，代表协和护校当时的教育已达西方先进水平。

协和护校对学生从严、从难要求，通过试读制、淘汰制筛选出极为优秀的毕业生。护校首届共招收学生3人，但4年后，仅有曾宪章1人顺利毕业，另2人均因成绩不够理想而退学；在护校早期，每一届学生人数不能超过25人，协和护校标准之高、管理之严可见一斑。在师资方面，学校聘请副教授以上的专家为学生进行授课，以保证教学质量；教授护理操作时，教师在讲授原理和方法后都要给学生进行现场演示，指定学生做演示并予以指导，严把操作质量。不仅如此，当时所有的课程都由教师全英文讲授，学生考试也以英文答卷，

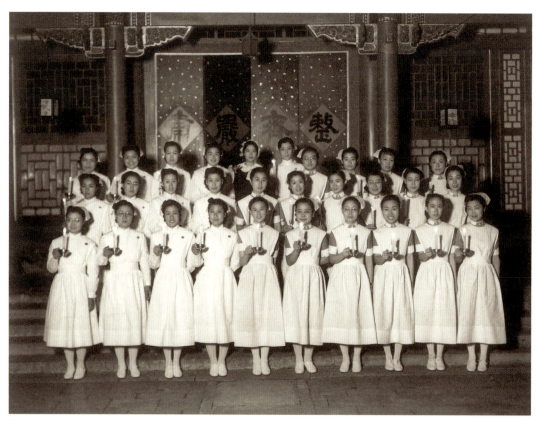

协和护校学生毕业典礼

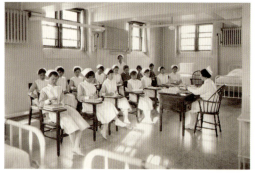

护校学生在上课

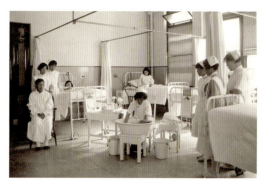

护校教师在传授婴儿护理知识

这为学生在今后国际护理舞台上的发展打下了基础。

学校十分重视理论与实践的统一。北京协和医院是护校学生的临床实习基地，每个学生在实习时均由经验丰富的护士老师指导，除了指导各项护理操作外，还为学生安排教学巡诊、个案讨论等多项临床教学活动，大大增强了学生们的学习能力和操作能力。1941届护校毕业生张惠兰记录下了她在医院实习时的感受："到内科时，左汉颜老师亲自为我们示范各项诊疗技术的配合，对其临床意义、解剖部位、医生的操作步骤等讲得十分透彻，与医生配合默契，使操作顺利进行，患者少受痛苦；妇儿科刘静和老师对儿童智力发育很有研究，在她们的指导下，提高了我们的学习兴趣；门诊王懿老师安排我们为患者进行诊疗后指导，并分配我到一位湿疹患儿家庭访视，了解治疗情况，指导有关护理知识……春风化雨，润物无声，学生们在潜移默化中将老师的言行举止、对患者无私的关爱深深烙刻在心上，融入今后的工作中。"

严格的教育使老协和的护士们具备了扎实的医学基础知识，使她们能够熟悉不同疾病的变化规律和早期征象、各种药物的副作用和毒性反应。护士长常利用早会指出患者可能出现的意外、观察方法和抢救措施，结合实例组织讨论，以便早期发现或预见病情进展，赢得抢救时机。1927年毕业于协和护校的聂毓禅在临床工作中认识到掌握卫生知识、养成良好习惯对健康的重要性，认为对待疾病必须防患于未然，因此她特别注重向患者宣传防病胜于治病，以及出院后如何保持身心健康。这些超前的护理理念，经过近百年的沉淀后依然散发着光芒。

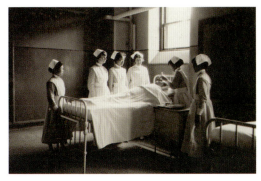

协和护校学生参加实习活动

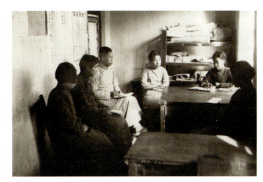

协和护校在定县每周召开卫生工作讨论会

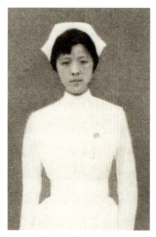

聂毓禅，1940—1953年担任协和第四任护校校长兼护理部主任

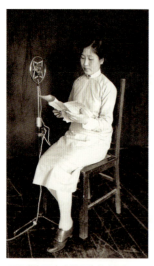

王琇瑛为民众宣讲卫生健康知识

除了在课堂上的学习和在医院的实习外，学生们还积极参加公共卫生实践。北京协和医学院从建院之初即重视公共卫生教育，设有公共卫生学系，并建立城市和农村两个公共卫生试验区。中国首位南丁格尔奖章获得者王琇瑛自1931年于协和护校毕业并留校任教后，即致力于公共卫生护理及其教学工作。她在北平第一卫生事务所工作时曾组织编写《卫生广播讲演集》，成为第一个在北平广播电台宣讲卫生知识的护士。她还大力推行护士必须走向社会的观点，实习护生在公共卫生护士的带领和指导下，完成中小学校学生的体检、地段家庭访视、工厂车间卫生知识宣传等公共卫生实践，使预防保健的观念深入人心，提高了公众的健康水平。这些举措在当时世界范围内都是领先的，为公众的卫生健康作出了开创性的贡献，得到了世界卫生组织（World Health Organization，WHO）的高度评价。

1938年，在美国密歇根大学获理科硕士学位的聂毓禅回到协和，成为胡智敏校长的助手。1940年，她成为协和护校的第四任校长，也是首位中国籍协和护校校长，兼协和医院护理部主任。1942年，聂毓禅在北平沦陷、协和停办期间带领护校师生克服重重困难，辗转四川成都，为战火中的中国保留下唯一的一所高等护理学校。她对护理事业的执着与忠诚以及对中国高等护理教育事业的杰出贡献，被后人誉为"中国高等护理第一人"。

协和护校始终坚持高进、优教、严出的精英教育模式，许多毕业生成为护理界的翘楚。百年来，从这里走出了六位南丁格尔奖章获得者王琇瑛、陈路得、林菊英、黎秀芳、刘淑媛和吴欣娟，以及四位中华护理学会理事长聂毓禅、陈坤惕、黄人健和吴欣娟。这批高级护理人才有力地推动了我国护理学的发展，对中国护理事业的发展作出了重要贡献并产生深远影响。

老协和的"总钥匙"

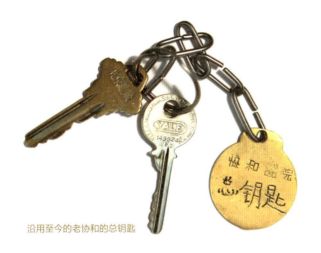

沿用至今的老协和的总钥匙

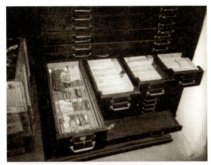

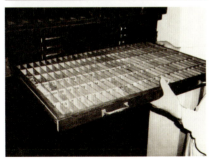

老协和为全院各个房间设计的总钥匙和分总钥匙

在老协和众多为人津津乐道的轶事中,常常会提及一把"总钥匙"。这枚"总钥匙"能够开启全院所有的房门,并一直沿用至今。"总钥匙""子母钟""信号灯"……一系列令今天的设计者们仍惊叹不已的"巧思",折射出的正是老协和标准化医院管理理念的光芒。

老协和的门锁和钥匙均由美国公司特制,除了铜质总钥匙,还有能开启本幢楼所有房门、但无法用于其他楼的分总钥匙。总钥匙和分总钥匙由院长办公室专人管理,在夜间值班或其他紧急状况下可以打开任何一个房间,这样既保证了安全,又满足了应急需求。

有一个鲜活的故事被记录了下来:一个酷热难耐的凌晨,一名患者在救护车急促的鸣笛声中被送到北京协和医院急诊科。他腹痛难耐,捂着肚子直不起身来,急诊医生判断这是急腹症。为寻找腹痛的原因,患者急需接受腹部超声检查。医院另一头的青年员工宿舍里,正在熟睡的超声科医生接到电话后,立即来到医院为患者做超声检查。她赶到急诊超声检查室门口后才想起来,检查室唯一的门钥匙没带。急腹症患者必须马上处理,怎么办?该医生立刻想到了总钥匙,于是匆匆跑到总值班室,说明情况后夜间总值班立即带上总钥匙前往检查室打开了门。患者顺利地做完了检查,诊断是急性胆囊炎。总钥匙的使用为患者赢得了宝贵的抢救时间。

一把钥匙的精心设计,彰显的是以患者为中心的精细化管理理念。这一理念从一开始就注入协和的每一根血管中。

协和的子母钟设计独特。全院的壁钟是子钟,与三号楼一层门庭挂的母钟相连。通过母钟可以同步调节全院各子钟的快慢。不管在房间还是楼道内,在协和的每个角落,时间都是一致的。因为,时间就是生命。

协和的信号灯系统可全院寻人。包括通道、教室、实验室、图书馆、病案室、餐厅等,均设有统一的由总电话机房控制的信号灯系统。每位值班的住院医生和实习生都有一个灯号,如果需要找某一人而他不在工作岗位上时,就打电话给总机,请总机打他的灯号。电话房的信号灯系统使24小时值班医生既能在医院各处自由活动,又能随叫随到。除信号灯系统外,电话房还有10条对外电话专线,对内200条线。

协和拥有一套独立的水电动力系统。20世纪初的中国,工业落后,北京市内水电供应

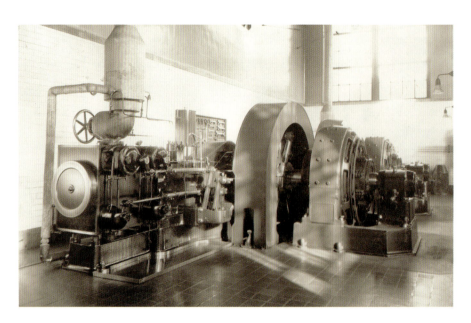

拥有四台蒸汽动力直流发电机组、总发电功率为735千瓦的电厂

不稳定，停水、停电时有发生。夜间60瓦的灯泡仅有一支蜡烛那么亮；水压太低，经常连三楼都上不去。然而协和却从未因停电、停水而影响各科室、病房、手术室等的工作顺利进行。全院的冷水、热水、煤气、压缩空气、真空、消毒蒸汽、暖气管道四通八达。热水一年四季供应，饮用水是经过净化和消毒的，可以不经煮沸直接饮用。每年10月初就开始供暖，病房、手术室、产房、婴儿室、急诊室的温度都在20℃以上，保证患者不受冻。矗立在医院老楼入口处的烟囱就是为这套热力系统建设的，是当时东单一带最高的建筑物，如今已作为文物保留了下来。

为减少振动和噪声，协和的发电厂和锅炉房建在医院地下3米深处。除发电厂和锅炉房外，协和还有洗衣房、电话房和汽车房"三房"，冰厂、笑气厂、煤气厂、机修厂和电工厂"五厂"，缝纫室、印字室和制图室"三室"，以及负责门卫、修缮和园艺清洁的斋务处"一处"。当时堪称现代化的洗衣房内有洗衣机、烘干机、甩干机、熨烫机等十余台大型设备，每天能处理3 000件被服衣物，包括各病房衣帽、床单和职工的工作服。缝纫室有20台缝纫机，缝制病房用的床单、袋、罩、病号服等。衣服必须熨烫平整，少扣、破绽的地方缝纫室都会修补好再发出。

第一流的动力、机械设备将协和打造成一个"独立王国"，一切问题都能自己解决。但实际上，协和各类工作人员并不多，工作的井井有条来自制度化管理。受20世纪初美国倡导的标准化医院管理影响，协和的《医院常规》（*Hospital Routine*）被制成厚厚的活页夹，每个病房都放置了一本。各级、各类人员职责明确，纪律严格。协和的科学管理制度和规章条例相比当时国外最先进的现代化医院毫不逊色，至今都具有重要的借鉴意义。

洗衣房科学的操作流程杜绝了洗涤织物引发的医院感染。污染的和洗净熨平的被服分别从不同的通道取送。不允许把患者换下来的衣服在病房地上抖开清点，而是装进污衣袋，由洗衣房派人到病房收取污衣袋，回到污衣室后清点记录、清洗、烘干、熨平后，定时送回病房。

水电动力设备按照预防性维护制度管理，将运行事故扼杀在萌芽状态。电厂3名监工带领19名工人分为3组24小时值班。发电机每周一小检，三年一中检，十年一大修，还有机修工和锅炉修理工每日检修。各种泵每年必须检修一次。电机、马达每天都要检查油、炭精刷子和轴瓦温度的情况。机修厂和电工厂每天都有2名管工和1名电工值夜班，有需要随时电话通知，工人即前往检修。

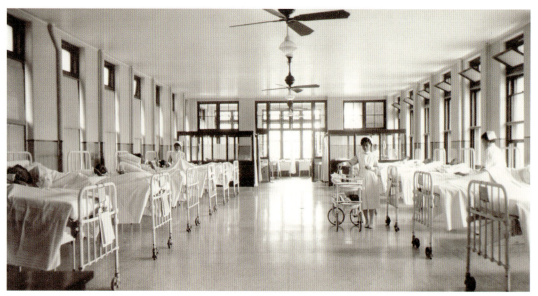

宽敞明亮的病房

协和的院内环境干净整洁，窗明几净、一尘不染，连水磨地面也光可鉴人。协和设有家政科，由"美国女管家"海丝典和一位男护士长带领清洁工，按照"分片包干制"负责全院的清洁任务。海丝典出过一本清洁管理的书，她组织工人每年同一时间沿着全院墙根撒杀虫剂的做法常为后人称道。家政科的标准化操作文件里详细阐述了清洁工作的操作要领，就连什么地方要擦肥皂水、什么地方的肥皂水要用多少浓度都有规定。

协和的制度严格，管理更严格。海丝典和男护士长给每个清洁工订出排班表，并经常抽查清洁工是真干还是在聊天或旷工、桌椅摆得是否整齐、废弃物品是否及时处理等。她常常戴着一副白手套，随处抹一下，如果发现手套上有尘土，就得重新打扫，值班工人也会因此受到批评。病房的清洁工受护士长的指导，护士长也可以随时向海丝典汇报情况和反映意见。工作表现不合要求的清洁工，随时有被辞退或开除的可能。

夜间执勤门卫巡逻，经过走廊里学生存放物品的铁柜时，都要将每个柜门锁拧一下。发现没锁柜门的，就把里面的东西取出来交主管部门，由忘记锁柜门的学生亲自领回。妇产科宋鸿钊院士回忆："领东西时，免不了挨一顿训。"

科学周密的制度、严谨严格的管理、一丝不苟的执行，这就是老协和留给后人的先进医院管理制度。

神州处处有协和

1937年7月7日,日本发动"七七事变",全民族抗日战争(简称"抗战")的序幕就此拉开。同年8月,北平沦陷。当时美日关系尚未破裂,有美国背景的协和医学院于9月9日如期开学。由于医学院与各地联系几乎全面切断,许多教职工暑期离校后无法返校。协和师生们深感国难日深、切思报效,纷纷加入抗日救亡的运动中。他们先后成立军事医官训练班及学生医疗队,奔赴前线开设战地医院,救治伤员数以千计,为晋察冀军区送去急需的药物与手术器械;他们奔赴全国继续行医和教学,为连受战争、饥荒、灾难所苦的中国人民保住了一个个现代医学的火种。

抗日战争爆发后,协和医学院生理学系主任林可胜于1938年春在武汉协助组建中国红十字会救护总队并担任总队长,多

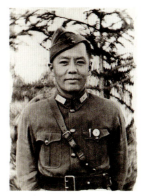

林可胜协助组建中国红十字会救护总队并担任总队长

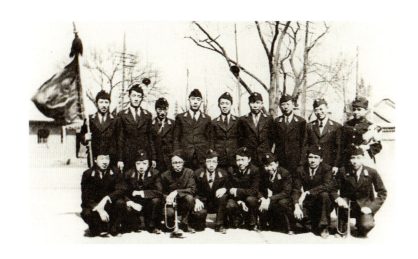

抗日烽火中的协和救护队

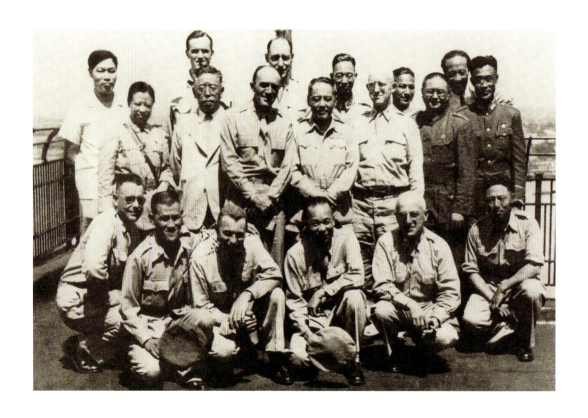

1942年，协和师生在贵阳图云关参加抗战医疗工作
前排左四：卢致德，左六：周寿恺，中排左起：周美玉、刘瑞恒、Gen George Armstrong、林可胜、Winston、容启荣

名协和医生及医学生毅然加入。在国难深重之时，救护总队作为中国红十字会专门负责军事救护的机构，其成立翻开了抗战救护新的一页。1939年2月，救护总队迁至贵阳，开办战时卫生人员训练所，培养战地医护人员近2万人，成为全国抗战救护的中心。

据开国上将吕正操将军回忆：1937年"七七事变"后，"我们与北平协和医院建立了联系，该院总务李庆丰同志向根据地输送了大批器械和药品。另有黄浩同志是教会长老、小学校长，与协和医院有很好关系，他自愿担负输送任务，每月输送十几批，不仅装备了冀中的卫生部门，还装备了120师。"

1937年7月14日，不愿在沦陷区工作的张孝骞毅然离开协和，回到湘雅医学院，是年秋代理院长职务。日军侵略至湖南，张孝骞多方筹措，于1938年10月将医学院的物资、学生和教职人员分别迁至贵阳。1938年10月24日，湘雅医学院在贵阳正式开学，1944年12

月又因战事迁校重庆。由于张孝骞的筹划和坚持，湘雅医学院在战时也维持了系统的医学教育，没有因条件所限而放弃严谨作风，住院医师24小时负责制、主治医生早晚巡诊等协和制度依旧保留。

1938年1月，协和热带病学家和医学教育家、抗战后成为协和医学院校长的李宗恩，以及公共卫生学专家朱章赓和妇产科专家杨崇瑞等参与筹建国立贵阳医学院。1938年3月1日，国立贵阳医学院成立，李宗恩被任命为首任院长。贵阳医学院是在没有一间校舍的情况下成立的，之后临时搭建起27栋茅草屋，被称为"草棚大学"。急诊室仅5平方米，手术床是摇摇欲坠的木板。贵阳医学院在1938—1945年共培养了1 477名学生，为因战乱流亡的医学生提供了继续学习的机会，为西南地区奠定了医学教育基础，为补充卫生人才作出了贡献。

1941年12月8日，珍珠港的战火打破了协和暂时安定的时局。清晨，一队日本兵闯入协和，包围了整个建筑群，贴起"日美宣战"大字，禁止所有人出入，背着枪在院内到处搜查。此时护校正在进行三年级学生的毕

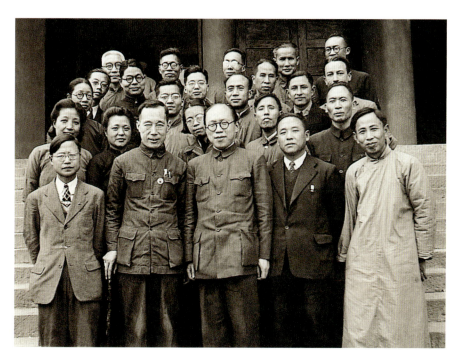

抗战期间，张孝骞出任湘雅医学院院长，带领全校师生辗转贵阳、重庆，在战火中将这一名校保存下来。图为1945年张孝骞（前排中）与湘雅教职员工合影

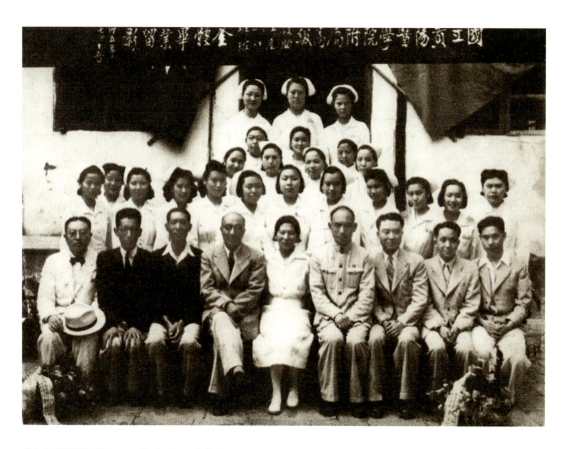

国立贵阳医学院教职员工与护理毕业生合影，前排左四为李宗恩

业会考，护校校长聂毓禅马上赶到考场稳定学生情绪："今日有日本军来协和参观，大家不要慌乱，考试照常进行。"另一队日本兵闯入医学院校长胡恒德的住宅，将正在用早餐的胡恒德、校董会财务官员鲍文（Trevor Bowen）和汉密尔顿·安德森（Hamilton Anderson）一起逮捕，前两位被日本囚禁4年直至抗战结束。日本官兵命令协和病房不再接收新患者，门诊也被迫立刻关闭。

1942年1月8日，日军命令协和医学院和护校停止一切教学工作，强令协和医院清退所有住院患者。所有教职工和学生必须离校，1 200名中国籍员工被遣散，医学生转往北京大学医学部、圣约翰大学等。至1942年1月31日，学校、医院及宿舍完全被侵华日军占领。

协和护校1943届毕业生李懿秀在《话说老协和》一书中详细回忆了那个动荡不安的年代："一个恶性贫血患儿，医生正在想方设法将他的血红蛋白保持在一个高度；一个患过黑热病的患儿半边脸烂成个大窟窿，医生已经为他做了几次修补手术；一个严重糖尿病的患儿，每顿饭前都要注射大量胰岛素。他们小的只有四五岁，大的十来岁，已在医院里住了一两年，和医护人员亲如家人，甚至父母来探视时会躲起来怕被带回家。当知道日军要关闭医院时，他们都哭了。医生们只好大胆采取最后的办法：为贫血的孩子切除了脾脏以减少红细胞的破坏；为脸上有窟窿的孩子做了最后一次修补手术；那个糖尿病的孩子，真不敢想象被赶出医院后他还能活多久！"

聂毓禅在协和被日军勒令停办、面临生死存亡的时刻，多方联系道济、同仁、妇婴、中和等医院，详细记录了每位学生所缺的理论课和实习时数，寄给安置学校，请老师们补课。最终三个年级的护校学生和进修生不仅完成了学业，还参加了毕业会考。

1943年春，聂毓禅以惊人的魄力和毅力，带领护校全体师生离开沦陷区，在极端困难的条件下经过两个月的艰辛跋涉来到当时国民政府所在地重庆，与协和董事会研究后，在成都复建协和护校。当时的华西坝也成为全国医学院校转移聚集的大后方。即使成都的教学条件比不上北

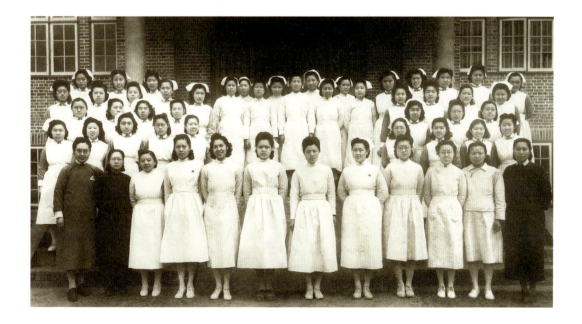

协和护校师生在成都合影，前排左七为护校校长聂毓禅

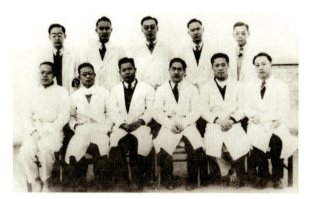

1943年，在北平中和医院工作的协和同仁合影
前排左起：马永江、冯传汉、林必锦、司徒展、曾宪九、吴阶平

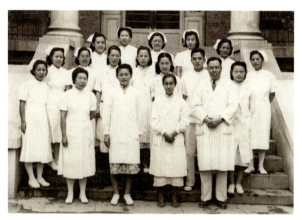

1944年，在北平中和医院工作的协和妇产科同仁合影
前排右起：王文彬、林巧稚、葛秦生

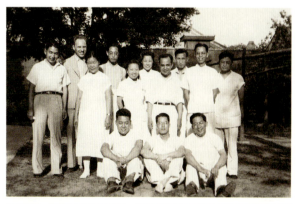

1941年，邓家栋（站立右三）、张安（站立右二）等协和同仁在北平道济医院工作时合影

平，仍丝毫不降低协和标准。王琇瑛作为学校当时的教务处主任，为了挑选学生公共卫生的实习基地，深入四川山区腹地，与当地彝族居民同吃同住，深入了解当地居民的卫生习惯。学校同时给学生安排了大量的理论联系实际的实习机会，学生从一年级开始便去华西大学新建的医院实习，每一天的课程都排得满满当当。1943—1946年，协和护校在成都共招收三班学生约50名，还举办了一届两年制的进修班。得知协和护校艰难的内迁过程，身在纽约的协和董事会成员们也是唏嘘不已，称此为"漫长、艰险，原本只有男人才能完成的行程"。

协和停办后，相当一部分医护员工在北平和天津自由结合，组建医院、诊所及化验室等，如北平的中和医院、儿童医院、道济医院，天津的恩光医院、天和医院等，把协和的优良传统、办学经验带到各地。

1942年初，谢元甫、钟惠澜、关颂韬、孟继懋、卢观全、林巧稚、司徒展、罗宗贤、胡正详、谢志光等协和名医相继到北平中和医院（现北京大学人民医院）行医执教，带去了曾宪九、周华康、冯传汉、张乃初、胡懋华、吴阶平、黄萃庭、张安、葛秦生等一批青年医生，引入协和的医学教育临床实习制度，带去了协和的护理制度，促进了中和医院的改组，使这所护理工作由法国修女代理的医院拥有了独立的护理部和现代化的组织结构。中和医院的妇产科是林巧稚在抗日战争后期创建的，她之前在北京东堂子胡同10号独立开业，为中国老百姓治病。

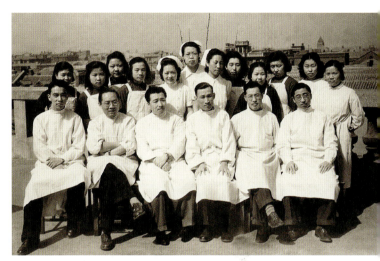

1947年，在天津天和医院工作的协和同仁合影，前排左四为邓家栋

同年，诸福棠、吴瑞萍和邓金鎏在北平创建私立儿童医院，借用吴瑞萍父亲私产的一座小楼房开业，最初仅有6张病床，全部工作人员13人。后来协和高级护士刘静和、龙乘云也加入。1945年日本投降后儿童医院迁入新址，扩大到50张病床。1946年夏，协和护校1942级黄仁琼带领护校学生到儿童医院进行了一年的实习课程。1952年，诸福棠、吴瑞萍、邓金鎏三人主动将医院献给国家，后发展成为中国儿科界的翘楚——北京儿童医院。

1942年，施锡恩、卞万年、金显宅、林崧、林景奎、卞学鉴、林必锦、关颂凯、王志宜等先后来到天津，在陈善理创建的恩光医院工作。他们充实了原有的妇产科，增设了内科、儿科、外科、泌尿科、耳鼻喉科和牙科，使恩光医院成为当时天津为数不多的科室齐全的综合医院。后来陈善理将医院所有权转让给卞万年等，为北京、河北、山东和杭州地区的医学生和住院医师提供了实习和进修机会。同年，张纪正、方先之、柯应夔、邓家栋等也来到天津，创建天和医院，7月1日天和医院正式开业，张纪正任院长。

1942年8月，许英魁到北平大学医学院创建神经精神科并任首届主任和教授，冯应琨两年后也跟随前往任职。1943年，正在美国进修的吴英恺毅然回国，冒着生命危险辗转两个月到达重庆，先后在重庆中央医院和天津中央医院创建外科。

抗战期间，协和人在残酷血腥的战场上救死扶伤，在医院尚未停办时秘密收治众多地下党员，为抗战作出了重要贡献。他们为保存协和病案、协和图书馆等珍贵资料不惜以身试险，为国家保存和培养医疗卫生人才竭尽全力，使中国医学高等教育没有因战争影响而中断，并把协和的优良传统、办学经验带到全国各地。这是协和爱国志士的群像奇迹。

协和复院

1945年8月，抗战胜利。同年9月15日北京协和医学院及医院所有资产从日军手中收回。被释放出狱的校长胡恒德迅速掌握了情况：医学院的结构尚未破坏，但校舍已脏乱不堪；医院许多可移动的设备已难觅踪影，发电厂设备需彻底更换。胡恒德去纽约向董事会提交了报告，这成为规划协和复院的第一步。

1946年春，美国洛克菲勒基金会、美国中华医学基金会（CMB）及协和医学院董事会决定再派考察团到战后的中国了解情况。考察团成员有洛克菲勒基金会医学科学部主任格雷格（Alan Gregg）、协和医学院外科教授娄克斯（Harold H. Loucks）和哈佛大学医学院院长鲍威尔（Sydney Burwell）。两个多月里，考察团一行访问了北京、上海、南京、张家口、成都、重庆等地。1946年4月洛克菲勒基金会听取了考察团的建议，决定集中资助重建协和医学院和协和医院。

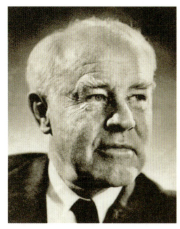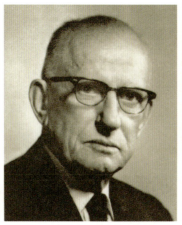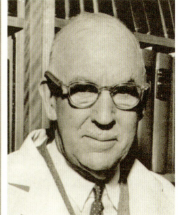

左：洛克菲勒基金会医学科学部主任格雷格（Alan Gregg）；中：协和医院外科主任娄克斯（Harold H. Loucks）；右：哈佛医学院院长鲍威尔（Sidney Burwell）

1947年，为维持协和的高标准，解决其资金问题，洛克菲勒基金会召开了董事会特别会议。小洛克菲勒巧妙地说服董事们，通过了1 000万美元用于协和复院专款的决议，这也是洛克菲勒基金会对协和的最后一次拨款。自1916年至1947年的32年间，洛克菲勒基金会用于协和的拨款总数达44 652 490美元，是其在海外慈善捐助中数额最多、成果最卓著、影响最深远的一项资助。

根据医院董事会的决定，协和护校于1946年暑假前迁回北京。1946年5月，聂毓禅带着50名教职员工和护校学生离开成都奔赴北京，路上走了两个月，换了六次交通工具，跋涉1 900千米，为秋季重开协和护校作准备。这次复校工作繁重，但大家心情都非常愉快。

1947年3月12日，CMB董事会向李宗恩发出协和医学院院长的任命邀请，3月31日，李宗恩到任，马上着手筹备复校任务，他成为协和历史上第一位有实权的中国籍院长。李宗恩、胡正详、李克鸿和聂毓禅四人为复校执行委员会成员，在他们的不懈努力下，协和医学院于1947年秋季复校，10月27日开学，22名新生入校学习。1948年5月1日，协和医院正式复院，第一批科室开张，医院恢复接收患者。

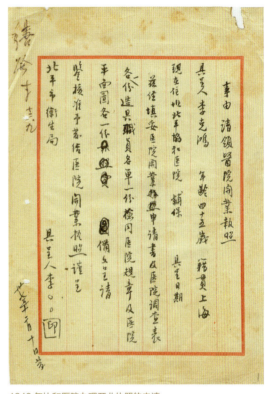

1948年协和医院办理开业执照的申请

协和复院的消息一经传出，就像一块磁石，把散在各地的协和人重新凝聚到一起。1948年5月，林巧稚回到协和妇产科；1948年秋，张孝骞从湘雅重返协和。张孝骞、娄克斯、林巧稚、诸福棠、许英魁、李洪迥、罗宗贤、刘瑞华、谢志光、周璿、张中堂等陆续归来，担负科室筹建工作并任主任，内科、外科、妇产科、儿科、神经科、皮肤科、眼科、耳鼻喉科、放射科、营养部、社会服务部相继恢复。这座在炮火洗礼、风雨飘摇中依然屹立不倒的医学殿堂，又一次对世人打开了大门。

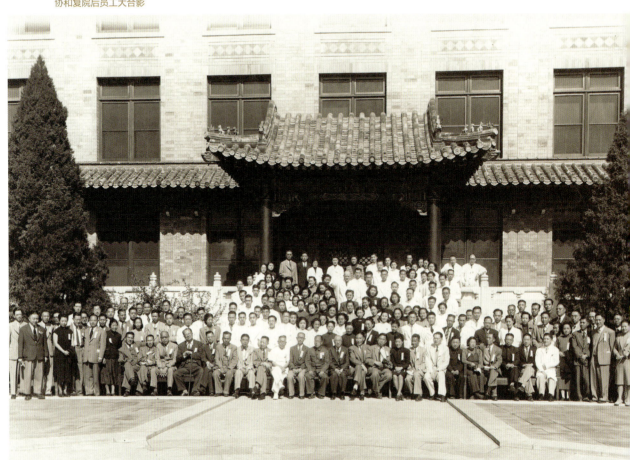

协和复院后员工大合影

中央人民政府接管协和

1948年协和复院后，地下党北平城市工作部学委通过各种方式和关系进入协和开展工作，他们来自四面八方，执行党组织交给的任务，力图站稳脚跟，建立、发展党的外围组织，迎接北平解放。

1948年9月开始，地下党员联系协和的学生和职工成立了"秘密读书会"，组织学习《新民主主义论》等党的文件，积极宣传党的政策。新中国成立前夕，读书会改为"协新社"，成员包括全体地下党员及党外积极分子。后来职工中的部分"协新社"成员成立"唯物社"。

1948年12月，中国人民解放军包围了北平、天津等地区。地下党员带领外围组织成员将《中国人民解放军平津前线司令布告》《告北平同胞书》译成英文，通过邮局寄给医学院院长李宗恩、医院院长李克鸿、美方代理人福美龄以及知名教授林巧稚、张鋆、张锡钧、胡正详等。他们发信给知名教授，请大家留下为祖国工作，通过师生、朋友等关系，说服要走、动摇的人留下来；组织人员保护学校的财产设备，保护这所高等学府。

1949年1月31日北平和平解放，协和因属美国财产没有被新政府立即接管。学校的高级职员赴美述职。1949年2月，中共北京市委大学部建立协和医学院第一届党支部，分为职工和学生两个支部，有党员26人，同年5月1日，工会成立。8月，协和地下党组织公开，党的外围组织成员均转为共青团员或继续培养发展为共产党员。10月，协和团支部成立。10月7日，协和举行了返校日，中央政府教育部部长马叙伦出席活动并讲话，希望协和以高质量的医疗服务和医学教学继续造福人民。1949年底，李宗恩总结过去一年的巨大转变："我真诚地相信，协和在中国医学教育和医疗工作中仍然占据重要位置，不负创办者的崇高期望。"

1950年，协和医学院、护校各招收了25名新生。董事会批准了60万美元的下一年度预算，其中包括新购2台锅炉的计划，以及给新成立的医学院工会工资总额2%的拨款。

1950年10月，以美国为首的侵略军悍然越过三八线，并把战火烧到中朝边境，中国人民志愿军和朝鲜人民一道共同抗击侵略者。娄克斯等4名美籍协和高级职员正在美国述职，得知这一消息，他们取消了回北京的船票，辞去了协和的职务。但娄克斯还是在美国冻结与中国一切金融往来的情况下，寻找给协和汇款特别许可的机会。

1951年1月20日，中央人民政府教育部和卫生部接管协和。医学院改为"中国协和医学院"，医院名称改为"北京协和医院"。李宗恩给洛克菲勒基金会发去电报："1月20日本院收归国有。"李德全——30年前在协和门口观看开幕典礼的燕京大学女生，以中央人民政府卫生部部长的身份接管协和，她与教育部副部长钱俊瑞一同向全院职工宣布：协和医学院院长仍由李宗恩担任，交接工作是李院长从右手交到左手；经费由教育部划拨，只会比原来多，不会比原来少；学校的组织结构和规章制度不变，学校标准不能降低，要办得比以前更好；教职工原职原薪，学生可领取人民助学金。

协和真正被中国人接管了，小洛克菲勒写信给协和医学院的秘书玛丽·弗格逊，"我们不应认为协和提前失去了用武之地，不过是换了一种管理而已。让我们希望、祈祷和相信，所有播种都结出完美的果实。"一如他30年前在北京协和医院开幕典礼上许下的愿景。

协和融入了中国社会和文化。1951年初，全院师生先后三次赴四川、西北、安徽参加土地改革，李宗恩、张孝骞、周华康、邓家栋、聂毓禅、何观清、方圻、王德修、王文彬

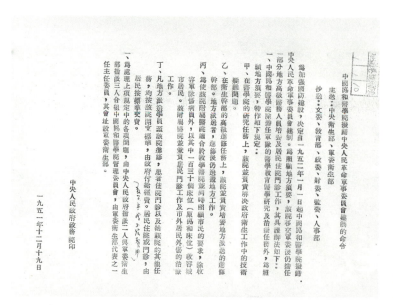

1951年12月19日，中央人民政府发布中国协和医学院划归中央人民革命军事委员会建制的命令

等一大批骨干专家赶赴各地农村。1952年，林巧稚在《人民日报》上发表《打开"协和"窗户看祖国》一文，写道："我觉悟到共产党与人民政府是为人民服务的，以人民利益作为衡量的标准。就是这个真理感动了我，唤醒了我，使我打开了30多年关紧的窗户……"

1951年中央人民政府接管协和，开启了协和在党的领导下，由中国人自行管理和建设的历程。协和人以极大的爱国热情投身社会主义建设，为新中国的医学研究、疾病防治、学科筹建、人才培养及主要医疗机构的建立作出了历史性的贡献。1957年秋，《柳叶刀》杂志主编西奥多·福克斯（Theodore Fox）爵士随英国医生团来中国访问。他对于世界各地的医学教育都有着很深的见解，在深入了解中国医学教育以及协和的状况后，他在访问报告中这样写道："虽然历经变迁兴衰，（协和）仍被认为是中国的约翰·霍普金斯。尽管世易时移，国际教员也已离去，但协和依旧保持了一流的水准，执中国医学界之牛耳。"

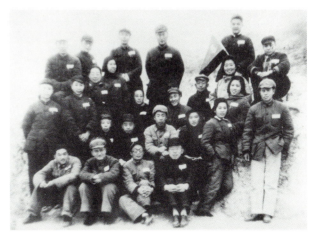

1951年初，大批骨干专家赴农村参加土地改革，图为时任华东土改团分团长的张孝骞（前排左四）与团员们在安徽蚌埠

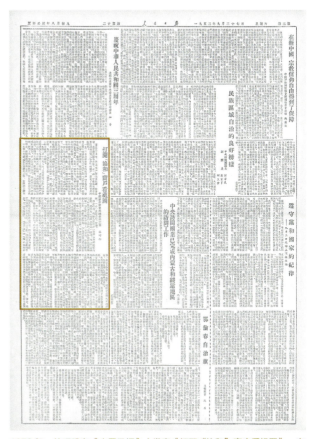

1952年，林巧稚在《人民日报》上发表《打开"协和"窗户看祖国》一文

张孝骞上书中央

在老协和,八年制医学教育以其严格要求而著称,加之其后三至五年的住院医师制,千锤百炼锻造出一批中国现代医学的先驱者、卓越的大医生。然而,新中国成立初期,国家主要是把协和医学院和医院作为宝贵的医疗资源和技术力量加以重视,对其教学特点和优势尚未充分注意。

随着 20 世纪 50 年代初中国和苏联关系的不断升温,苏式普及、实用型的高等教育模式经由苏联专家们的言传身教,在中国掀起了学制改革和院校调整的热潮。1953 年,协和医学院改为为全军培养高级师资和提高部队医务干部水平的进修学院,停止招收医学生。不仅如此,大批的协和学科领头人被调走创办新的医疗机构,为全国输送了大批医学领军人才,但协和的人才储备捉襟见肘。

张孝骞对此忧心忡忡,他在心里反复思考着几个问题:协和医学院的性质更改后,还能不能承担为国家培养优秀医学人才的重任?如何定位以后的发展方向?他认为,我国仍然需要一所较长学制和高水平的医学院,以培养较高水平的医疗、教学和科研人才。

1957 年 3 月,张孝骞在先后参加的中国人民政治协商会议,中华医学会、协和医学院等学习讨论会上直言不讳地表达了自己的想法。3 月 22 日,张孝骞在《人民日报》第二版发表了《目前医院工作中的几个问题》。

1957 年 5 月 14 日,张孝骞又在《健康报》发表《医学教育中要解决的几个问题》,提出了著名的"医学教育三问":"一问高等医学教育的要求到底是什么?二问我们要培养出哪样的学生?三问临床医学到底要怎样来教和学?"在这篇文章中,张孝骞重点阐述了毕业后教育的重要性。他指出,医学是一门非常复杂的学科,短期内根本无法培养出合格的临床医生。"在校医学教育主要是给学生以必要的基本知识特别是基础科学的基本知识,以及临床操作与临床思维的正确方法。毕业后训练是巩固在校训练的必要步骤,是每一青年医

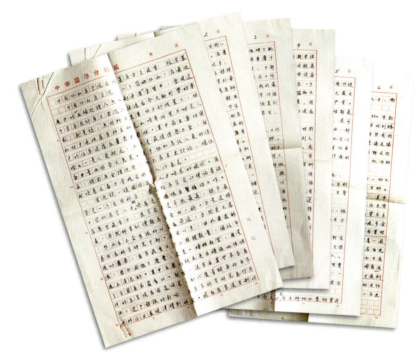

张孝骞"建议"的誊清稿

生毕生中的一个关键性阶段。医学教育的在校阶段和毕业后阶段是相辅相成，不可偏废的。把二者合并在医学院完成，更是不现实的。""过去由于事实上的需要，许多刚毕业的医学生就被派到重要的岗位上去独立工作，因而跳过了这一学习阶段，这是很不妥善的。今后情况改善，国家应当能够为绝大多数医学生的毕业后训练作出适当的安排。"

随后，张孝骞撰文《中国协和医学院应该恢复医学生教育》，上书中央谏言恢复协和长学制的医学教育。

张孝骞认为，我国的医学教育既要满足目前的需求，又要进行长远的规划。从医学人才的培养路径到如何克服当时医学教育的困境，从提出建立高质量医学教育中心到建议协和及其他已经具备条件的类似机构作为试点，张孝骞全面地为我国医学教育体系建设提出了高屋建瓴又符合实际的建议。

他极力主张，"从速开办几处年限较长、学生较少、基础课程较好、教学质量较高的医学教育中心。这样做是符合国家的长远利益的。""若是这个论点正确的话，让我们来考虑有无必要和可能在协和恢复这一类的医学教育"。

张孝骞的建议得到了周恩来同志、彭真同志和陆定一同志的支持。1958年，陆定一部长和中国医学科学院党委书记张之强就"培养了世界一流医学人才、为我国作出过重要贡献的老协和要不要恢复"进行了长时间的商谈。

1959年6月，中国医学科学院受命筹建八年制医学院，周恩来总理亲自定名为"中国医科大学"。中央指示，"只要有党的领导，可按照老协和医学院的办法办"，该方针后来被简化为"党的领导加旧协和"。经过3个月的紧张筹备，中国医科大学成立，9月5日开学典礼在东单三条礼堂举行。中国医学科学院院长黄家驷被任命为中国医科大学校长。

1960年5月，陆定一同志在全国文教书记会议上再次强调"基础理论知识只许提高，不许降低，只许广，不许窄"，中国医大八年制不许动。

张孝骞终于盼到了这一天。多年来，他从没想过放弃，即使受到误解和污蔑，甚至被戴上"复辟旧协和的一套"的帽子，他仍初心不改。他说："我们应当从整体出发，而不应单纯为协和考虑。今天的关键是，国家应不应该开办这样的医学院，次要的问题才是利用哪些医学院来办。"正是由于他的深谋远虑、坚持真理，才使得国家和政府下大力气把这样一所投入高、学制长、学生少的医学院校恢复起来。

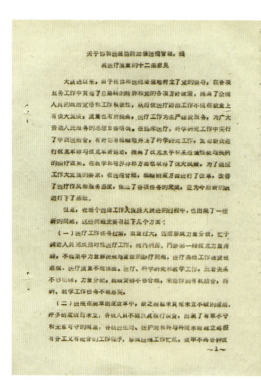

《关于协和医院当前加强医院管理，提高医疗质量的十二条意见》

1960年前后，林钧才、董炳琨相继担任院领导。采取"五定"措施：定方向、定任务、定人员、定设备、定制度，从查房、会诊、病例讨论、消毒隔离、临床送检、交接班等入手，健全医疗记录，加强病案管理，建立医疗护理常规，进行基础训练，恢复学术活动。出台了《关于协和医院当前加强医院管理，提高医疗质量的十二条意见》《医院工作暂行条例》等标志性文件，使医院各项工作摆脱"忙、乱"局面，趋于规范，基础医疗质量有效提高。这些治理整顿工作迅速改变了医院面貌，也为协和在"文化大革命"后的复苏起到了决

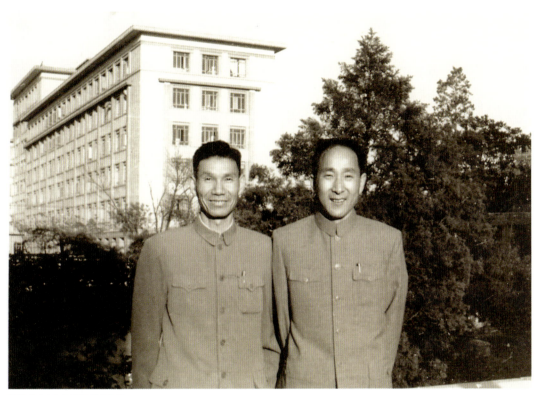

林钧才（右）与董炳琨（左）

定性作用。这段时期在协和医院历史上被称之为"林董时期"。

在深入调查研究、客观分析老协和制度、深刻理解"协和育才之路"的基础上，协和医院从国内一流医学院中选拔多批优秀学生来院接受严格的基本训练，借此将几十年实践证明有效的总住院医师制、住院医师制、实习医师制等重新恢复起来。1962年，《老协和医学院教学工作经验初步总结》中提出了"三基三严"原则。"三基"即基础理论、基本知识、基本技能；"三严"即严肃的态度、严格的要求、严密的方法。这一在医疗、教学、科研中普遍适用的原则很快传遍了全国。

全国卫生事业改革从协和起步

1978年12月，党的十一届三中全会作出把党和国家工作中心转移到经济建设上来、实行改革开放的历史性决策，开创了建设中国特色社会主义的新道路。在这样的历史背景下，卫生部选择北京协和医院作为改革的第一块试验田，旨在探索一条卫生工作改革的道路，进而推动整个卫生系统的改革进程。

1983年2月，卫生部部长崔月犁率领一个庞大的工作组进驻协和医院。在第一次党委扩大会议上，崔月犁部长开宗明义地指出卫生部选择协和医院为改革试点单位理由有三。

第一，协和医院在国内外享有较高的声誉。几十年来为国家卫生保健事业作出了重大贡献。然而医院现有的管理模式、现行的规章制度，缺乏生机与活力，很不适应新形势下社会主义市场经济发展的需要，不改革就没有新的出路。

第二，协和医院是集医、研、教于一体的国家重点综合性医院，在全国医药卫生战线上有普遍的代表性，协和医院改革成功了，还有哪个医院不能迈上改革的道路呢？

第三，协和医院作为改革试点，不但要使医院自身受益，更重要的是以协和为突破口，取得经验去推动全国医药卫生系统的改革工作。

协和医院的改革首先要从端掉大锅饭、改革铁饭碗入手。国家从对医院的全额拨款改为差额拨款、创收留用的政策。因此，医院在管理、人事制度、经济运行等诸多方面动"大手术"，革除老框框，抛弃老套套，建立新制度新作风，创立新章法。精简机构，按革命化、知识化、专业化、年轻化的标准调整领导班子。通过改革使医院的医疗技术、教学质量、科研水平、行政管理、人才培养、经济效益以及精神文明建设等方面成为全国医药卫生系统的典范。

概括来说，改革所遵循的原则是：必须有利于患者，有利于提高医、教、研质量，有利于节省国家开支，有利于调动职工的积极性和提高医院管理水平；改革的目标是争取在3~5年内，把协和办成具有中国特色的"医疗、科研、教学"三结合基地，办成全国疑难重症诊治指导中心。

经过若干年实践，协和医院总结出六个方面的改革成效和经验。

第一，实行院长负责制，扩大医院管理的自主权。

第二，实行明确的目标管理责任制，强调责、权、利相统一。

第三，打破了平均主义的"大锅饭"，贯彻按劳分配原则，分配上明显向一线倾斜，进一步体现知识劳务的价值。

第四，挖掘内部潜力，开拓业余兼职服务和专家门诊等项目。

第五，调整部分医疗收费标准，试行新技术、新设备按成本收费的办法。

第六，发展横向联合，增设医疗服务网点，扩大了服务功能。

由于医院对各科室的考核指标考虑到了国家、医院、个人和患者四方的利益，因此没有出现医生为了挣钱，单纯追求看病数量及乱开大处方等不良倾向。

协和医院的改革信息随着电波传播到全国各地，在整个医疗系统引起轰动。全国各级各类医院开展了由点到面、由浅到深、由单项到综合的改革。这一阶段，医院改革主要体现在改革医院领导体制，实行院长负责制；实行以定员定编、干部职工聘任合同制、严格考勤并与工资奖金挂钩、建立一定范围内的人才流动制度等为主要内容的劳动人事制度改革。协和的实践为指导全国卫生系统改革的方向和思路提供了新的依据。

协和的改革无疑是艰难的，但当时的成功经验，至今都在指导协和的绩效改革。2008年，北京协和医院出台了第一版绩效考核方案，之后基本每年修订一次，其基本宗旨是"病人需要什么，绩效就考核什么"。这些成果和贡献不仅让协和人引为自豪，还在全国卫生改革的历史画卷中书写了浓墨重彩的一笔。

东西两院合并

北京协和医院作为全国疑难重症诊治指导中心，改革开放以来，就医人数快速增长，狭小的空间严重制约了医院的发展。在这个时期，如何加强基本建设、扩大服务空间就成了医院亟须解决的问题。

2002—2008：合并重组，扩大空间

21世纪初，大医院通过托管、重组、联网运作等方式兼并小医院的做法蔚然成风。为了突破北京协和医院受地域环境掣肘，门诊、

2002年9月15日，北京协和医院与邮电总医院合并重组庆典大会

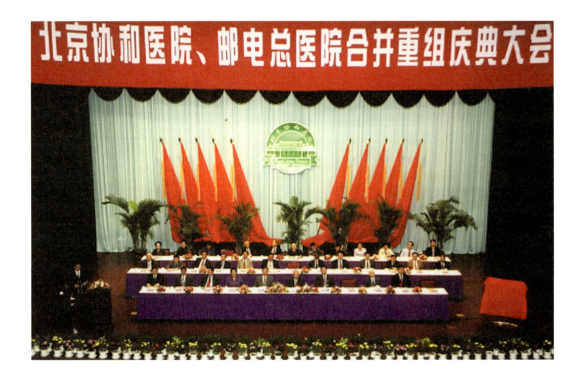

病房压力巨大的困境，2002年2月21日，经卫生部、信息产业部批准，医院与信息产业部邮电总医院合并重组，形成东西两院区格局，增加建筑面积4万多平方米、床位500余张。

两院重组后，人员、财务、资产、医疗、教学、科研和后勤完全合并。统一建制，设一套领导班子，统一领导；两院财务、资产统一核算、统一管理；两院人员执行统一政策，享受同等待遇。

通过北京协和医院与邮电总医院的合并，使当时协和最受困扰的空间问题得到初步缓解。然而，合并只是开始，合并后的管理，才是重中之重。

2008—2014：融合发展，做强西院

2008年初，刚刚上任的新一届领导班子清醒地认识到，忽视西院区现状，浪费西院区资源，是对患者、协和品牌、协和事业发展的不负责任。最可行的办法就是利用好协和医院现有的资源，做强西院，通过提高医疗水准、加强质量管理、改善服务态度来弥补西院的不足。

在北京奥运会前夕，协和医院吹响"做强西院"的号角。2008年4月28日，东西两院病房调整方案敲定，启动搬迁工作。短短两个月的时间，门诊、病房一次搬迁到位，大批东院医生西院出诊，风湿免疫科、普通内科、肿瘤内科、乳腺外科、血管外科和整形外科六大强势和特色专科整建制搬到了西院。这次大搬迁，不仅是这些科室自身抓住了一次发展提升的机遇，更重要的是为提高西院综合实力作出了重要贡献。

普通内科每周四上午都会安排一场多学科参与的专业组查房，极大地提升了西院区对疑难重症的诊治处理能力。乳腺外科精心专研手术技巧，乳腺癌改良根治术的手术时间远低于国外医院。心衰、肾衰等慢性病和疑难病病例资源正逐渐向西院区集中，"双跨科室"也按照不同侧重规划东西两院病房，互为依存，共同发展。

协和的培养模式和医院文化在西院区也得到了很好的传承。经典的"内科大查房""住院医师巡诊"在西院落地生根，"总值班下午茶"和"教学门诊"从技术到人文，呵护着青年医生的成长。

风湿免疫科连续申请了多个国家级课题，在学术研究上、发表论文的数量和质量上均有了长足进步。

在这段时期，西院区在全院各科室鼎力支持和共同努力下，人员、管理基本理顺，整体布局调整到位，各项工作平稳运行，医疗质量明显提高，员工士气足、学术氛围浓，做强目标基本实现。

融合发展十年功，医院在西院区硬件设施上的投入并不算大，但是一批又一批协和人肩负着"开拓者"的使命，将重心放在西院的软实力建设上，努力缩小西院在医疗技术、学术氛围和文化建设上与东院之间的差距。

2014年至今：创新机制，打造协和"新区"

随着2012年东院新门急诊楼和外科楼的启用，医院的诊疗空间得到很大提升，为医院进行新的战略布局、谋求新的发展提供了条件。

2014年3月，医院启动西院区新一轮功能定位及装修改造，优化重组职能处室，西院综合办更名为西院事务管理处，新增职能描述"西院实行区域管理，探索机制创新"。将建设成为集门诊、病房、国际医疗部和多个医疗中心于一体的新协和西院。

装修改造后的西单院区国际医疗部阳光厅

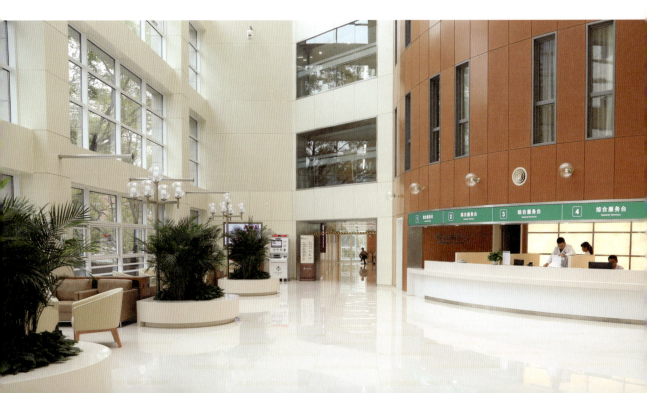

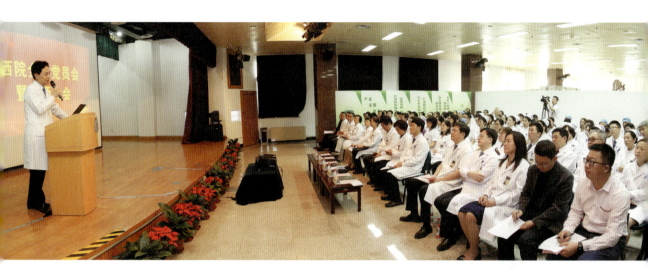

2018年5月4日,北京协和医院西院全体党员会暨誓师大会

党的十九大报告中提出"人民健康是民族昌盛和国家富强的重要标志。要完善国民健康政策,为人民群众提供全方位全周期健康服务"。国家卫生健康委支持发展多元经济,满足群众多样需求。协和站在服务国家战略角度,有责任探索尝试建立一套与国际先进理念接轨的医疗服务模式,打造中国医疗机构的国际"名片"。

赵玉沛院长在西院全体党员会暨誓师大会上说,协和必须解放思想、引进人才,不能再固守过去的思维模式。协和人要学习国际先进的医疗及企业管理理念和运行模式,创新体制机制,将西院建成协和特色医学中心。2018年底,西院区正式更名为"西单院区",整形美容中心、乳腺疾病诊疗中心、妇科内分泌与生殖医学中心、口腔中心落户西单院区。

从"做强西院"到改造院区、建设国际医院,西单院区正在被打造成协和的新"特区"。以服务国际化、管理精细化、特色学科群为定位,以连续医疗、共享医疗、高效医疗、舒适医疗、绿色医疗、人文医疗和健康生态圈为理念,西单院区正在向"协和的深圳和海南"的目标迈进。

院名的八次更迭

1921年9月16日	北京协和医院
1929年	私立北平协和医院
1951年1月20日	北京协和医院
1951年2月24日	中国协和医院
1957年11月25日	中国医学科学院北京协和医院
1966年9月29日	中国医学科学院北京反帝医院
1972年1月1日	首都医院
1978年12月27日	中国医学科学院首都医院
1985年3月18日	中国医学科学院北京协和医院

北京协和医院在近百年的历史进程中，医院名称先后变更八次，每次更名都打着很强的时代烙印，最终又回到起点。

建院伊始医院全称为"**北京协和医院**（Peking Union Medical College Hospital，PUMCH）"，取自北京协和医学院（Peking Union Medical College，PUMC）的前身"协和医学堂（Union Medical College，UMC）"。"协和"二字是"Union"雅致的译文。

1906年，英国伦敦教会在清朝慈禧太后和清政府的支持下，在北京创办了协和医学堂。辛亥革命后，协和医学堂失去政府资助，办学资金进一步短缺，特别是第一次世界大战爆发后学校发展更加举步维艰。恰在此时，美国洛克菲勒基金会派出的中国医学考察团来到北京，看到了协和医学堂具备的基础。1915年6月双方达成协议，洛克菲勒基金会以20万美元购置了协和医学堂的全部资产，并由美国中华医学基金会（CMB）正式接管。新学校本来准备冠以"洛克菲勒"的名字，但是协和董事会成员之一、具有"东方头脑"的美国驻汉口总领事顾临先生指出,这个名字对于中国人来说冗长而拗口,建议保留"协和"二字,于是定名为北京协和医学院及其附属北京协和医院。也有版本说是因为协和医学堂代表的据理力争。无论如何,从今天看,"协和(Union)",都不啻是先辈们作出的一个明智选择。

1928年国民政府所在地迁往南京,北京改称北平,一年后医院更名为**私立北平协和医院**。

新中国成立初期,医院曾三度更名、两度更改隶属关系,皆系国内外形势和新中国建设所需。抗美援朝时期,为治疗志愿军伤病员,1950年11月8日,中央军委总后勤部卫生部向北平协和医院借用250张病床,成立军委总后卫生部直属"中国医院"。1951年1月20日,中央人民政府教育部和卫生部接管私立北平协和医院,并将医院更名为**北京协和医院**。此为一度更名。同年2月24日,中国医院与北京协和医院合并,定名为**中国协和医院**,此为二度更名。这一阶段的协和划归军委建制,进入军

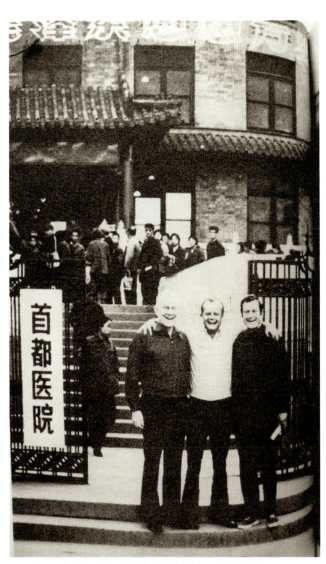

1972年,兰安生之子格兰特(右)与友人在首都医院门前合影

管时期，受军委和地方双重领导，主要担负为全军培养高级师资和提高医务干部水平的任务及部分地方医疗工作。1956年9月1日，医院结束军管时期，重归中央人民政府卫生部领导。1957年11月25日，中国协和医学院与中国医学科学院（原中央卫生研究院）合并成立中国医学科学院。协和医院更名为**中国医学科学院北京协和医院**，此为三度更名。

在"文化大革命"期间，医院于1966年9月29日更名为**中国医学科学院北京反帝医院**。

1972年，为迎接美国总统尼克松首次访华，根据周恩来总理的指示和国务院批复，卫生部军管会发（72）卫军警字第2号文"关于反帝医院更改名称的通知"。文中称，"自一九七二年一月一日起，改名为首都医院（反帝医院），括弧内不取消，一般就叫首都医院，文件上仍不取消括弧，特此通知"。医院更名为**首都医院**。

改革开放迎来医院发展的新时代，1978年12月27日，医院更名为**中国医学科学院首都医院**。1985年3月18日，医院名称再次恢复为**中国医学科学院北京协和医院**，并沿用至今。

提及"协和"，从物理空间上，人们马上会联想到位于王府井繁华闹市的那一片碧瓦飞檐的古建筑群，如协和院歌《雨燕》中形容那般，"琉璃顶，展飞檐，檐下飞雨燕；青色砖墙白玉栏，校园是摇篮"。在学术层面，"协和"是医学圣殿的代名词，是中国最好医院、最佳医疗质量的代名词，"全国人民奔协和"。在精神层面，协和则被赋予更多的内涵，承载了百姓对医学事业的一切美好期望。可以告慰当年创办协和先驱们的是，几代协和人栉风沐雨，励精图治，在百年协和的各个时间节点上始终流光溢彩，担纲着引领中国医学事业的重任，没有辜负"协和"这两个字。

时代召唤下党建引领协和事业发展

1921年7月，中国共产党在上海召开第一次全国代表大会，宣告了中国共产党的正式成立。同年9月，北京协和医院举行盛大开幕典礼，一所与当时欧美顶尖医院相媲美的高水平现代医院在北京诞生。协和学术会堂二层院史陈列馆前厅的《协和赋》以"与党同龄，与国共运，与民长在，与时俱进"16个字，反映了协和与党的领导、国家的发展、社会的需要和人民的期盼紧密相连的成长历程。

中国共产党的百年历程可划分为四个历史时期：新民主主义革命时期（1921年7月至1949年10月）、社会主义革命和建设时期（1949年10月至1978年12月）、改革开放和社会主义现代化建设新时期（1978年12月至2012年11月）、中国特色社会主义新时代（2012年11月至今）。百年的风和雨，激荡的大时代，宏阔的大舞台，正是在中国共产党的坚强领导下，协和人以初心砥柱，以使命为帆，为中国医疗卫生事业百年发展和护佑人民健康书写了浓墨重彩的一笔，如今正以昂扬奋斗的姿态踏上新百年新征程。本文努力以四个历史时期为纬，以一脉相承的协和精神与为民情怀为经，梳理协和医院党的事业发展脉络，再现岁月峥嵘与华彩乐章。

1948年，经过两年的紧张筹备，北京协和医院正式复院。为和平解放北平，多名中共地下党员通过各种渠道秘密进入协和医院，先后成立"协新社"和"唯物社"等党的外围组织，积极宣传党的政策，为保全医院师资、财产和设备作出了贡献。

1949年2月，按照上级党组织指示成立协和党支部，吴绥先任支部书记。同年8月，协和地下党组织向群众公开，先期成立了职工支部、学生支部两个党支部，共计26名党员。同年10月，协和团支部成立。

1951年1月20日，中央人民政府教育部和卫生部接管私立北平协和医学院和北平协和医院，由此开启了在党的领导下中国人自行管理和建设协和的70年历程。协和人以极大的爱国热情投身社会主义建设，为新中国的医学研究、疾病防治、学科筹建、人才培养及相关医疗机构的建立作出了不可磨灭的历史性贡献。

自1952年1月1日起，协和划归军委建制，受军委和地方双重领导，史称"军管时期"。1953年，中国人民解放军总后勤部卫生部直属中国共产党委员会批准中共北京协和医院委员会成立，并任命政治委员罗诚为首任党委书记。

在党委的领导下，医院党的建设工作得到进一步加强。1955年前后，十几名高级知识分子先后加入中国共产党，其中包括张锡钧、许英魁、邓家栋、胡懋华、冯传宜、张茝芬等一大批名医大家。

中华人民共和国成立初期，由于抗美援朝战争和全国卫生体系建设的需要，协和培养和积蓄的大批医学领军人才被输送到全国军队和地方各主要医学院校、科研机构和医院。他们担负起创办医院或创建学科的重任，把协和的传统、作风、教育与科学理念、组织体制和管理经验带到了全国，在新中国医疗卫生事业发展和医疗卫生服务体系建设中起到了不可替代的重要作用。

在协和院史馆的展墙上，一张题为"中国医疗卫生事业的脊梁"的人才地图记载了协

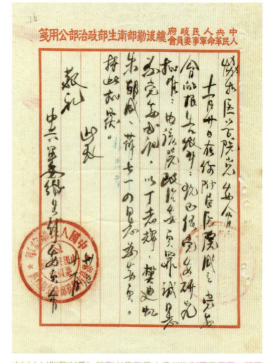

中国人民解放军总后勤部卫生部关于协和医院党委成立、党委书记及党委委员任命的批复

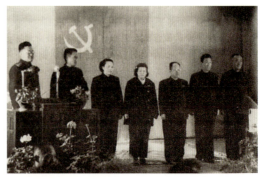

1955年前后，十几名高级知识分子先后加入中国共产党，图为入党宣誓仪式，张之强（左一）主持，左二起为冯传宜、胡懋华、张茝芬、张锡钧、邓家栋、许英魁

和这一阶段向全国输送人才的情况。举例来说，军队系统的中国人民解放军总医院、中国人民解放军军事医学科学院；中国医学科学院系统的阜外医院、整形外科医院、肿瘤医院、血液病医院、皮肤病医院；北京市属的首都医科大学附属北京妇产医院、北京儿童医院、北京佑安医院，首都儿科研究所，北京积水潭医院等，都是由协和人创办的。此外，许多协和名家分赴上海、广东、浙江、山东、天津、江苏、四川、贵州、福建、云南等地，担任数十家著名医院的院长及学科创始人。

建院伊始的协和以学科齐全、大师云集、多学科综合优势享誉海内外，这一时期大量的人才输出也使协和自身出现学科不全、人才断档。再加上协和医学院的办学一度中断，协和医师队伍培养青黄不接。1957年，张孝骞本着对中国医学教育的历史责任感，抱着巨大的政治勇气，上书中央建议恢复北京协和医学院，同年被国务院批准。1959年，周恩来总理亲自为学校定名为"中国医科大学"。中央指示"只要有党的领导，可按照老协和医学院的办法办"，该方针后来被简化为"党的领导加旧协和"。

20世纪60年代，在中央"调整、巩固、充实、提高"八字方针的指引下，协和迎来了风雨岁月中一段难得的"黄金发展阶段"。林钧才、董炳琨两位医院管理专家受党中央委派来协和工作。医院党委经过一年半的深入调查研究，遍访张孝骞、林巧稚等多位老专家及各方面代表，首先恢复了老协和的教育体制和传统，并完善科室设置，健全指挥系统，恢复各项制度。通过全面治理整顿，老协和优良传统得以逐步恢复，医疗质量显著提高，总结提炼出协和育人的"三基三严"理念。协和老前辈回忆，这句话从20世纪60年代起被印在医学教材的扉页上，向全国推广。

1973年2月，医院召开第四届党员大会，这一期间全院党员人数达268人。在党委领导下，医院恢复了学术委员会，恢复了住院病历书写、查房、会诊、交接班等制度，建立了慢性气管炎防治组、抗癌组、计划生育组、针刺麻醉组和地段保健组等学组，将协和毕业的各届学生约180名招回医院进修，这些举措为改革开放后恢复研究生招生工作、缓解人才断档打下扎实的基础。

党的十一届三中全会之后，中央确立了"尊重知识、尊重人才"的国策，全党将工作重点转移到社会主义现代化建设上，改革开放成为时代的主旋律。协和人受到巨大鼓舞，医院焕发出盎然生机。

医院党委在拨乱反正、恢复调整的基础上，全面落实党的知识分子政策，医务人员甩掉了历史政治包袱，精神大振，干劲激增。1980年至1989年间，张孝骞、冯应琨、池芝盛、罗慰慈等40余名高级知识分子光荣加入中国共产党。

1985年，党委书记王荣金向卫生部部长陈敏章汇报了介绍张孝骞教授入党的想法。陈敏章十分赞成，并商定由他和王荣金两人作为张孝骞的入党介绍人。当王荣金向张孝骞提出介绍他加入中国共产党时，张孝骞激动落泪，当场表示"非常高兴，十分愿意"。1985年11月26日，刚做完肺部手术出院不久的张孝骞来到医院，将"入党申请书"亲手交给了王荣金。12月18日，内科党总支胃肠血液组党支部召开党员大会，讨论张孝骞入党问题，与会党员一致通过。12月28日，88岁高龄的张孝骞在党旗下庄严宣誓，终于实现了从一个热血青年到爱国主义者再到中国共产党党员的飞跃。张老的经

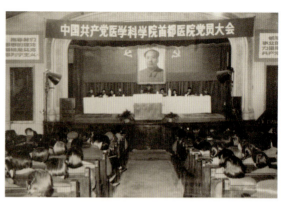
1973年，中国共产党医学科学院首都医院党委会恢复后召开第一次党员大会

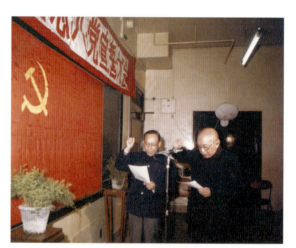
1985年，张孝骞在88岁高龄时加入中国共产党

历正是中国一代高级知识分子信念坚定、追求真理、科学报国的共同命运的写照。

1983年，卫生部选择协和医院作为卫生工作改革的第一块试验田，借此推动整个卫生系统的改革。医院党委在实践中总结出六方面的成效和经验，包括院长负责制；强调责权利相统一、三结合的目标管理责任制；打破"大锅饭"，向第一线倾斜的按劳分配制；开展专家门诊；试行新技术设备按成本收费；发展横向联合，扩大服务功能。协和的实践为指导全国卫生系统改革的方向和思路提供了新的依据。1984年4月，医院被列入国家工资改革试点单位。

与此同时，协和凭借良好的国际声誉和医生过硬的业务及外语能力，千方百计开拓各

种渠道，利用各种资助，选派大批业务骨干到国外一流院校和科研机构进行中长期进修交流学习。他们学成归国时将大量国外领先技术、设备引进中国，并通过举办各类学习班向全国推广使用。这些举措为协和改革开放后的学术发展抢占了先机，为其持续引领奠定了坚实基础。

20世纪80年代，协和在全国医院中率先设立党总支，为内科、外科、妇儿、五官、医技等大科（专科从大科独立出去始于20世纪90年代）选派专职党总支书记，党的基层组织建设得到了大大加强，党建业务融合得到了机制保障。医院基层党建迈进新阶段，为各项事业蓬勃发展提供了强有力的组织保障。

20世纪90年代初，以医院文化建设推动改革发展、调动各方面积极性成为党委工作的重要抓手和时代特征。1991年，协和建院70周年之际，医院党委带领全院上下广泛讨论，凝练出"严谨、求精、勤奋、奉献"的协和精神。业内专家高度评价说，"协和精神的提炼和形成，不仅对这所医院的发展，而且对全国卫生行业的文化建设产生了重大影响，成为我国医院文化建设的一座里程碑。"医务人员以极大的热情投入到文化创作中，《医护情》等一批弘扬主旋律的文艺作品相继诞生。1986年医院举办了首届病案展，1991年举办了院史展，丰富多彩的文化活动旨在让协和优良传统"三基永续、三严不辍、三宝长存"。

进入新世纪后，正当全院职工团结拼搏推动医院各项事业稳步发展时，一场"非典"（SARS）疫情突然袭来，"非典"阻击战于2003年春夏在北京打响。协和3 350名职工中有2 306人先后奔赴抗疫第一线，东单院区急诊改建、增设发热门诊，西单院区北楼一整层紧急改建成外宾SARS病房，整建制接管整形外科医院普通SARS病房、中日友好医院重症SARS病房，协和先后收治SARS患者308例，完成救治任务的同时，实现了医护人员零感染的目标。在这场特殊战"疫"中，医院党委充分发挥思想动员、组织保障优势，带领广大党员干部迎难而上，科学救治成效显著，党的引领作用再次凸显。

2009年以来，协和作为公立医院的"排头兵"，以赵玉沛同志为代表的医院领导班子团结带领全院党员干部职工，深入推进中国医药卫生体制改革，认真履职尽责、锐意改革创新、深化内涵发展、服务人民健康，奋力建设六大体系，以实际行动践行了协和人对党的忠诚和对人民的赤诚，党的建设和事业发展跃升新台阶。医院坚持"以人民为中心，一切为了患者"的办院方向，认真落实"病人满意、员工幸福"的办院理念，全国率先制定医院章程，完善"病人需要什么，绩效就考核什么"的考评制度。截至目前，连续十一年蝉联中国医院排行榜榜首,连续两年在全国三级公立医院绩效考核中排名第一。协和经验作为国务院建立现代医院管理制度、国家卫生健康委公立医院党建的先进典型向全国推广。

党的十八大以来,医院坚持政治统领、文化建院,党政合力共挑一副重担,坚持公益性,调动积极性,尊重科学性,厚植人文性,倾心打造"学术协和""品质协和""人文协和",推动思想政治工作与制度机制设计互相促进,实现党的建设与医院中心工作深度融合,谱写了医院党建工作的崭新篇章。

2016年12月,国家卫生计生委调研组一行来协和专题调研党建工作,院长赵玉沛、党委书记姜玉新和全体院领导陪同调研。调研组指出,协和党建工作的经验做法在全系统树立了可供学习的榜样,应充分发挥先进典型的示范引领作用,推动加强公立医院党的领导和党的建设。

党的十九大以来,医院党委深入学习贯彻习近平新时代中国特色社会主义思想,教育引导全院党员干部树牢"四个意识",坚定"四个自信",做到"两个维护",把以人民健康为中心的理念融入为患者服务的实际工作中。

2018年,中共中央办公厅印发《关于加强公立医院党的建设工作的意见》。这是党的十九大后坚持全面从严治党在卫生健康领域的贯彻落实,也是第一次就公立医院加强党建作出的最为系统全面的要求。协和医院坚决贯彻落实中央部署,充分发挥党委把方向、管大局、作决策、促改革、保落实的"总开关"作用,全面推进党的政治建设、思想建设、组织建设、作风建设、纪律建设,把制度建设贯穿其中,深入推进党风廉政建设和反腐败斗争,党的全面领导更加坚强有力。

医院贯彻落实新时代党的组织路线,全面推进党支部标准化规范化建设,制定考核细则,建立党委常委基层党支部联系点制度,召开统战座谈会,大力发展高知群体党员,凝聚发展合力。2020年发展党员71名,常规党员发展中高知群体比例达50%,培训发展对象89人,均为历史之最。坚持党管人才,突出以德为先、事业为上,激励保护干部敢担当、善作为。20余名青年管理骨干脱颖而出,走上中层管理岗位。全院总支支部完成换届,一批临床骨干和管理骨干担任专兼职总支书记、支部书记,为基层党组织注入新鲜血液。协和的相关工作经验入选中央和国家机关党建创新案例。护理党支部被国家卫生健康委直属机关党委确定为党支部标准化规范化建设试点支部。

医院党委通过组织"做合格协和人""迈向协和新百年"主题大讨论,凝聚起危机共识、改革共识、创新共识;通过举办"协和春晚""协和奥运""协和生日"系列品牌活动,凝心聚力、激励奋进。患者满意度不断提高,职工幸福感持续提升,协和向着"为病人提供更有质量、更有温度的服务"大步迈进。

在2020年气壮山河的抗疫史诗中,协和坚持人民至上、生命至上,生动践行了伟大抗疫精神。新冠肺炎疫情暴发,医院党委发出致全体党员的公开信,短短18个小时内,3 306名同志报名请战。党委书记张抒扬、副院长韩丁带领186名协和国家援鄂抗疫医疗队员在疫情最吃劲时刻白衣为甲、逆行出征。医疗队将协和优良传统和经验做法移植到武汉前线,召开医疗核心组例会,坚持"能用的办法都用上"的床旁精准综合施治,协和是为武汉危重患者最早成功脱机拔管,开展有创机械通气、俯卧位通气和ECMO治疗最多的国家医疗队。

"让党旗在防控疫情斗争第一线高高飘扬。"习近平总书记的号令就是协和人的行动。党委书记张抒扬带头在前线讲党课,带领6个临时党支部充分发挥基层党组织的战斗堡垒作用,引领共产党员不畏艰险,冲锋在前,把忠诚与誓言写在抗疫战场上。他们以无私忘

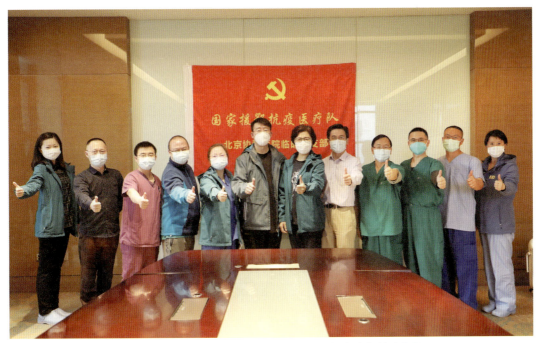

协和医疗队在抗击新冠肺炎疫情最前线成立了6个临时党支部,充分发挥了基层党组织的战斗堡垒作用

我的精神、舍我其谁的气概，凝聚起前线强大的战斗力，感染了身边的每位队员。52名队员递交入党申请书，41名队员火线入党，协和医疗队中党员比例达到74%。在这支队伍里，"80后"占到52%，"90后"占到30%。青年医护成为抗击疫情的主力军，他们让青春绚丽之花在党和人民最需要的地方绽放。

北京疫情防控中，协和人同样绽放精彩。70小时建成核酸采样方舱，58小时建成核酸检测实验室，急诊综合治理，门诊精准防控，构筑安全防线。协和人全体总动员，全院一盘棋，为坚决打赢疫情防控阻击战，健全大型综合医院突发重大传染病疫情防控的应急应对体系，提供了"协和方案"，付诸了"协和行动"。

在党和人民最需要的重大时刻，协和人总能挺身而出，勇担使命，党和国家、各级领导以及社会各界予以高度赞赏。医院先后荣获全国文明单位、全国民族团结进步模范集体、全国创先争优先进基层党组织、全国先进基层党组织、全国抗击新冠肺炎疫情先进集体、"时代楷模"—国家援鄂医疗队集体、全国三八红旗集体、全国五一劳动奖状等荣誉称号。涌现出大批先进典型，张抒扬院长荣获全国三八红旗手标兵、全国抗击新冠肺炎疫情先进个人荣誉称号，多名同志荣获全国优秀共产党员、全国先进工作者、全国三八红旗手等荣誉称号。党建带团建，青年勇当先，医院共青团组织和团员青年荣获全国五四红旗团委、全国青年文明号、全国青年志愿服务项目大赛金奖、全国青年岗位能手标兵、全国优秀共青团员、全国向上向善好青年等多项荣誉称号。

党的十九届五中全会召开，确立了"把握新发展阶段、贯彻新发展理念、构建新发展格局，推动高质量发展"的总体指导思想和发展要求。习近平总书记在2021年"两会"政协医药卫生界、教育界委员联组会上的讲话中强调指出，要把保障人民健康放在优先发展的战略位置。《中华人民共和国国民经济和社会发展第十四个五年规划和2035年远景目标纲要》发布，将在新发展阶段全面推进健康中国建设。新时代赋予了协和重要的战略机遇。

2020年12月16日，医院召开的第九次党代会选举产生了以吴沛新同志为党委书记的新一届党委。大会以习近平新时代中国特色社会主义思想为指导，全面贯彻新时代党的建设总要求，明确了新时代奋斗目标，力争到"十四五"末初步建成"中国特色、世界一流医院"，到2035年建成国际先进诊疗中心、医学技术创新中心、医学科学研究中心、医学人才培养中心，成为生命健康领域新理念、新模式、新策略的发源地。

2021年是中国共产党成立100周年，也是北京协和医院建院100周年，医院党委把党

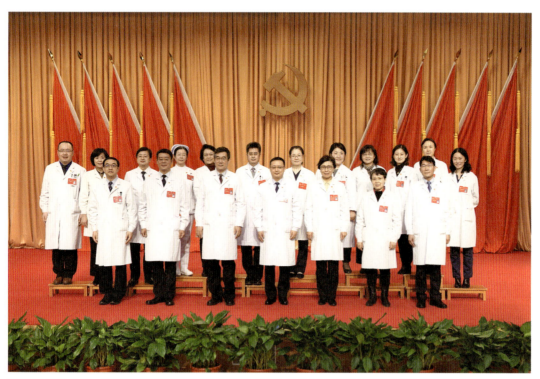

2020年12月16日，中国共产党北京协和医院第九次代表大会召开，选举产生了以吴沛新同志为党委书记的新一届党委

史学习教育与梳理学习院史结合起来，与为群众办实事结合起来，与"十四五"开新局结合起来，将协和发展融入党领导卫生健康事业改革发展的百年征程中，引导广大党员"知所从来，方明所去"，以史鉴今，知史兴院，凝聚起"争当表率、争做示范、走在前列"的强大动力，确保"十四五"开好局、起好步。

回首100年，中国从积贫积弱到民主富强，走出了一条世界瞩目的中国道路。展望未来，在中国共产党的坚强领导下，医院党委团结带领全体协和人正以前所未有的凝聚力、中流击楫的坚定决心，誓言扩大协和在百年新征程的持续领跑优势，以高质量党建构建协和新百年高质量发展新格局，为推进健康中国建设、护佑人民健康再立新功，以优异成绩向中国共产党建党100周年献礼。

十二次蝉联中国医院排行榜榜首

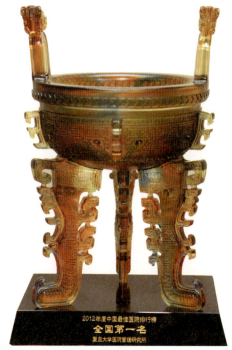

2012年度中国最佳医院排行榜奖杯

2021年11月20日，复旦大学医院管理研究所发布了《2020年度中国医院排行榜》，北京协和医院连续十二年蝉联中国医院排行榜榜首，再次确立了协和作为中国最好医院的领先地位。

排行榜名目众多，为什么复旦版"中国医院排行榜"最受医疗界的认可与重视？这就要从它与美国版"最佳医院排行榜"的渊源说起。

美国版"最佳医院和最佳专科排行榜"

美国最佳医院和最佳专科的评选始于1991年，由《美国新闻与世界报道》杂志主办并刊登结果，每年更新1次。约翰·霍普金斯医院、梅奥诊所等美国名院均榜上有名。1998年，复旦大学医院管理研究所所长高解春在美国费城儿童医院做访问学者，"那一年，费城儿童医院的儿科力压波士顿儿童医院，荣登儿科榜首。大家见面第一句话就是'今年我们第一'，非常自豪。我还问了些美国老百姓，发现他们特别看重医院排行榜。"

《美国新闻与世界报道》在初次公布榜单时就指出，医院排行榜是一面窗口，帮助医生了解代表本专业高水准的医院，患者也可借此择院而医，不被广告或口口相传误导。

由此经过多年酝酿，复旦大学医院管理研究所于 2011 年 1 月推出了《2009 年度中国最佳医院排行榜》。研究所参照美国的方法，建立了一套中国专家数据库，以同行评议的方式进行。专家都是各专科委员会的全国委员和省市的主任委员、副主任委员，综合考虑学科建设、临床技术、医疗质量和科研水平等，投票选出最佳专科声誉排行榜。在此基础上加上科研得分，选出最佳医院。在首次发布的排行榜中，北京协和医院就以总分 84.73 分、领先第二名 13.28 分的较大优势位居榜首，并连续十二年蝉联榜首。

开展学科评估，奠定领跑基础

其实早在 2004 年，北京协和医院就自主建立了学科评估体系，这意味着在复旦排行榜诞生前，协和已经开始评估各专科在全国该领域的位置，其很多评选标准与复旦排行榜不谋而合，这也为协和领跑榜单奠定了基础。

北京协和医院于 2004 年和 2008 年分别进行过两次全国范围学科评估，客观评估各科在国内乃至世界的排名。学科评估分为两个阶段，第一阶段为科内自评，各科室主任精心组织科内同仁对科内医、教、研、管工作进行全面总结，填写评估材料。第二阶段为院外评估，由医院聘请大批在专业领域有突出业绩、在中华医学会各专科分会任常委以上职务的权威人士担任评估专家，为协和的学科建设出谋划策。2008 年，评估意见表共发出 921 份，回收 822 份，回收率达 89.25%，撰写的专家评估意见经汇总统计后达 6 万多字。

评估结果在全院各科室引起了强烈反响，各科室都针对学科评估结果和专家评估意见，组织全科同志认真分析、深入思考，并提出有效的解决办法。

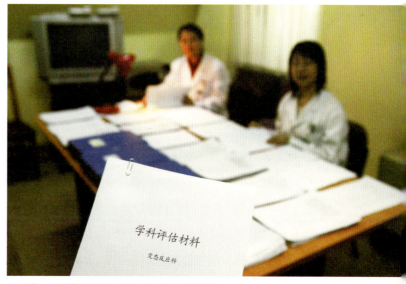

2008 年，医院第二次在全国范围内开展协和学科评估

学科评估使各科室对自身现状有了清楚的认识，了解了学科的整体实力，明确了学科发展存在的问题，在知己知彼的情况下，制订出切实可行的学科建设及人才培养发展规划。

虽然连续十二年领跑排行榜，但医院领导依然对协和学科建设有着敏锐的洞察力，提出更高的目标和要求。在2013年与2018年，医院又分别开展了两次学科调研及专项督导。以2018年为例，医院领导在院周会上发起开展新一轮学科建设专项督导工作的号召，指出"要以排行榜发布为契机，以第三方数据为标尺，切实加强学科建设"。自2018年12月起，医院成立了7个学科建设专项督导组，分期、分批深入科室开展学科督导调研，科室根据督导意见提交整改方案后，督导组评价整改落实情况。督导组与科室携手，共同寻找制约学科发展的关键问题，提出院科两级解决方案，督促科室进行整改落实，从而建立起学科建设的长效机制。

顶尖学科是怎样炼成的

在复旦版中国医院专科排行榜中，协和的风湿病、普通外科、妇产科3个专科连续十二年蝉联榜首，核医学、急诊医学、变态反应3个专科自学科纳入排行榜以来一直名列榜首。专科排行榜多年排名第一的背后，是协和自始至终对学科建设的重视。

协和风湿免疫科连续十二年蝉联榜首，得益于科室对科研的重视。早年，首任科主任张乃峥就清醒地认识到，风湿免疫科想要大发展，必须走"临床基础科研并举"的发展观念。在科室建立初期，他就利用研究生培养十分有限的资金进行了大量的科研工作。董怡教授接任科主任后，一手抓学科队伍建设，一手抓全国继续教育，学科得到了长足发展。指挥棒传到唐福林教授那里，他提出了"科研为龙头，教学为基础，临床为根本"的办科理念，又在张奉春教授手中继续发扬光大。现任科主任曾小峰教授在此基础上补充了"平台是基石，资源是未来"的发展观念，使风湿免疫科获得了可持续发展的动力。30余年来，协和风湿免疫科首先建立了与国际接轨的国内自身抗体检测方法和标准，同时开展了多种风湿免疫疾病发病机制和临床诊治的研究工作，其中原发性干燥综合征和类风湿关节炎的基础和临床科研工作均获得国家科学技术进步奖。

核医学科建立了一套有章可循的学科建设方法。科室将ISO9000管理精髓贯穿于科室质量管理的始终，通过管理的标准化助推各项工作提高；充分发挥高端人才的科研带头作用，激发年轻人的科研热情，围绕临床问题共同开展国际领先水平的科研项目；建立起涵盖临床和科研关键环节的质量控制体系，以"患者是否获益、临床需求是否满足"为体系考核的最终指标；开展多项疑难疾病诊疗的创新实践工作，以新型检测技术揭开疑难病"面纱"。

急诊科注重加强学科内涵建设，从医疗、教学、科研、管理和文化五个方面着手，明确每个方面的长板、短板，找准位置，对症下药，"把优势做强，把弱势做优"。医疗发挥特有优势，明确学科发展方向；教学完善培训体系，明确教学特色；科研以临床需求为导向，贯彻转化医学理念；管理变粗放为精细，向管理要效率；文化对内凝聚人心，对外塑造形象。在提高上述综合实力的基础上做好宣传，扩大学科影响力。

变态反应科自建立之初就致力于寻找中国特色过敏原，为中国过敏性疾病特异性诊疗体系的建立打下了坚实的基础。为精确诊断和治疗过敏性疾病，几代协和人立足本土，研发、改进过敏原制剂，开展对中国患者有益的临床研究，重视应用研究和转化医学研究；依据本国数据，制定符合中国国情的疾病诊疗指南；牵头创立"中国过敏防治周"，坚持不懈地推动过敏性疾病知识的普及，促进全国变态反应学科建设，为提高过敏性疾病的整体防治水平而努力。

科技创新是发展的第一动力，学科建设是提升医疗服务能力的根本保障，是基础更是未来。协和要打造更多的顶尖学科，优秀的学科带头人、合理的人才梯队和高瞻远瞩的学科方向是必要条件。学科建设需要系统谋划、综合施策和久久为功。只有秉承"以人民为中心，一切为了患者"的办院方向，遵循学科建设发展之道和人才培养之道，才能真正实现百年协和基业长青。

第 2 章 使命担当

中国现代医院史话

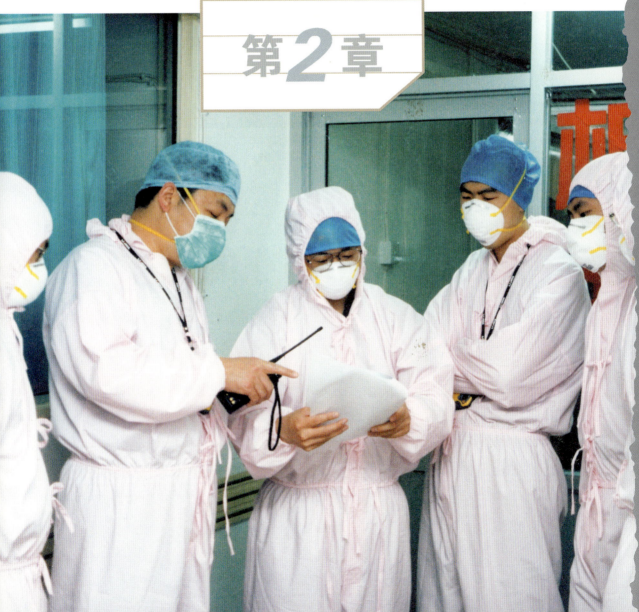

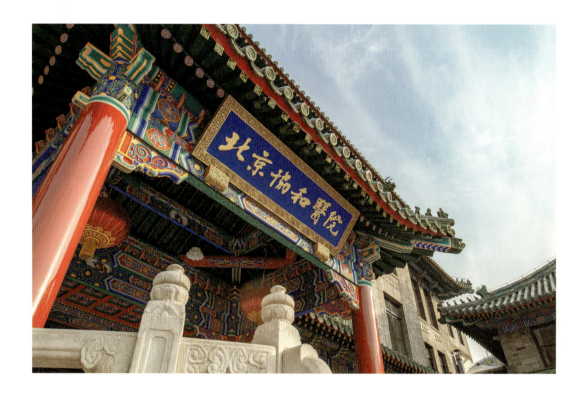

中国医疗卫生事业的脊梁

协和自成立以来,培养了大批医学人才。无论是在战火纷飞的年代,还是在新中国成立之初,都有大批协和人怀揣着赤子之心,秉持着家国情怀,前往全国医学院校、科研机构和医院。他们多数担负创办医院或创建学科的重任,不畏困难,艰苦奋斗,把协和的传统、作风、教育与科学理念、组织体制和管理经验带到全国,在我国医疗卫生事业发展和医疗卫生服务体系建设中发挥了不可替代的重要作用,推动了医学发展和技术进步,成为了支撑起中国卫生事业的坚强脊梁。

下表为协和向全国输送的部分人才名单。

协和向全国输送的部分人才名单

北京市	中国人民解放军总医院	黄 宛 聂毓禅 丁自超	黄大显 李功宋 高育璈	陆惟善 康礼源 曹丹庆	叶惠方 匡培根 徐海超	李耕田 曹起龙 曾逖闻	吴之康 卢世璧	马承宣 汪月增	
	中国人民解放军军事医学科学院	谢少文 顾景范	张学德 马贤凯	徐海超 张卿西	刘 永 唐佩弦	周金黄 吴德昌	俞焕文	蒋豫图	
	中国人民解放军胸科医院[①]	吴英恺 郭加强	朱贵卿	侯幼临	方 圻	罗慰慈	黄国俊	邵令方	
	北京大学医学部及其附属医院（原北京医学院及附属医院、中和医院等）	谢元甫 胡传揆 汪绍训 林必锦 冯传汉	关颂韬 王光超 毕华德 卢观全 吴阶平	刘思职 严仁英 许英魁 司徒展 黄萃庭	马文昭 刘家琦 王大同 林巧稚 谷钰之	吴朝仁 陈景云 钟惠澜 罗宗贤	王叔咸 康映蕖 孟继懋 谢志光	马万森 王耀云 刘瑞华 胡正详	
	中国医学科学院直属医院及研究所	阜外医院（原中国人民解放军胸科医院）	吴英恺 刘玉清 张 琪 陈在嘉	黄 宛 侯幼临 蔡如升 刘力生	朱贵卿 郭加强 罗慰慈 徐守春	方 圻 林训生 孙瑞龙	王诗恒 张英珊 陈 星		
		整形外科医院	宋儒耀	桂世礽	赵恩生	凌贻淳	郭光昭		
		肿瘤医院（原日坛医院）	谷铣之 杨大望 殷蔚伯	王正颜 于同瑞 张惠兰	苏学曾 屠规益	曾绵才 黄国俊	刘炽明 孙 燕		
		血液病医院（原输血及血液学研究所）	邓家栋	杨崇礼	杨学庸				
		皮肤病医院（原中央皮肤性病研究所）	李洪迵	曹松年	徐文严				
	中国疾病预防控制中心病毒病预防控制所（原中国医学科学院病毒学研究所）	黄祯祥	丘福禧						
	北京医院	邓家栋	吴蔚然	潘其英	王福全	林钧才	李果珍		
	中日友好医院	陈锡唐 张雪哲 邢淑敏 董恩钰 吴永佩	王玉山 卢 延 李恩生 杨秉贤	潘瑞芹 郦筱能 姜 梅 王国相	林友华 蒋玉玲 刘干中 张光铂	戴希真 孙心铨 石健民 孔庆玫	潘孝仁 王忠植 贾乃光 陈桂兹	陶学濂 赵天德 吴铁镛 王燕琪	

注：① 1956年成立，1958年由部队系统转出，归属中国医学科学院。

续表

北京市	北京积水潭医院	孟继懋	宋献文	陈嘉尔	赵溥泉		
	首都儿科研究所（原中国医学科学院儿科研究所）	周华康 顾孝文	潘俨若 陈国凤	张梓荆 王慧瑛	薛沁冰	籍孝诚	赵时敏 施惠平
	首都医科大学（原北京第二医学院）及其附属医院	吴阶平	王琇瑛				
		北京友谊医院（原中苏友谊医院）	钟惠澜				
		北京同仁医院	刘士豪	张晓楼	徐萌祥		
		北京佑安医院（原北京第二传染病医院）	李邦琦	刘玑昌			
		北京儿童医院	诸福棠	吴瑞萍	邓金鍌	刘静和	龙承云
		北京妇产医院	林巧稚				
		北京胸科医院	裘祖源	阚冠卿			
广东省	中山大学中山医学院（原广州岭南大学医学院等）	陈国桢 汤泽光	李腾彪 谢志光	李廷安 钟世藩	林剑鹏 周寿恺	林树模	秦光煜	司徒展
上海市	复旦大学上海医学院（原上海医学院）及其附属医院	颜福庆 陈翠贞 田雪萍	沈克非 胡懋廉 李鸿儒	荣独山 林兆耆 张去病	林飞卿 戴自英 乐文照	黄家驷 崔之义	徐苏恩 林元英	范日新 郭泉清
	上海市儿童医院（原上海儿童医院）	祝慎之	苏祖斐				
	上海市皮肤病医院（原上海市麻风医院）	李家耿					
	上海交通大学医学院附属第六人民医院	宋杰					
天津市	天津医科大学（原天津医学院）	施锡恩	朱宪彝	方先之	柯应夔	虞颂庭	俞霭峰	赵以成
	天津市第一中心医院（原天和医院、恩光医院、华北纺织局第一医院等合并）	张纪正 林景奎	方先之 卞学鉴	柯应夔 林必锦	邓家栋 关颂凯	金显宅 王志宜	卞万年 施锡恩	林崧 万福恩
	天津市立总医院	万福恩					
	天津市儿童医院	范权					
	天津市胸科医院（原天津市第一结核病防治院）	张纪正					
	天津市中心妇产科医院	柯应夔	林崧				
河北省	河北大学附属医院（原河北省立医院）	贾魁					

续表

省份	单位	人员					
山东省	青岛大学青岛医学院（原山东大学医学院）	潘作新	穆瑞五				
山西省	太原铁路中心医院	须毓筹					
浙江省	浙江大学医学院（原浙江医学院）	王季午	郁知非				
江苏省	南京脑科医院（原南京神经精神病院）	程玉麐					
江苏省	苏州大学附属儿童医院（苏州医学院附属儿童医院）	陈务民					
江苏省	东南大学医学院（原国立中央大学医学院）	戚寿南					
安徽省	皖南医学院第一附属医院｜弋矶山医院	沈克非	陈翠贞				
湖北省	武汉大学医学院	周金黄					
湖北省	华中科技大学同济医学院附属协和医院	管汉屏					
陕西省	西安交通大学医学部（原国立西北医学院）	万福恩					
四川省	四川大学华西医学中心（原华西协合大学医学院）	陈志潜					
重庆市	重庆大学医学院	陈志潜					
重庆市	重庆医科大学附属儿童医院（原重庆医学院儿科医院）	陈翠贞					
广西壮族自治区	广西壮族自治区南溪山医院（原中国桂林南溪山医院）	林钧才 陈寿坡	王福权 蒋 明	潘瑞芹 解毓章	席素珍 刘焕民	范雨田 董英琦	刘慧春	张乃峥
贵州省	贵州医科大学（原国立贵阳医学院）	李宗恩	朱章赓	杨崇瑞	朱懋根		
福建省	福建医科大学附属协和医院（原福州协和医院）	李温仁					
青海省	青海大学附属医院（原青海医学院附属医院）	王 台					
云南省	昆明医科大学第一附属医院（原昆明医学院附属医院）	秦作梁					

注：从协和前往全国各地（包括香港和台湾地区）的医学人才为数众多，难以考证完全，恐有所疏漏，我们对这些为中国卫生事业作出贡献的前辈们一并致以崇高的敬意。

传染病与突发公共卫生事件中的协和身影

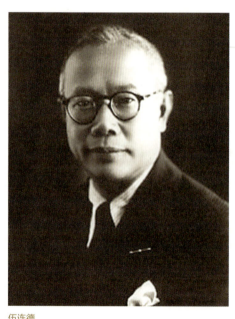

伍连德

"国士无双"伍连德

中国自古以来饱受瘟疫之苦。据相关学者统计,自战国末期至辛亥革命的两千余年,有史料记载的瘟疫即达350次以上,相当于每6~7年就会发生1次。

明朝末年。自崇祯十五年(1642年)起,全国瘟疫大暴发。据《吴江县志》记载:"一巷百余家,无一家仅免,一门数十口,无一仅存者。"这最后一根稻草压垮了大明王朝的脊梁。

清朝末年。宣统二年(1910年),一场新的瘟疫——肺鼠疫,暴发于大清王朝的龙兴之地东北。这一次,由一位生于槟榔屿、学习新医于英伦、就职于天津陆军军医学堂的伍连德博士,彻底改变了瘟疫在华夏大地肆虐的局面,从此被载入世界医学史册。这是受到新医训练的现代医务人员在烈性瘟疫来袭时交出的一份满意答卷,也是现代科学医学在中国得以推广实践的一剂强有力的催化剂。梁启超于1925年

伍连德关于肺鼠疫的演讲发表于 1921 年《中华医学杂志（英文版）》

回顾科学史时曾感慨："科学输入垂五十年，国中能以学者资格与世界相见者，伍星联（即伍连德）博士一人而已！"

  1921 年 9 月 16 日，由洛克菲勒基金会鼎力打造的协和开幕典礼隆重举行。参加典礼的不仅有各国政要，更有世界一流的医学巨擘，在其后的一周内开设了国际顶级的学术讲座。而在这重量级的学术盛宴上，唯一受邀发表演讲的华人正是抗击东北鼠疫的核心人物——伍连德博士。这一方面说明伍连德博士在西方医学界的被认可程度，另一方面也说明了传染病在那一时代所受到的高度重视。此后，伍连德博士在洛克菲勒基金会资助下，于 1924 年赴美国约翰·霍普金斯大学卫生学与公共卫生学院进修，获得公共卫生学资格证书，后改为公共卫生硕士学位。

协和人与早期传染病研究

  协和创立之初，就把宗旨定为"赋予中国最好的现代医学，中国可以从医学的最新进展中获益"。而传染病则是当时在中国影响最大、对广大老百姓影响最严重的一类疾病。因此，协和的科研，无论是基础医学、临床医学还是公共卫生，对传染性疾病的重视都是无以复加的，造就了诸多顶级传染病学家和一批重大成就。

  1921 年，毕宝德（Francis Weld Peabody）来到协和参加开幕典礼，接着作为客座教授在协和工作了 1 年。次年夏天回到美国以后，他在 *Science* 上发表了一篇述评，对协和内科极尽赞美之辞。结核、伤寒、梅毒被毕宝德认为是协和内科极为常见的疾病，而猩红热、天花、回归热、斑疹伤寒和黑热病也是让他印象非常深刻的内科疾病。尽管也涉及了其他部分内科疾病病种，但传染病，显而易见，成为协和内科的主要研究对象。协和管理层对传染病也是十分重视，因此从基础学科到临床学科，在传染病上投入的经费和精力都非常可观，相应成就也极为丰富。其中黑热病的研究尤为出色，经历几代协和人的艰苦努力，终于为20世纪50年代彻底消灭黑热病打下了坚实的基础。

协和基础学科中与传染病关系最大的是细菌学－寄生虫学－病理学系，1920年即聘请美国学者田百禄（Carl Ten Broeck）为首任系主任。他和助手瑞典人鲍尔（Johannes B.Bauer）饶有兴趣地研究了粪便中破伤风孢子存在的状况，探讨将破伤风孢子植入肠道诱导免疫的可能。而田百禄的继任者林宗扬，与伍连德同样出生于槟榔屿，一度追随伍连德拟赴其筹建的北京中央医院就职，但因伍连德辞职而赴美攻读公共卫生专业，获得约翰·霍普金斯大学博士学位后归国受聘于协和，自1922年一直工作到1942年协和被日军占领，取得了诸多成就。一方面，他的科研工作成就斐然：1925年首次在我国患者中找到立克次体（为此亦不幸感染），同时他还系统研究了真菌的致病性；另一方面，作为微生物学部门负责人，他对于结合临床的研究也十分重视，对伤寒的诊断方法等也作出过一定贡献。他在1930年被聘为教授，1937年起担任教务长，培养了一大批传染病相关的重要学者，在以后数十年内发挥着巨大的作用。

谢少文是另一位影响深远的微生物学家，他在湘雅医学院毕业后进入协和内科工作，在完成1年的内科总住院医师之职以后，从事了医学微生物学。谢少文于1928年就开始发表有关伤寒的临床研究，1932年发表了我国第1篇布氏杆菌病流行病学的研究，后来在梅毒、结核、霍乱、白喉等传染病的实验室诊断方法改进方面作出过十分重要并且实用的贡献。1932年，谢少文在哈佛医学院进修期间，在辛瑟尔（Hans Zinsser）教授指导下研究斑疹伤寒。MR Castaneda和他共同发表的论文"*The antigenic relationship between proteus x-19 and typhus rickettsiae: a study of the Weil-Felix reaction*"，对确立外斐氏反应在诊断中的地位十分重要。同时，谢少文还在世界上首先成功地应用鸡胚在动物体外活细胞内培养了立克次氏体，为后来美国学者制备出疫苗并在欧洲应用于控制该传染病的流行起到重要作用。

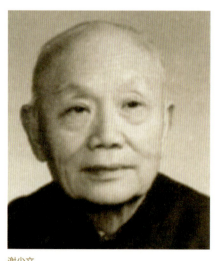

谢少文

辛瑟尔于1938年来到协和任客座教授，指导谢少文等研制成功立克次体疫苗。辛瑟尔在协和的研究卓有成效，以至于《中华医学杂志》出版题名为"病理学和微生物学专刊"的增刊来纪念辛瑟尔的工作，辛瑟尔是首位获此殊荣者。

此后，协和1934届毕业生黄祯祥也步入这一领域，他在美国洛克菲勒医学研究所进修时所做的"马脑炎病毒西方毒株在组织培养中滴定和中和作用的进一步研究"，意味着病毒接种可以在试管内进行，这是病毒培养领域的一个重大突破；以至于十余年后，因脊髓灰质炎病毒研究而获诺贝尔医学奖的恩德斯在获奖演说中，还特别提到了这位中国科学家的贡献。因此，在传染病的实验室诊断领域，协和一直在努力与国际前沿同步，在传染病的治疗方面也有建树。曾任药理学系主任的伊博恩（Bernard Emms Read），在留美归来以后，不遗余力地推广大枫子油的本土化生产，降低麻风病的治疗成本。

自从万巴德（Patrick Manson）爵士在1866年在厦门进行寄生虫研究后，中国的寄生虫疾病研究就引起了国际上的重视。福斯特（Ernest Carroll Faust）正是为此来到协和，并将协和的这一领域发展成为最高产的领域。福斯特等总结了中国寄生虫病的疾病谱，为临床防控打下了基础。他对日本血吸虫的详细研究为日后提供了防治依据，且认为梅亨利（Henry E. Meleney）是第一个发现中间宿主是钉螺的学者。福斯特和许雨阶对华支睾吸虫的研究也非常详尽，并指出食用生鱼是感染华支睾吸虫的最主要原因。协和对黑热病、阿米巴病、疟疾等

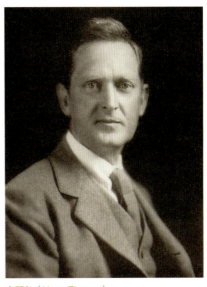

辛瑟尔（Hans Zinsser）

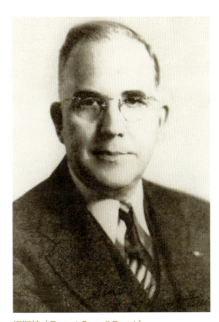

福斯特（Ernest Carroll Faust）

寄生虫病的研究也十分全面、系统而实用。福斯特在20世纪20年代出版了华支睾吸虫的专著，并与梅亨利合作出版了日本血吸虫的专著，达到了该领域的前沿水平，为我国防治这两种寄生虫病提供了第一手资料。福斯特还在华北的家犬中首先发现了细粒棘球蚴的绦虫成虫。何博礼（Reinhard J. C. Hoeppli）接任寄生虫领域负责人后继续着这一领域的辉煌，直至协和进入军管时期。他最著名的成就在于针对血吸虫卵致敏作用的Ⅳ型变态反应；日本血吸虫卵成熟后周围出现一个嗜酸性晕轮，被称为"何博礼冠"。冯兰洲对黑热病和丝虫病的研究也十分引人瞩目，在日军占领北京以后，他不得不把主要研究方向调整到北方寄生虫病领域。这一时期，尤格尼·欧匹（Eugene L. Opie）来协和作为客座教授，也是成就斐然，成为又一名享有《中华医学杂志》"纪念专刊"待遇的国际知名教授。而太平洋战争前最后一任药理学系主任安德森（Hamilton Anderson），一直在努力研究砷剂对阿米巴病的药理作用，直至协和沦陷。

老协和的公共卫生成就

协和的公共卫生在世界上影响深远。这一领域由兰安生（John Black Grant）于1922年创建。协和公共卫生的重要贡献在传染病防治方面体现得淋漓尽致，由协和促成的北平第一卫生事务所大幅推广了预防接种，并对妇婴死亡威胁最大的产褥期感染和新生儿破伤风进行了简单而有效的干预。

在兰安生大力支持下，陈志潜在定县建立了中国农村公共卫生的"定县模式"，其中卫生站的工作除了门诊和上门服务以外，最主要的就是健康教育和各种常见传染病的预防免疫；而健康教育的主要内容同样围绕着当时常见而棘手的疾病——传染性疾病。

陈志潜在1933年的年度报告中，提到了在当年的一次霍乱流行时，拒绝入院的患者死亡率很高；而入住当时区卫生中心医院（定县模式三级医疗网的最高级机构）的45例患者均顺利康复。定县模式的成功和可复制的特点使其立即成为全国卫生健康事业推广的极好范例，然而"七七事变"的爆发使这一宏伟事业在其初露峥嵘之后就被迫夭折。尽管如此，协和公共卫生对新中国成立后的传染病防治模式仍然有着重要的启发作用，对世界上诸多发展中国家的公共卫生事业也有着示范意义。

作为备受重视的协和内科学系，对传染病的重视自然是重中之重。建院伊始，骆勃生（Oswald Hope Robertson）就被任命为内科感染性疾病方面的负责人，而杨怀德（Charles

W. Young）作为副手。

首任内科主任麦克林（Franklin C. McLean）离开协和以后，骆勃生接任这一重要职位。谢和平、梅亨利、李宗恩以及后来从协和毕业的吴朝仁、钟惠澜、王季午等先后加入这一团队。内科对于传染性疾病的工作更偏重于临床诊治的全方位不断改进。杨怀德提出用胸骨穿刺替代脾穿刺来协助黑热病的诊断；谢和平和吴宪合作，通过生物化学方法，利用血液中骤升的球蛋白辅助诊断黑热病；梅亨利、李宗恩和钟惠澜，都先后对黑热病的诊治作出重要贡献。

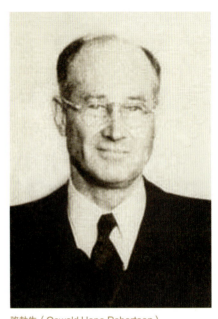

骆勃生（Oswald Hope Robertson）

不仅如此，基弗尔（Chest S. Keefer）在协和期间研究重点虽然是血液病，但对于黑热病的血液系统变化却非常感兴趣，因此和许雨阶等一起报道了黑热病患者的全血细胞减少的情况，并于此后针对这些变化给予了相应治疗。谢和平长期追随骆勃生研究肺炎球菌，并于1931年赴美进修时，与道森（H. Dawson）一起将一株死肺炎球菌转化入一株活菌，使其由非致病性转化为致病性。其后的一系列实验证明了DNA才是遗传物质，最终这一成就获得诺贝尔医学奖，谢和平的早期工作在其中是关键一步。协和在传染病临床研究方面的其他贡献，如吴朝仁和谢少文对伤寒病例的回顾性研究、钟惠澜和张曦明对伤寒和脑膜炎床旁鉴别的见解、钟惠澜对回归热继发沙门氏菌感染的病因研究，均对当时的临床诊治有着重要价值。

传染性疾病，尤其是重要的公共卫生事件，作为当时危害人类健康的常见病，在协和的临床与研究历史中有着极为重要的地位，常常为多学科合作和多维度研究，成果累累。不仅如此，在协和的各相关领域中均涌现出了一批重要学者和医生，在新中国的传染病防治和公共卫生事件应对中起着重要作用。他们的高尚品质和严谨学风，也激励着一代代协和人。在新的时代，艾滋病、埃博拉、SARS、MERS、新型冠状病毒肺炎……尽管慢性病已经取代传染病成为这个时代的主要死因，但新型传染病和公共卫生事件仍然层出不穷，并且对人民健康产生极大的威胁。然而每一次协和人都不会缺席，不仅在国内，也常常在国外发挥着协和特有的能量，一如既往地用行动诠释着协和传统。

协和百年史，同时也是一部百年中国抗疫史。从细菌、病毒到寄生虫，从微生物学、病理学到公共卫生，从伤寒、黑热病到新型冠状病毒肺炎，从诊断、治疗到预防……协和人在百年风雨中一直在恪守实事求是的原则，以科学严谨的态度，踏踏实实地负重前行。这是协和的优良传统，也是根植于每一位协和人血脉中的精神基因。

浦爱德与中国第一个社会服务部

1920 年，浦爱德（Ida Pruitt）来到北京，带着对饱受疾苦的中国患者的深切同情，在北京协和医院设立了中国第一个社会服务部。这位"中国的美国女儿"，和她培养的中国第一批社会服务工作人员，将服务延伸进社区、家庭，在医生和患者之间架起一座温情桥梁。

协和院史馆中封存着一本近百年前的老病历，扉页褪色，尾页附一张区别于白色病案的淡黄色薄笺，这便是协和医院社会服务部工作人员对患者进行个案信息采集使用的"病人社会历史记录表"。

在协和的病案室中，类似的病案成千上万，仅 1932—1933 年，就有 4 901 份。社工们用整齐的英文在记录表上填写患者门诊号、住院号、姓名、婚否、原籍、住址、职业、家人及朋友联系信息和经济状况等，认真分析患者面临的实际困难，然后给医生提供相应的处理意见。

社会工作是医疗向社会延伸所催生的一门专业。在 20 世纪初期的美国，任何一家医院，如果只有先进的医疗水平、精良的设备、优秀的管理经验，而没有配套的社会服务部和社会工作者，就不能算作一流的医院。

1919 年春天，洛克菲勒基金会计划为其新建的北京协和

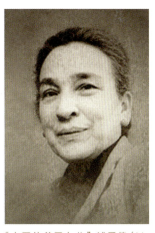

"中国的美国女儿"浦爱德（Ida Pruitt）

病人社会历史记录表

医院物色一名精通中英文的社会工作者。此时，在美国费城慈善协会工作的浦爱德向基金会发出了申请。浦爱德出生于中国，随父母在中国传教办学，长大后回美国学习，毕业于哥伦比亚大学。她凭借优秀的双语能力、中美融合的文化背景、优异的成绩和卓越的个案经验应聘成功。

1920年，浦爱德被基金会选送到麻省总医院系统学习社会工作，1921年5月就任协和社会服务部主任。工作伊始，浦爱德就遇到人手短缺和人员专业性不足的难题。幸运的是，燕京大学在时任宗教学院教授的美国传教士步济时的主持下，于1922年创建了社会学系，为学生提供医学管理、医学教育、心理学、社会医学等全面教育，成为协和社会服务部的人才输送地。

浦爱德的童年扎根在中国大地，她对饱受疾苦的中国老百姓抱有朴素、真切的同情和关爱。她始终认为，社会服务部应搭建医患沟通的桥梁，为贫穷患者整合资源，将服务延伸到他们生活的社区中，"协和帮穷部"的名号也由此而来。作为患者的知心人，社工遇到家境贫寒的患者时，会通过个人谈话、家庭访问等方式了解患者的病史、家庭情况和具体难处，记录存档后结合患者实际采取诸如减免诊疗费或分期付款，资助物资，给予营养费、路费、殡葬费救济等措施，实实在在地帮助患者战胜疾病。作为医生的得力帮手，社工还负责患者的随访与记录工作（信访和家访），这对临床医生的医疗、教学和科研工作大有帮助。社工还兼职院区导航和专科分诊工作。总之，社会服务部对医、护、患三者皆有益处，对提升患者满意度、减轻医生负担有显著作用。

当时协和社工的地位和待遇相当高。他们可像医生一样享有穿白大褂，医生食堂用餐、午茶，生病住头等病房，每年带薪休假4周等待遇，在75元月工资的基础上，年度优秀工作者还可获得5元额外奖励。在浦爱德的管理下，20世纪30年代，共有30多名社工在职工作，为医院作出了不小的贡献。

作为一名专业素养过硬的社工和"中国通"，浦爱德深谙中国社会的发展线索和内在逻辑，总能立足本土文化，从根本上解决问题。据社工张中堂回忆，一尹姓患者，29岁，因患慢性化脓性骨髓炎双腿截肢，住院12次，逐渐丧失了工作能力。其母年迈力弱，其亲戚自顾不暇，皆无法提供人力和物力帮助。社会服务部当即将该患者送入调养院居住以方便照护，并向骨科专家孟继懋请教对策。孟大夫建议为患者安装假肢以恢复行走能力，可是在当时最便宜的假肢也要70元，于是筹款成为难题。社会服务部经过调查，发现雇佣患者母亲当保姆的雇主正是医院庶务科的张佩泉先生，张先生工资较高且深切同情患者一家的遭遇，他愿意帮忙支付35元费用。社会服务部又在浦爱德主任的批准下支付了剩余费用。仅1个多月，医院便为患者安装好假肢，买了一副拐和一双鞋。两年之后，患者成功复健，可以挂拐走路。社工送他到本院职业治疗处学习编织品制作，每天工作半日，每月1元酬金、3元工资。张中堂回忆说，患者对于残疾后还能自食其力，甚感愉快和满足，社工们也倍感欣慰。这个案例只是成百上千服务案例当中的一个，但却可反映协和社会服务部工作的细致程度、挖掘深度和覆盖广度。

在探索和实践中，浦爱德将中美患者对社会工作需求的共性进行归纳合并，将美国先进的社会工作经验引入中国，开办了职工社会服务部、怀幼会、调养院和救济部等机构。从中国社会服务工作开创者、协和第一任社会服务部主任浦爱德，到杰出的医务社会工作专家张中堂，再到我国现代台湾社会服务体系奠基人刘良沼，协和社工部的种子播撒到了包括台湾和香港在内的祖国各地，乃至亚太地区。

因历史原因和环境变迁，浦爱德创建的社会服务部不再以独立的部门存在，但是她所倡导的服务精神却在协和生生不息，流传至今。2001年，北京协和医院成立"医患关系办公室"，在帮助患者、协调医患关系方面做了许多有益的工作。北京协和医学基金会担负起了资助病情疑难、家庭贫困、救治后可重新获得劳动能力患者的责任。"浦爱德志愿服务队"身穿橙色马甲，每天从早7:30就在人流量最大的门诊为患者提供全方位的就诊服务。2018年，协和恢复社会工作部，隶属于门诊部，从搭建平台到整合资源，从志愿服务、转诊、救助到心理疏导，让患者感受到应有的友善和温暖，医学的社会属性在协和继续发扬光大。

抚今追昔，浦爱德和社会服务部的精神就像一粒种子，深深扎根于中国大地。时至今日，社会治疗已成为医学综合治疗不可或缺的重要部分。

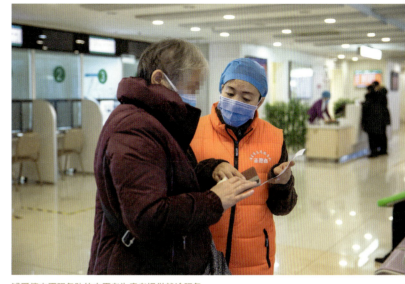

浦爱德志愿服务队的志愿者为患者提供就诊服务

兰安生与中国第一个公共卫生事务所

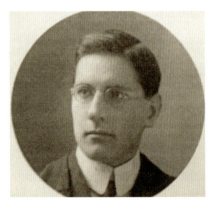

兰安生（John Black Grant）

1921年，一位名叫兰安生（John Black Grant）的美国人再次回到了他的出生地中国，并就职于协和。当时并未有人能够预料到，他的这一选择会给中国和世界带来怎样深远的影响。

兰安生没有待在医院，而是毅然走进胡同，在东城的内务部街，将一座废弃的庙宇改建成中国第一个公共卫生事务所。

他利用这个事务所，传授预防医学（或称公共卫生）知识，服务关爱区域内所辖10万居民的生老病死，短短10年，这个区域居民的死亡率就从22.2%下降到18.2%。

他那句"一盎司的预防，胜过一磅的治疗"逐步为政府和居民所接纳，并引领了无数预防医学的后来人。

兰安生的父亲是加拿大籍医学传教士，早在19世纪末便携妻子来中国行医传教，长时间担任宁波华美医院院长，1890年兰安生就出生在这所医院。兰安生的父亲善良、仁慈，对患者倾力相助，他甚至在医院床位不足的情况下把患者带回家，睡自己的床。这种无私博爱的信念从小便根植于兰安生心中。

1917年，兰安生进入洛克菲勒基金会国际卫生委员会工作，首先服务于美国北卡县域卫生项目。尽管只有短短9个月，但这段时期对兰安生的影响极大，从此立志从事公共卫生事业。同年年底，兰安生回到中国，在湖南萍乡煤矿调查钩虫病的流行情况，虽试图改善钩虫病防治工作，但屡屡受挫。不过，这段经历使他积累了丰富的乡村卫生工作经验，并深谙与中国官员的交流之道。此后他于1920年来到新成立的约翰·霍普金斯大学公共卫生学院学习,师从韦尔奇和美国公共卫生运动的关键人物亚瑟爵士。次年,经韦尔奇推荐,兰安生被任命为基金会国际卫生委员会驻远东代表,兼任协和公共卫生系襄教授。

当时全世界的公共卫生作为一门学科刚刚起步,巴斯德和科赫的巨大贡献让人们理解了微生物在传染病发病中的关键作用,公共卫生事业必将大有可为。然而,当时的中国还处于普遍贫穷、文化教育程度低、政府不稳定、卫生体系不健全的阶段,根本没有完善的系统应对天花、伤寒等传染病,新生儿的死亡率也较高。对于中国落后的卫生状况,兰安生早已在湖南萍乡有过深刻体验。但他没有丝毫退却,反而大刀阔斧地开启了他的预防医学社会化试验。

作为协和公共卫生系主任,兰安生先是为医学生开设了公共卫生课,这在中国医学教育史上是第一次。他要求学生走出医院,走进社区,

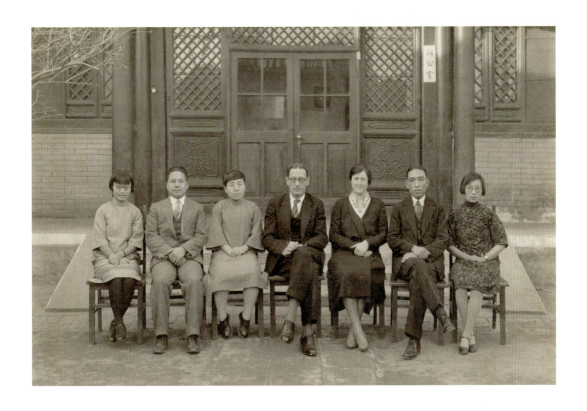

兰安生(中)与协和公共卫生系工作人员合影

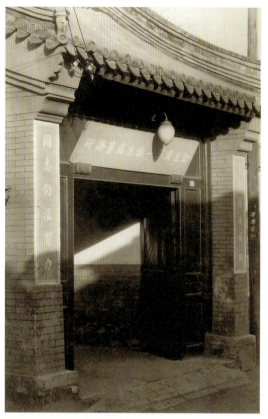

北平市卫生局第一卫生事务所

走到城市的各个角落,关注整个社区人群,了解普通市民的真实卫生状况。他一直强调教学现场对预防医学的重要性,他认为:临床医学的教学现场是病房、门诊、治疗室、手术室等,而预防医学的教学现场应该是一个特殊的居民区,可以作为卫生示范的改造后的居民区。想到就要马上做到,而且要争取多数人的支持,这是兰安生颇具魅力的行事作风。兰安生迅速将上述想法写成详细的书面汇报,争取到北京协和医学院院长和当时京师警察厅的支持,1925年9月,在一座废弃庙宇的基础上,建成了"京师警察厅试办公共卫生事务所"(1928年该所改名为"北平市卫生局第一卫生事务所",简称"一所")。

兰安生创办一所,被认为是有预见的伟大贡献,有人说他发展公共卫生的思想至少比其他人早25年。超前的理念在看似不具备条件的区域付诸实施,得益于他的本土化操作。用兰安生的话说,"60%有效的本土运动,强过100%效率的西方运动"。

一所指定的卫生示范区,行政方面是由政府管理的,随政府政体变更先后由京师警察厅和北平市卫生局管理;但绝大部分经费由协和提供,并负责规划和管理该区的公共卫生相关活动。因此,兰安生成功地将一所建成了协和公共卫生系的教

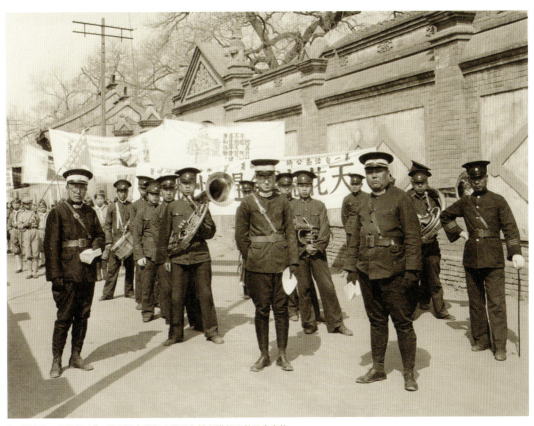

"天花流行,赶快种痘",警察配合医务人员深入辖区进行公共卫生宣传

学现场(后来也包括护校),尽管它名义上仍然保留着政府机构的形式。

为解决示范区10多万居民生老病死各个阶段可能出现的疾病和健康问题,一所建立了特有的医疗保健网,最基层是以学校卫生和工厂卫生等为代表的地段保健,中间一层是医疗保健各科门诊,最高一层是合同医院,例如当时的协和或其他医院。这是后来中国三级卫生网的雏形。

地段保健是依派出所地段划分,卫生保健主要通过家庭访视进行,由若干公共卫生护士和实习生负责执行。若访视中发现急性传染病则送患者至上一级门诊,若需要住院治疗,则转送再上一级的合同医院,如经医生检查无须住院,则返回地段,由护士开设"家庭病床"进行床边护理和治疗。当访视时发现孕妇,则介绍到门诊做产前检查,并请助产士到家接生,期间需向孕产妇进行科普教育和育婴示范。

学校和工厂都是人口密集的区域，学生和工人是公共卫生关注的重要人群。因此一所为他们集中提供体检、部分医疗、传染病管理、环境卫生检查和卫生宣教等服务，力图使卫生状况达到满意的标准。

　　一所还设置了普通门诊、普通外科（含耳鼻喉）、结核病科、牙科和妇幼保健科；这是因为兰安生深谙中国当时的社会现实，只有把治疗作为载体，才能让居民在患病就诊时意识到预防的重要性。这样，一所就成为整个示范区医疗保健网的中枢，同时也是科普宣教的重要阵地。

　　值得一提的是，一所对妇幼保健工作十分重视，设有健康儿童门诊、小儿科门诊、营养门诊、梅毒治疗门诊和产前产后检查门诊，产科门诊的助产士几乎随叫随到，一刻不延误，极大地提高了产妇安全和胎儿存活率，且收费也较合理。预防医学的初衷是要促进人们从生到死各个阶段的健康水平，而妇幼卫生工作的重点恰好是人生的起点，即胎儿、新生儿至幼儿阶段。一个好的开始，是一生健康的重要起点。

公共卫生护士入户讲解妇婴保健知识

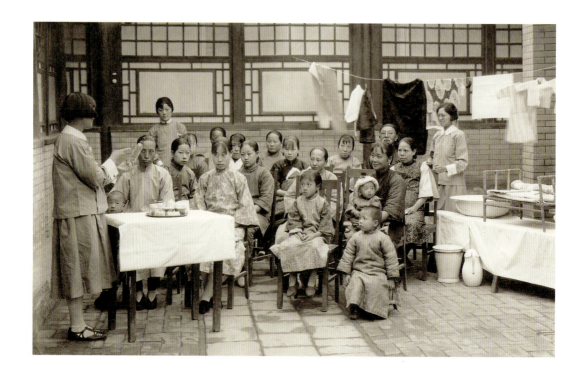

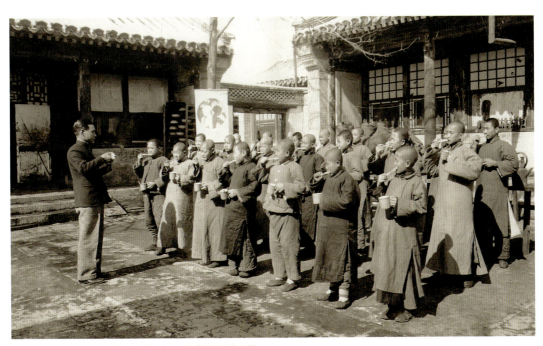

第一卫生事务所工作人员指导青少年刷牙，养成良好卫生习惯

一所还成功开展了生命统计工作。在当时的中国收集死亡数据非常困难，因为解剖和尸检不被允许，死者家属也忌讳谈死因。兰安生想出绝妙对策，他和棺材匠打成一片，让做棺材的人提供死亡原因。可是棺材匠文化水平低，只懂民间叙述，于是兰安生就做了一个民间-医学用语对照表，如民间的"妖风"就是医学的"肺炎"，诸如此类，如此一来，一张清晰的死亡统计表就绘制出来。难能可贵的是，一所完整保存了示范区居民20余年的出生率、死亡率和自然增长率，为后来的城市发展提供了第一手宝贵资料，这也是中国第一次科学地进行居民的生命统计。

从1925年到1952年，兰安生创办的第一卫

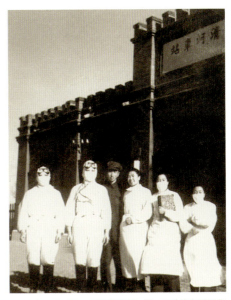

1949年，察哈尔一带暴发鼠疫，第一卫生事务所工作人员到昌平清河火车站对所有来客进行喷药灭蚤，阻止鼠疫向北京蔓延

生事务所作为教学现场存在了近27年。在此期间协和每年都有数十名医护人员去示范区见习、实习，全国各地的专业人员也前来学习，公共卫生人才得到规模性培养，协和模式很快在全国推广。

沿着这一轨迹，兰安生又带着"中国经验"去印度领导公共卫生事业多年，完成了著名的《布尔报告》，对印度的公共卫生运动亦产生重要影响。兰安生一生致力于多个贫困国家的公共卫生事业，晚年不幸失明，但他在临终前的短暂清醒时对妻子说："眼睛并不重要，重要的是服务，积极的服务！"

1962年，兰安生被授予美国公共卫生学界的最高奖章，誉为"伟大的有科学预见性和政治家风度的人物"。而在中国，兰安生实现了他的公共卫生事业理想，将预防医学普及到了民众之中。

杨崇瑞与中国早期母婴保健事业

在北京市东城区第一妇幼保健院门口,一尊宁静安详的女士塑像慈爱地注视着过往的人们。她是杨崇瑞,中国近代妇幼卫生事业创始人,中国助产教育的开拓者,计划生育工作的启蒙者。专注事业、终生未婚的她曾诙谐地说:"我和妇幼卫生事业结了婚,全中国的儿童都是我的孩子。"

1917年,杨崇瑞毕业于协和医学堂(北京协和医学院的前身)。毕业后,她没有做执业医生,而是南下到山东德州,成为中国最早一批将现代医学知识和卫生服务送到农村的医生。从德州离开后,她来到天津南关下头妇婴医院,结缘妇幼卫生事业。1921年末,

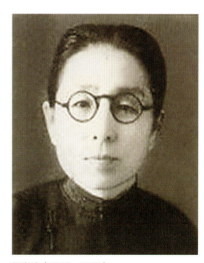

杨崇瑞(1891—1983)

她到协和医院进修,原计划在外科、妇产科和眼科各学习一年,半年后因医术高超,留在协和妇产科工作。她参加由协和公共卫生系主任兰安生(John Black Grant)开设的灯市口慈商工厂和齐化门外门诊,利用工作闲暇为女工和孕妇体检治疗,她还在朝阳门外设立妇产科门诊,其实就是孕妇检查所,专门从事孕期检查及妇科治疗。公共卫生学家、新中国北京市卫生局首任局长严镜清后来指出,这是杨崇瑞直接负责并从事妇幼保健工作的开始,是我国妇婴卫生工作的发轫。

据兰安生回忆,他们曾组织调查团深入当时的冀东三河县和遵化县乡村调查婴儿"四六风"(新生儿破伤风);发现北京郊区某村集体卫生意识落后,全村依赖一名卫生习惯极差的

旧式稳婆接生，而当地新生儿死亡率高达80%。在大量基层实践调查中，杨崇瑞就近代北平地区作出统计，"产母死亡率我国每千人中约十五人，英国每千人中仅三人，美国每千人中仅五人，是为一与五和一与三之比例"。

孕产妇及新生儿居高不下的死亡率深深刺痛了杨崇瑞，使她深感基层公共卫生发展之阻滞和母婴安康之堪忧。

杨崇瑞认为，"国家之强盛，基于民族之健康；民族之健康，则又基于妇幼卫生"。她于1925年获奖学金赴约翰·霍普金斯医学院进修，进修之余系统考察了欧美各地的公共卫生和妇产学教育，1927年回国后毅然放弃了待遇丰厚的临床工作，投入兰安生领导下的公共卫生科，开启了妇幼卫生工作之路。

当时的中国仅有500名正规助产士，却有20万旧式稳婆（旧时民间以替产妇接生为业的人）。杨崇瑞意识到妇幼高死亡率的症结正是那些既不懂产科病理生理，也不懂消毒灭菌方法的旧式稳婆。因此最便捷的方法就是对旧式稳婆进行科学严格的分娩训练、监督及管理。在杨崇瑞的不懈努力下，1928年，北平市卫生局成立，专设保婴股，专司全市妇婴工作和稳婆与助产士监管。杨崇瑞出国考察助产教育后又成立了北平市产科教育筹委会，筹建了北平市稳婆和助产士讲习班，拟具《中国助产教育意见书》呈教育部。1928年11月16日，北平接生婆讲习所正式开学，360名旧式稳婆接受训练，收效颇佳。据说，其中还有为清朝末代皇帝溥仪接生的原皇家稳婆。

1929年11月，杨崇瑞主持创建了北平国立第一助产学校及附设医院，这是中国第一所现代化的助产学校。她亲任院长并聘请宋美龄等知名人士为顾问，制定"牺牲精神，造福人群"为校训，校训沿用至今，旧校址就在东城区麒麟碑胡同（寓意麒麟送子），又被称作"胡同卫生所"。学校设有本科班，训练助产师资和行政管理人才，附设助产训练班、助产士进修班、助产士特科（训练在职护士）、助产士研究班和师资训练班。学校聘请林巧稚、谢少文和潘光旦等专家教授兼职授课，教学水准颇高，被誉为"北平八大学府之一"。

要想从北平国立第一助产学校毕业，学生必须到产院、地方机构和农村出诊实习，因此学生们的必备技能之一便是骑马、骑驴，以便在崎岖山路环境下保证随叫随到。1929—1952年，第一助产学校共毕业450余人，毕业生中的88.92%派往全国各省立卫生机构和山区，有20多名毕业生担任各地助产学校校长、产院院长等。

1933年，杨崇瑞任南京中央卫生实验处妇婴卫生组主任，创建南京国立第二助产学校（后改称中央助产学校），进一步将国立第一助产学校的模式推广到全国。据不完全统计，截至 1937 年，全国备案的公私立助产学校已有 68 所（公立 54 所，私立 14 所），1934 年，全国登记在册的新式稳婆猛增至 4 635 人，短短数年增长近十倍。杨崇瑞的学生们遍布全国，推动了各个地区的助产教育大发展，护佑着孕产妇和新生儿的安全。

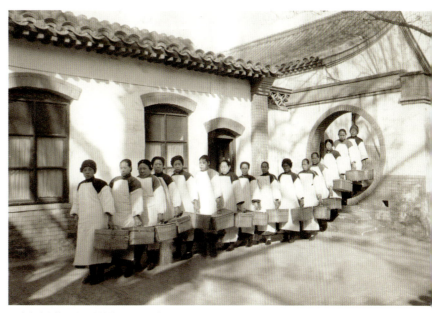

旧式稳婆在第一助产学校培训结业后离校

"妇幼卫生"与"节育问题"，是杨崇瑞一生关切的主题，早在 20 世纪 30 年代初，当她发现有的妇女竟然生育 15 胎时，就预见了中国的人口问题。1933 年，杨崇瑞和清华大学社会学系的陈达、燕京大学社会学系的雷洁琼成立了"节制生育咨询部"，提倡"限制人口数量，提高人口质量"。这基本可以算作北京最早的计划生育宣传。

杨崇瑞对近代中国妇幼卫生事业的奠基伟绩，长期以来少有人知。她心系母婴，安心做事，执着坚持，不问前程。1948 年，杨崇瑞加入世界卫生组织（WHO）国际妇婴卫生部门。1949 年，应周恩来总理和卫生部李德全部长之邀，她辞去 WHO 的高级职务回到新中国，被聘为卫生部妇幼卫生局第一任局长，在全国建立妇幼卫生保健网，使中国的产褥期死亡率和新生儿死亡率降低到国际水平。

1983 年杨崇瑞离世。她在遗嘱中写明，过世后将自己积蓄的 6.9 万元人民币捐出并设立"杨崇瑞基金"，用于资助中国的助产教育和地方妇幼卫生事业。她曾经在 1948 年的《助产学报》创刊号题词"母婴万岁"，她用毕生精力来践行对母婴的关爱。杨崇瑞为开拓中国妇幼保健事业所付出的一切，永远值得后人铭记。

陈志潜与农村三级卫生网

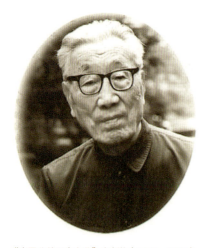

"中国公共卫生之父"陈志潜（1903—2000）

1932年的冬天，寒冷的朔风扫过华北平原。29岁的陈志潜坐在由北平开往河北定县的火车上。彼时他不会想到，自己耗费心血建立的定县三级卫生网，日后会成为中国农村医疗体系的雏形；更不会想到，46年后他革命性的创举会得到联合国《阿拉木图宣言》的回应，成为全世界初级医疗保健的标杆。

陈志潜祖籍江苏武进，1903年出生于四川华阳，1929年毕业于北平协和医学院。1929届协和毕业的16名同学中，15人选择在北平、南京或广东执业。唯有陈志潜受到公共卫生学家兰安生教授的感召，于1931年获得哈佛大学公共卫生学硕士后，毅然回国并深入华北的乡间地头。

河北定县在北京以南219千米。1932年，毕业于耶鲁大学和普林斯顿大学的晏阳初领导的"中华平民教育促进会"（简称"平教会"）已在此地开展了卓有成效的工作，科学思想开始渗透进千百年来闭塞的村庄。1927届协和毕业生姚寻源，此时已在定县工作两年。在平教会的支持下，医生和护士们先后在县城建立了三所医疗机构：保健院、普济医院和李黄氏大药房，卫生保健的触角已向农村延伸。但是广袤的华北农村依然缺医少药，人民"愚、弱、

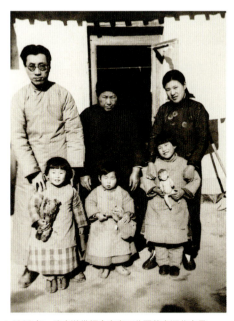 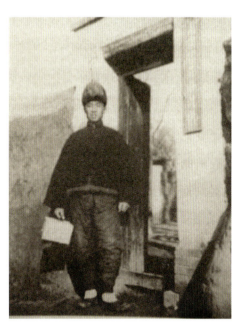

1932年,陈志潜带领全家离开北平落户河北定县　　1935年,河北定县的乡村卫生员

病、私","辗转死于沟壑"的现象仍无根本改观。

来到定县后,陈志潜骑着毛驴去各个村落调查,和乡村父老们一同住在简陋的农舍里。摆在他面前的现实是:全县仅有一所中学,40万人口中80%是文盲。人均年收入50元,医药费仅有3角。全县约500个村庄,仅有一半有卓药店铺和少数传统医生。结核、天花、伤寒、腹泻等传染病肆虐横行。由于医疗服务严重匮乏,平均死亡率达到3.5%。调查了1 000位母亲,她们生育的5 809个孩子中2 314名因各种原因而夭折,婴幼儿死亡率接近50%。"接生时经常用泥土为脐带止血。从距离毫无遮挡的茅房仅数步之遥的井水中取水,不烧开就喝。白喉和猩红热患者同家里健康的儿童睡在一张床上。"

基于对现状的深刻了解,陈志潜认定,农村卫生设施计划必须依托最经济的组织、最切实的方法,推行最简单的事业。核心问题在于,如何以极其有限的医疗资源,保障最广大人群的健康?他的答案是:必须建立一个"便宜、安全、有效、必要"的卫生保健网络。其中,从乡野之间发掘和培养初级卫生员是重中之重。这些卫生员就是本村人,和村民们毫无隔阂,在短时间的少量基本培训后,配备一个急救包(成本3美元)和几种基本药品,就可以因地制宜地开展工作,是中国最早的"赤脚医生"。

乡村卫生员的职责包括但不限于：宣传疾病预防、种牛痘、井水消毒、简单的外伤处理，记录村里出生和死亡人数、死亡原因，需要医生诊断的病例则转诊到上一级医疗机构。乡村卫生员接受村卫生站和区卫生站的指导，后者又受定县卫生教育部（陈志潜）和平教会（晏阳初）的领导。这样就形成了一个"低花费、广覆盖"的乡村三级卫生网。就是这样一个朴实无华的"草根"卫生网，帮助定县农民基本脱离了无医无药的困境。维护这样一个系统费用十分低廉，农民每人每年花费不超过1角5分，在防病治病的同时，实现了"一切从经济上村民能够负担"的初衷。

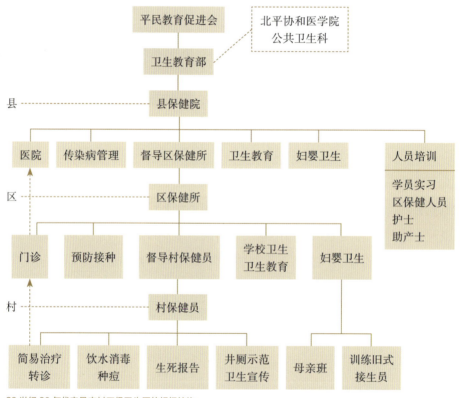

20世纪30年代定县农村三级卫生网的组织结构

陈志潜、晏阳初、姚寻源和他们的同事们苦心编织的这一张"三级卫生网"，曾经历过两次重大考验：一次是20世纪30年代天花在中国广泛流行，许多地区试图通过预防接种来控制疫情，但由于缺少有效组织，大多劳而无功。但在定县，依托覆盖所有村庄的卫生保健网络，经过调查掌握高危人群后，由卫生员直接入户说服村民接种牛痘，成效斐然。当周边各县天花肆虐时，定县却安然无恙。另一次是在 1934 年，当时华北多地暴发霍乱，而定县很早就实现了饮用水消毒，最终只出现了零星散发病例。这些患者均在医院得到及时救治，无一例死亡。

定县农村三级卫生网在国内外引起了广泛的注意，可以说它是全世界范围内"第一个系统的农村卫生组织"。这个系统的农村卫生组织，吸引了全球范围内很多卫生专家慕名前来考察，其中有当时的国际联盟卫生处处长、南斯拉夫卫生部部长斯坦帕，美国洛克菲勒基金会国际卫生部的冈恩和该会驻远东代表鲍尔福，美国麻省理工学院的端纳教授，以及著名的记者斯诺夫妇等，他们都对定县模式给予了很高评价。

"生命的泉，即使拌和着血和泪，也要在自己的国土上流淌"，这是许多老一辈精英知识分子毕生的信仰。早在协和求学期间，陈志潜就写下了《吾国全民建设问题》一文，他说："一个国家的强大有赖于她的百姓。只有当一般大众而不只是少数享有特权的人能够受益于现代医学时，国家医疗制度才能产生重要的影响。"从 1932 年至 1937 年，陈志潜举家在定县忘我工作了 5 年。他当医生，妻子当护士，在一穷二白的基础上探索出适合中国国情的农村卫生体系，并在以后漫长的岁月里惠及中国乃至世界的亿万人民。

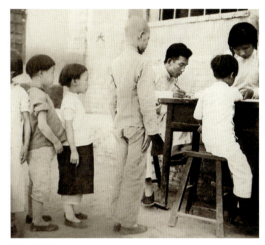
健康保健登记

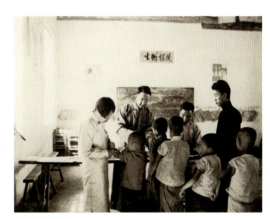
白喉预防注射

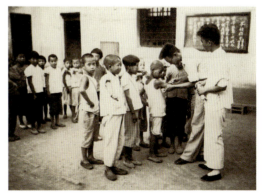
伤寒预防注射

丙寅医学社与中国早期医学科普

"五四运动"和"五卅运动"之后,中国社会思潮涌动,青年一代的思想变动尤为活跃。协和学子们凭借得天独厚的医疗平台,随时可触摸世界医学发展的前沿,也感受到了社会大潮的变化。

根据陈志潜回忆,1925年爆发的"五卅运动"是一个分水岭,在此之前,学生们大多埋头学术,不问政治和国家大事;"五卅运动"爆发以后,北京所有学校在北京市学生联合会的号召下积极参加运动,协和的学生杨济时、贾魁、诸福棠、朱季青(又名朱章赓)、李瑞林、陈志潜带头响应,杨济时、朱季青、李瑞林与陈志潜被推选参加了北京市学生联合会,他们回到学校后组织本校学生参加该联合会组织的爱国运动,协和学子的爱国热情由此被点燃。

1926年的一个黄昏,杨济时、朱季青、贾魁、诸福棠、李瑞林、胡传揆和陈志潜等一批有理想的学生和青年医生聚集在协和的草坪上,成立了以丙寅年(1926年)命名的医学社——丙寅医学社。

当时的他们还只是协和医学院里一腔热血的青年学生,有着匡时济世的志向和为民造福的理想,后来在中国医药卫生的各个领域都作出了杰出贡献。陈志潜和晏阳初在河北定县推行了农村三级卫生网,为世界瞩目;朱季青和贾魁等参与了抗战时期贵阳医学院的筹建,为中国现代医学保留了火种;朱季青于1950年担任世界卫生组织总部公共卫生行政科主任;诸福棠成为中国儿科学奠基人。

建社伊始,青年志士们首先进行了医学社主旨的讨论,几番探讨后决定以"评论社会医事、传播医学新知为己任,提倡新医,普及卫生科学知识,增进民族健康"为主旨。他们呼吁民众参与到"新医学运动"中,"将'玄妙'的医学理念化为'科学'的医学理念,把'贵族'的医学化为'民众'的医学,将'治疗'的医学化为'预防'的医学"。

医学社一成立便创办《医学周刊》(又名《丙寅周刊》),社员们在其中针砭时弊,言辞恳切,现在回看仍有振聋发聩之感。医学社认为,建设"新医学"是国家建设大局的重要环节,民众健康,民族才能强盛,而这一切舍发展医学卫生事业别无他法;医学社批评了那些抱残守缺、封建迷信的"旧医人",他们一味地"尊古",不求医学革新,开历史的倒车而不自知;医学社还抨击了那些大城市里挂牌行医、巴结达官贵人以自肥的医生,提倡医学不分贵贱,治病救人才是正道。

作为当时备受推崇的医学革命宣传阵地,这份周刊受到社会名流的广泛关注。熊希龄曾为《医学周刊集》(《医学周刊》的合集)题写刊名,周作人和江绍原为之作序。刊物得到江绍原好评,他认为"大江南北各省已有通俗医报多种,然于刊载一般人便览的医学文章而外又能够明白地勇敢地声讨伪医们贻害病家妨碍医学的罪者,或许只有丙寅周刊"。

纵观丙寅医学社的历史记录,无论是《丙寅周刊》还是后来的增刊,有关通俗医学知识的文章数量最多。当时在北平很有名气的《北平世界先驱报》,专门开辟健康教育专栏以刊载《丙寅周刊》的内容。《新中国》和《大公报》也陆续刊载《丙寅周刊》中的优秀文章。

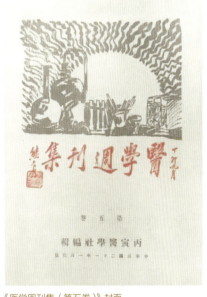

《医学周刊集(第五卷)》封面

从 1926 年到 1949 年，丙寅医学社参与创办了若干份医学刊物，唤醒近代中国民众的"卫生觉"。医学社后期，随着时代变迁和成员毕业，骨干成员星散各地，但都在为国家卫生事业付诸努力。1932 年，丙寅医学社发起人之一的朱季青在南京成立分社，并将《卫生周刊》编行到了国民党的机关报上；1947 年，医学社成员之一的贾魁在南京主办了《医潮》期刊。新中国成立之后，周恩来总理在会见陈志潜时也对丙寅医学社当年所作的工作表示赞许。

陈志潜在晚年著作的《中国农村的医学——我的回忆》一书中曾满怀感慨地回忆："然而，几十年来丙寅医学社及其工作似乎逐渐被淡忘了。唯一完整的一套仍保留在北京国家图书馆中。该社的许多社员已去世，少数保存下来的资料将使追逐协和历史的学者注意到少数学生曾自愿地花费了很多时间和精力奉献于保健知识教育事业。"

他们没有想到的是，保健知识教育事业在健康中国建设的整体部署下发展迅速，而正因为他们的远见，将这个事业提前了近一个世纪。

史上最权威的农村巡回医疗队

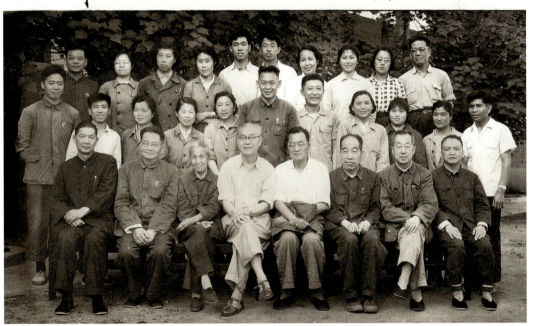

1965年农村巡回医疗队在湖南湘阴县合影,前排左起:李洪迥、刘士豪、林巧稚、黄家驷、张之强、李全成、吴英恺、冯应琨;二排:周华康(左六)、金兰(左八);三排:张承芬(左二)、曾宪九(右一)

  1964年的秋天,湖南湘阴县的老贫农黄保生家中,住进了一位"北京来的白头翁"。

  65岁的协和胸外科专家黄家驷化名为黄盖明,来到湘阴农村,他与农民同吃、同住、同劳动,卷起裤腿修堤挖土,脱掉鞋袜下田插秧。在劳动之余,他注意到农村缺医少药的问题非常严重。带着问题与思考,他回到了北京。

1965年初春，黄家驷又来到了洞庭湖畔的湖南湘阴，但这一次他带领的是一队人马。这是一支由北京协和医院各科专家组成的巡回医疗队，由黄家驷任总领队，队员包括内科张孝骞和金兰、妇产科林巧稚、外科曾宪九和吴英恺、儿科周华康、内分泌科刘士豪、神经科冯应琨、皮肤科李洪迥、眼科张承芬等各个学科的医学大家。在毛泽东同志指示下，这支"协和梦之队"怀着提高农村卫生水平的信念，将精湛医术和基础医学知识送到湘阴人民的身边。

为了此次湘阴之行，彼时已64岁的林巧稚做足了准备工作。她了解到湖南洞庭湖地区眼病多发，便专门去眼科学习，还特意向中医学习了针灸。为了适合劳动，一向注重干净整洁的林巧稚将常年习惯穿着的中式服装留在了北京的家中，带去的都是行动便利的服装。

到了湘阴农村，队员们克服各种困难，在新泉、关公潭和浩河三个地区展开了巡回医疗。他们定点设置门诊和临时病床、手术室，对于因病重而不能前往就诊的患者，不论路途远近和时间早晚，一律上门诊治，风雨无阻。

虽然当地条件差，设备落后，但队员们严谨认真，没有丝毫懈怠。从事科研教学工作多年，许久不上手术台的黄家驷，在一位胸壁瘘管病患者的坚持下为其做完手术后，自己清洗手术器械。林巧稚更是每天亲自检查手术室消毒情况，要在手术检查床上铺好几层铺巾以防细菌感染，卫生条件虽简陋，但她的患者却从不曾发生过感染和并发症。

据医疗队亲历者湖南人吴怡煌回忆，医疗队在湘阴从未与患者产生过医患矛盾，队员

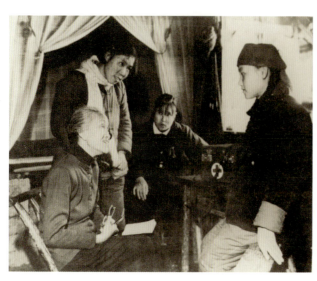

林巧稚带领赤脚医生为孕妇做产前宣教

们的医疗作风、服务态度和忘我精神令人难忘，深受村民们信任与热爱。林巧稚刚到湘阴时，还有很多妇女患有妇科病却不愿脱衣服接受妇科检查，到后来，村里几乎人人都知道有位北京协和来的64岁的"救命的林婆婆"，有的丈夫甚至主动拉着自己的妻子前来看病。

为进一步改善农村医疗条件，留下一只带不走的医疗队，黄家驷提出，希望举办两年制半农半读医学班。因为不想给当地政府增添负担，他婉拒了政府的医学教育经费拨款，坚持勤俭办学。在阴湿多雨的湖南农村，他为确定校址、筹集资金和招收学生而奔走不停。

1965年4月1日，设在新泉中学内的半农半读医学班正式开学了。这个医学班基础课不分学，临床课不分科，为解决农民实际看病需求培养人才，要求学生"学了几种病，就会治几种病"。黄家驷亲自编写讲义并授课，在讲授了细胞、组织、系统、细菌、病毒这些基础知识后，他还指导学员们用显微镜观察微观世界，学员兴奋地感叹："这是农村一件破天荒的事。"

这支以协和人为主的巡回医疗队，在近4个月的时间里救治了3万多人，为湖南湘阴培养了一批半农半医的"赤脚医生"，并编写了《农村医学》和《农村卫生员课本》两本教材供南方农村培训卫生员使用，以及

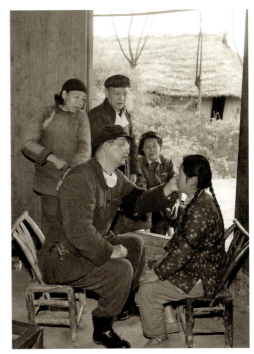
李洪迥为农民检查疾病

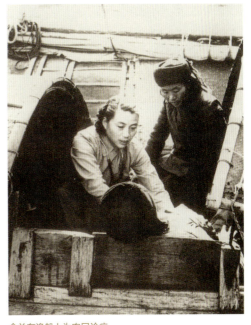
金兰在渔船上为农民诊病

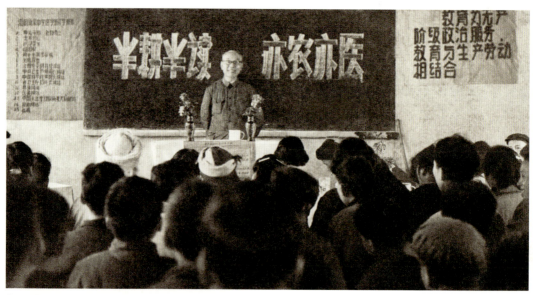

黄家驷为半农半读的医学班授课

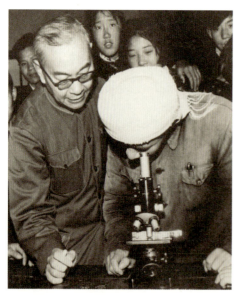

黄家驷指导学生用显微镜观察

《农村妇幼卫生常识问答》普及卫生知识，将当时最精湛的医术送到了最基层。自1965年至1977年，12年间协和共派出由著名专家组成的医疗队94批，共计1 458人次，足迹遍布19个省市的60多个地区。医疗队员深入村社、高原牧区，夜以继日、废寝忘食为农民看病治病，培训"赤脚医生"。

农村巡回医疗队，只是北京协和医院巡回医疗队的一个缩影。新中国成立70多年来，协和人倾注大爱，坚持为老少边穷地区送医、送药、送知识，帮扶带动欠发达地区医疗卫生事业发展。北京协和医院巡回医疗队，不仅是一个名字，更是一种代代相传的责任与担当，是一种与人民健康、国家卫生事业发展绑系在一起的初心与使命。

援建南溪山医院

20世纪50年代,越南战争爆发,由于落后的医疗技术和简陋的卫生条件,越南军民死亡率与致残率极高。越南方面请求在中国建立一所后方医院,收治慢性病患者与需要择期手术的伤员。医院由周恩来总理亲自选址,地处两山(南溪山和斗鸡山)和两江(漓江和南溪河)之间,坐拥南溪山防空洞之险,近阳朔军用机场之利,地势隐蔽,交通便利。1968年10月23日,周总理亲自为医院定名"桂林南溪山医院"。

1968年冬,原北京协和医院院长、党委书记林钧才突然接到了担任桂林南溪山医院院长的调令,林院长重拾戎装,欣然踏上了南行的征途。

甫一到任,林钧才迅速将来自全国123家单位的医护人员、行政管理人员、援建工人和解放军战士拧成一股绳,日夜奋战,完成了药品调运和库存摆放、医疗设备的安装与调试、院区的绿化与清洁等工作。仅到任1个月13天,即实现了医院的开业。短短数月,桂林南溪山医院院区内共计植树4 182棵,其中大多数为桂花树,每到丹桂飘香的季节,整个院区都为淡淡的香气所笼罩,而绕院而行的漓江,更让人有"一夜落花雨,满城流水香"的赞叹。

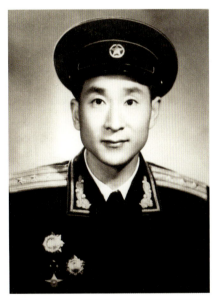

林钧才,1960—1968年任北京协和医院院长,1962—1968年兼任党委书记

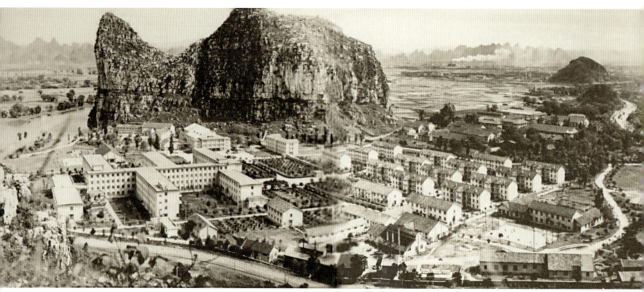

桂林南溪山医院全景

第一批就诊的越南患者来院后,为中国同志热火朝天的劳动精神所感染,也纷纷加入了植树大军,成为中越友谊的佳话。

1969年9月,越南胡志明主席逝世的消息传来,许多越南患者痛哭失声,甚至出现了心绞痛、心力衰竭,还有因进食过少出现了低血糖及电解质紊乱,其中内十二病房的患者陈亮因心力衰竭经历了抢救。在那个没有重症监护病房的年代里,内科医师就是重症患者的最后防线,而加强南溪山医院内科的重任又落在了林钧才的肩上。

1969年冬,林钧才亲赴北京协和医院,从内科点将张乃峥、陈寿坡、蒋明、刘焕民等人赴桂增援。作为林院长"娘家",北京协和医院在人员支持方面大开绿灯,骨科王福权、基本外科潘瑞芹、放射科解毓章、麻醉科董英琦以及护士席素珍、刘慧春,行政秘书范雨田先后投身到桂林南溪山医院的建设中去。

陈寿坡教授与蒋明教授是北京协和医学院1957届的学生眷侣,接到前往南溪山医院的调令后,立刻收拾行装,举家迁往桂林。蒋明教授的父亲蒋汉澄先生也是一位"老协和",素有"中国医学摄影、绘图创始人"之称。他在北京协和医院创建了中国第一个医学摄影室,曾给北京猿人头盖骨绘图照相,制作我国最早的印染法彩色照片,留下了大量珍贵的临床大体标本摄影和显微摄影照片,协和医学摄影绘图室更是为我国的医学摄影事

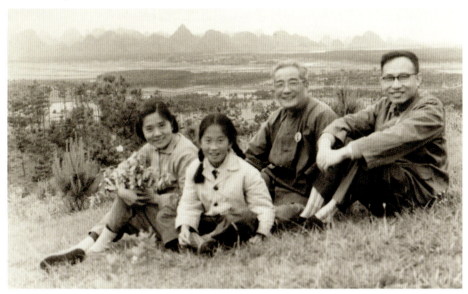
1972年7月，蒋汉澄先生（左三）、陈寿坡（右一）、蒋明（左一）和女儿蒋之东（左二）在桂林

业培养了大批人才骨干。得知女儿、女婿的调令后，蒋先生毫不犹豫地一同南下奔赴南溪山医院。

1969年10月底，陈寿坡、蒋明夫妇带着女儿蒋之东到达南溪山医院的第一个晚上，住院医师就跑到职工宿舍汇报病房有肝病患者出现食管胃底静脉曲张破裂出血。夫妇二人立刻出发赶往病房，陈寿坡教授对患者进行了三腔双囊管压迫止血。在那个质子泵抑制剂和生长抑素尚未问世的年代，三腔双囊管、输血、止血酶和外科手术几乎就意味着治疗的全部，两人不顾旅途劳累，一直在病房坚守，严密监测患者生命体征与血红蛋白的变化。蒋之东半夜醒来，哭着要找爸爸妈妈，蒋汉澄先生只好带着外孙女夜探南溪山医院，被拦在了大门外，悻悻而归。陈寿坡教授回忆："越南肝硬化的患者非常多，大出血的患者实在是太多了，抢救的时候经常遇到血荒，只能靠我们的医护人员、职工和解放军战士为越南患者献血。"

越南多乐省副书记阮玉章，由蒋明教授诊断为亚急性粟粒性肺结核，患者情况极差，几次生命垂危。蒋明教授带领内九病房的医务人员，经过不懈努力，尝试了中药、西药以及各种支持治疗手段，前后历时近20个月，终于让患者转危为安。当他下地步行出院时，被越南方面视为奇迹。

陈寿坡教授谈道："南溪山医院内科病房收治的慢性病人以疟疾、肝炎和结核为主。"据张乃峥教授回忆："印象里越南病人几乎100%有疟疾，很瘦，症状与教科书上记载的疟疾相比非常不典型。而且因为营养较差，肝脏解毒功能低，药物用量较国内相比得少1/4。"

内科医师将营养支持治疗作为结核、肝病、骨髓炎等慢性病治疗的重要辅助手段。当时南溪山医院的患者营养餐达到了我军空军飞行员的标准，而针对越南人民爱吃鸡肉的特点，食堂师傅在经过与患者不断的沟通和尝试后，可以做出酸辣咸鲜多达三四十种口味的鸡肉菜品，被越南患者称为"毛主席给我们吃的幸福饭"。

协和人不仅向越南友人展示了高超的医疗技术，也同时表现出了无微不至的人道主义关怀。1969年，一位越南女干部阮氏理，在河内一家医院甲状腺癌术后复发，同年被转送到南溪山医院。时任外三科副主任的潘瑞芹教授迅速诊断为右侧甲状腺乳头状腺癌，并有淋巴结转移。由于语言沟通的障碍和对癌症的恐惧，阮女士忧心忡忡，而面对可能存在的喉返神经损伤等手术风险更是犹豫不决。潘教授给她讲述了一位中国空军飞行员甲状腺癌术后15年依然保卫着祖国蓝天的真实病例。他温和的态度、动情的讲述和温暖的笑容最终说服了这位年轻的越南姑娘，她接受了甲状腺切除和淋巴结清扫术，以及术后的内分泌治疗。3个半月后，她抱着多活一年是一年的心态重返越南战场。在那个没有^{131}碘治疗的年代，她平安度过了35年，身体依然健康。2005年，她写来感谢信，表示是南溪山医院"再生了她"，并感谢潘瑞芹教授给了她战胜癌症的信心和力量。

1976年，最后一批越南患者回国，援建南溪山医院的医务人员各自启程前往新的工作岗位。在整个越南战争期间，南溪山医院共计救治越南患者5 432人，完成手术2 576例，共计输血779 220毫升。1974年越南驻华大使吴船代表越南国会为南溪山医院颁发越南一级抗战勋章。桂林南溪山医院称得上是中越两国人民以鲜血和生命浇灌的友谊之花。

协和人艰苦奋斗的乐观主义精神，救死扶伤的人道主义情操，热血报国的爱国主义胸怀，熠熠发光，不可磨灭。他们和那些来自祖国各地共建桂林南溪山医院的前辈一起，诠释了时代赋予的历史使命感和国际主义精神，将永远为历史铭记。

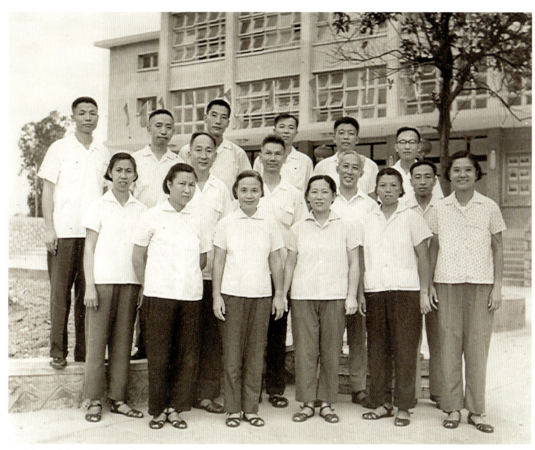

20世纪70年代初,中国医学科学院副院长董炳琨访问桂林南溪山医院时,与援建该院的原北京协和医院的全体医务人员合影
前排左起:刘慧春、曹玉璞、席素珍、董英琦、蒋明;中排左起:张秀杰夫人、林钧才、董炳琨、张乃峥、潘瑞芹;后排左起:范雨田、王福权、张秀杰、刘焕民、解毓章、陈寿坡

中美建交中的协和贡献

新中国成立后,协和医院持续与国际同行保持着频繁的学术交流和友好往来,在中国与其他国家之间架起了一座座特殊的沟通桥梁,也在外交外事活动中扮演多重角色。1971年,协和被指定为中国最早的一批涉外医疗机构,曾经多次承担外国元首访华期间的医疗保健任务,并根据中央的指示成立了外宾医疗科和外事组。

1972年,美国尼克松总统一行400余人访华,开启中美关系正常化之旅。这一天,随行的联合国儿童基金会主席格兰特(James Grant)一行来到北京协和医院老五楼探望住在外宾病房的友人。

言谈间,格兰特回忆起自己的出生地就是北京协和医院。

更深的渊源是,格兰特正是协和第一位公共卫生学教授、中国第一个公共卫生事务所创办人兰安生的儿子,兰安生的那句"一盎司的预防,胜过一磅的治疗"引领了无数预防医学的后来人。格兰特子承父业,作为联合国儿童基金会主席,致力于在更高的平台上为全球母婴健康和教育事业奔走努力。

病案室得知格兰特出生于协和的消息后,很快就以格兰特及其母亲姓名全称和他的出生日期为索引,找到了他的出生记录。每个人或多或少都会对自己生命的来源和起点存在好奇,于是,病案室将格兰特出生记录上的新生儿小脚印拍摄、冲印,交给协和外事办公室,并由外事办公室通过外交部交到格兰特手中。

根据外交部和外事办公室的反馈,格兰特收到这一珍贵的出生礼物时惊喜万分,他没想到这次中美关系正常化之旅还被赋予了"寻根探源"的双重意义。这次外交事件得到了周恩来总理的表扬与肯定,成为中美外交史上的一段佳话。

除了"格兰特的小脚印"这桩医学轶事之外,协和医院还以精湛的医术给国际友人留下了深刻的印象,在中美建交史上书写了传奇的一笔。1971年7月,作为尼克松总统访华前系列外交活动之一，美国《纽约时报》副社长赖斯顿（James Reston）先生受邀访华，期间因急性阑尾炎及阑尾周围炎发作，17日下午紧急送来协和医院，医院十分重视，组织了多位专家会诊，当晚吴蔚然、曾宪九、朱预为其做了手术。手术非常成功，但术后患者出现血尿。问题没解决，曾宪九没有回家，彻夜在图书馆查阅国外文献，最终找到相关线索——国外有研究发现青霉素可致血尿，果断撤药一日后患者血尿消失。

术后第3天，赖斯顿因麻药作用和手术创伤感到腹胀腹痛，中医科李占元大夫为他施行了针刺和艾灸疗法，仅治疗了20多分钟就使疼痛得到缓解。赖斯顿原本就对中医针灸抱有极大兴趣，这次治疗经历使他对针灸的魅力大为惊叹。他在病床上写了一篇介绍在协和就医经历的文章，发表在1971年7月26日的《纽约时报》头版，恰好与当天阿波罗15号飞船登月的新闻一起被读

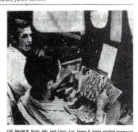

1971年7月26日的《纽约时报》头版发表赖斯顿在协和就医经历的文章

者熟知，这是美国大众传媒第一次向公众介绍中国针灸，该客观报道也增进了美国人民对新中国卫生事业的了解。以赖斯顿的报道为起点，美国媒体对中国针灸术的兴趣大增，由此掀起了美国的"针灸热"。

这一事件对中医针灸走向世界起到了重要的推动作用。2006年1月19日，世界中医药学会联合会、世界针灸学会联合会及美国中医药专业学会在北京共同主办了"纪念尼克松访华，推动中医（针灸）在美国发展35周年座谈会"，吴蔚然教授、李占元医生作为历史事件的当事人受邀参会。同年11月5日，美国中医药专业学会、美国华人医师会等团体在纽约也举行了系列活动，纪念这一中华传统医学在美取得的重大发展。

协和以其深厚的历史文化和医学技术积淀、贯穿始终的国际视野，在中美建交的历史关键时期发挥了作用。治病救人、护佑生命是协和人的初衷，却在无意中为新中国的外交事业增光添彩，留下为人津津乐道的佳话。

2003：抗击 SARS

2003年3月1日，一位近期去过广东的山西人被救护车从太原送到了北京，这位女患者后来被确诊为北京第一例严重急性呼吸综合征（severe acute respiratory syndrome，SARS）。以 SARS 为分水岭，中国的公共卫生政策出现了质的变化。政府的强力介入，是抗击 SARS 取得胜利的关键因素。北京协和医院在此过程中所秉持的专业品质和水准，如坚持小剂量激素疗法以及种种科学手段等，在更长的时间维度上越来越呈现出科学的光芒。

职业敏感未雨绸缪

协和对 SARS 的警觉始自 2002 年底。当时感染内科王爱霞教授曾去广东了解情况。春节刚过，王爱霞教授就根据她在广东对 SARS 患者的诊治经历，面向全院举办讲座。呼吸内科在全院临床病理讨论会（CPC）上也作了《非典型性肺炎》专题报告。同时，医院组织感染内科、急诊科、药剂科和医务处等部门，讨论应对方法。这一切完全是出自医生职业的敏感度和责任心。除此之外，医院着手进行药剂、口罩、隔离衣等物资准备。

2003 年 3 月 17 日，北京协和医院收治了第一例 SARS 患者。之后很快成立了 SARS 领导小组和工作组，几乎每天召开协调会，严密部署防治 SARS 工作。医院成立由呼吸内科和感染内科领导组成的 3 人专家小组，要负责会诊急诊收治的每一例可疑患者。3 月下旬，几位专家就协和初期几个 SARS 病例的发病特点、病理分析、诊断治疗和防护进行了总结和报告。

写下人生第一份遗嘱

2003 年 3 月下旬，多家医院出现了不明原因发热的患者，形势越来越严重。东单周围很多医院急诊科关门，但协和急诊不能关。为了阻击 SARS，协和开辟了两个"战区"——东院病区和西院病区。

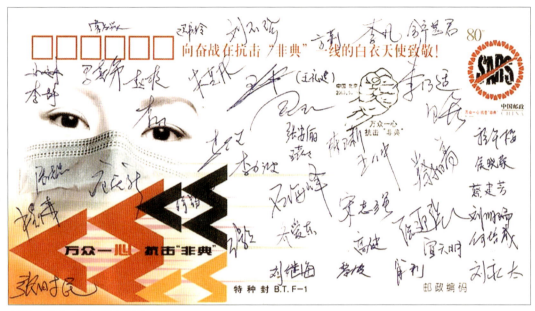

奋战在 SARS 一线的医务人员签名

4月中旬，北京 SARS 及疑似患者明显增加。为了给患者创造良好治疗条件，中国医学科学院将整形医院改造为 SARS 治疗中心。协和连夜组织 50 余位医护人员赴整形医院，两天内将原有医院改造成符合 SARS 患者救治要求的病房。

全院医护由医院统一调配，接到命令的人员均第一时间赶赴前线。不少青年医务人员主动请缨，要求前往一线。一位医生的妈妈在电话那头说："儿子，我有点儿后悔让你做医生了，如果换其他职业，你会像其他同学那样，少担更多的风险。但是既然你选择了这个职业，你就没有退缩可言。你一定要平安回来，我们不能就这么失去你了。"妇产科一位医生专门将孩子送回了老家，他和身为护士的妻子一起写下了人生的第一份遗嘱："把儿子托付给父母和妹妹，万一我们没了，希望他能够好好长大……"

协和人告别了自己的亲人，却把病患当亲人。在一次抢救中，抢救医生通过对讲机向上级医生请示，如果进行全面抢救，可能需要切开患者气道，这样气道内的分泌物就会播散，把医生暴露在更高浓度的病毒环境。上级医生的抢救指令很明确："该怎么治就怎么治，该切开就切开。如果是我们的亲人，你会怎么治？"这些话通过对讲机在整栋大楼里回荡，震撼着每一位医生和患者的心灵。

探索小剂量激素疗法

随着救治经验的积累，4月20日前后，协和组织专家编写了《协和医院SARS诊断治疗指南》，核心就是激素使用6字方针：早期、短程、小量。时间不超过一个星期，防止病情加重。协和专家对大量数据进行分析后认为，SARS患者的T_4淋巴细胞免疫功能非常差，使用激素特别是大剂量激素可能会产生负面影响。因此，SARS患者的日激素最大使用量应严格限制在40~80毫克，远低于其他医疗机构的320毫克标准，并获得了很好的疗效。

一位SARS患者说："协和医院不仅慎用激素，而且是'个性化治疗'，不按统一标准配激素。为此，医生也受了不少委屈和误解。"经过时间的考验，协和当年坚持的小剂量激素疗法以及种种科学手段得到业界的普遍认可。

SARS病情讨论

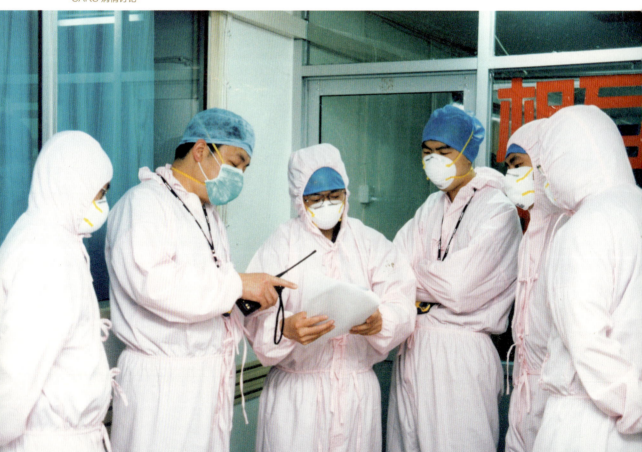

主力转战中日友好医院重症病房

西院 SARS 病区 6 名确诊或疑似患者于 2013 年 5 月 18 日全部康复出院，整形医院 SARS 中心协和病区患者陆续康复，东院区患者逐步转走，基本实现三线告捷。

5 月 14 日，北京协和医院接到卫生部通知，负责在中日友好医院建立两个 SARS 重症监护病房中的一个，共计 20 张床，收治北京最重的患者。协和重症医学科、呼吸科、放射科等相关科室抽调 200 多名骨干，打破专业界限、按需整编，于 5 月 16 日正式进驻。

战斗的第一步就是迅速建立符合严格隔离标准的重症监护室（ICU）。在接下来的 72 小时内，一个现代化的 ICU 以极快的速度建成。只要临床需要，24 小时内无论是器械、设备还是药品一定到位。

所有医护人员每天排 4 班岗，每班岗 6 小时，每个组 5 人。要求提前 1 小时到达第一缓冲区准备着装，从第一、第二缓冲区到半污染区，加上自己衣服一共 4 层。由于着装过程复杂耗时，要求医护人员 6 小时在岗期间不能喝水、不能上厕所。身穿连体隔离衣闷热不堪，戴四层口罩、四副手套在污染区连正常呼吸都难。有时从污染区出来，因为张口呼吸时间太长，下颌关节酸痛不已，痛苦如在桑拿房里关了 8 小时。有人身上、耳朵上长了很多小红包，奇痒无比，这是接触大剂量消毒剂导致的皮肤菌群失调。

协和医护人员借助最严格的防护开展了令人闻之色变的开放气道全部操作，包括气管插管、气管切开、支气管镜检查和胸腔闭式引流等。事实证明，这个 ICU 是北京收治重症 SARS 患者最多的 ICU，也是治愈率最高的 ICU，上百名医护人员无一感染。多年后总结当时的经验，科学的防护是协和能开展高危操作并成功实施抢救的重要基础。

把一切力量拧成一股绳

协和就像一艘战舰，每个岗位都各司其职，运作如常。协和人用他们的专业精神和敬业态度，为社会构筑起一道坚实的防线。

在 SARS 病区组建过程中，医院调动了护理部的骨干力量，这些经验丰富的护士日夜工作才保证了整个系统的正常运转。病理科的医生们在临时搭建的解剖房中完成了 7 例 SARS 患者的尸检。放射科、检验科对临床一线工作给予了紧密配合，放射科几乎全员投入，每天要拍常规胸片 100 多例，床旁胸片 30 多例，以最快的速度将报告送回临床医生手中。

首次分离到 SARS 冠状病毒

在临床如火如荼地救治患者时，急诊科和检验科联手开始了对 SARS 病原体的研究。为了取得患者咽部的标本，两位医生在距离患者 30~50 厘米的地方，用棉签擦拭患者的咽喉部和鼻腔。这样的操作常常引起患者咳嗽和打喷嚏，医生被传染的风险非常大。他们就这样从每一位患者身上取样，获得了珍贵的病原标本，最后 158 例鼻咽拭子被拿到了实验室。

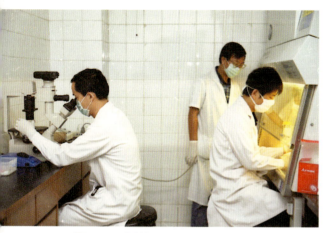

提取 SARS 病毒株

经过电镜检查、测序等步骤后，确定了检测出来的病原体是"冠状病毒"，与国际上的病原体一致。首次分离到的三株 SARS 冠状病毒被协和医院上交国家，因此被命名为"PUMC"病毒株。2005 年初全球首个 SARS 全病毒灭活疫苗完成 I 期临床试验，该疫苗使用了这三株 SARS 冠状病毒中的两株。

弥足珍贵的紧急应对方案

北京协和医院凭借其丰富的诊疗经验以及强大的专家团队，在 SARS 早期诊断、临床治疗及预防感染等环节均探索出了行之有效的应对方法，为国家制定 SARS 应对方案提供了宝贵的第一手资料。

协和医院自行制定了诊断标准，提高初诊准确率。根据临床经验，明确了密切接触者和非密切接触者的判定标准，SARS 与常见典型肺炎和其他非典型肺炎的区分等。疑似症状者就诊时，需在留观当日进行 6~11 项检查，之后定期复查。这一套程序，极大提高了初诊准确率。此外，使用高分辨 CT 检查代替胸片检查还可以减少 SARS 患者的漏诊率。

充分运用最新科研成果，也是协和医院能在早期准确诊断 SARS 的一个重要因素。协和医院联合中国医学科学院、中国协和医科大学组成 SARS 攻关小组，对 61 例 SARS 患者和 56 例健康献血者的血液标本进行对比观察，发现 98% 的患者的 T_4 淋巴细胞绝对计数明显低于正常人。专家们对所有数据分析后慎重得出结论，T_4 细胞数量可以作为早期诊断 SARS 患者的依据。这种方法简便、准确，只需抽取可疑症状者 2 毫升静脉血，两小时内即可得到检测结果，后来被列入协和医院的 SARS 诊疗指南。

在治疗方面，协和认为 SARS 病毒容易引起各类并发症，在没有特效药物的情况下，对患者进行综合治疗尤为重要。他们制订的综合治疗方案包括一般治疗、心理治疗、对症治疗及抗生素、抗病毒药物治疗、呼吸功能支持治疗等，治疗手段远远多于其他医院。协和医院组织了 9 名中青年骨干组成专家组，在救治患者过程中如果出现问题，无论多晚专家组都必须集体会诊，拿出具体解决方案。

对于重症患者，使用呼吸机是最后一道防线。SARS 是由感染引起的急性呼吸窘迫综合征，或多器官功能障碍综合征。要降低病死率，一要将病情阻挡在器官功能衰竭发生之前，二是做好器官功能支持，机械通气应按急性呼吸窘迫综合征的治疗原则进行。在协和医院收治的 246 名患者中，仅有 5 人使用过无创呼吸机，而且无 1 例气管切开患者。这个数字表明，在患者病情较轻阶段采取综合治疗手段不仅十分必要，而且完全可行。

北京协和医院还总结诊治经验，编写出版了国内第一本关于 SARS 诊治的教科书《严重急性呼吸综合征（SARS）诊治》。

抗击 SARS 告捷

6 月 12 日上午，最后两名患者由协和 ICU 病区转至中日友好医院 ICU 病区。至此，协和医院东院、西院，整形外科医院和中日友好医院四个战区实现了全线告捷。经历了最严峻的生死考验的医护人员查体全部正常，实现了预定的零感染目标。

这是一段用生命书写的历史。3 个月内，协和 3 350 名职工中，共有 2 306 人先后奔赴抗击 SARS 的前线，所有人都是勇往直前。医院为改建 SARS 病房、购置设备、建设发热门诊等投入 2 650 万元，收治 SARS 患者 308 例。

协和人怀着对生命的敬佑，以科学严谨的态度、牺牲奉献的精神、高质量的诊治水平，实践了医者的诺言。

2008：驰援汶川

2008年5月12日14时28分，四川省汶川县附近发生里氏8.0级地震。

在突如其来的灾害面前，协和人即时迸发出一种同赴国难、意气相通的凝聚之力：不断增加的请战者名单，陆续出发驰援灾区的医疗队员，持续攀升的捐款总数……协和人用自己的担当和奉献，书写着医者大爱的故事。

5月12日17时35分，北京协和医院接到卫生部任务，迅速组建了由3名胸外科医生、2名胸外科护士组成的医疗队待命。

5月13日凌晨4时，接到卫生部紧急准备救灾药品、物资的命令，有关部门负责人员连夜赶到医院，在数小时内将物资准备齐全。

5月14日17时26分，卫生部要求北京协和医院组织第二批医疗队。当晚，来自骨科、基本外科、麻醉科、内科、儿科的21名医生、护士、工作人员集结完毕。与此同时，还有大量医务人员主动请战。

5月17日、19日、22日，肾内科两名医生和两名护士，内科重症医学科一名医生先后接北京市卫生局指示，奔赴四川抗震前线。更多的医护人员随时待命前往灾区救援。

从地震发生起，协和的各级院领导、医生、护士及行政人员无时不牵挂着灾区人民的安危，他们以最快的速度组建医疗队、准备救灾物资，奔赴救灾前线。行动之迅速，配合之默契，是继SARS后的又一次协和精神的集中体现，彰显出协和人的大爱。

协和人的大爱，是临危不惧、科学应对的职业精神。 刚刚结束外地会诊的重症医学科主任临危受命，作为卫生部专家组成员紧急奔赴灾区。穿行在余震不断的灾区，专家组成员一起在四川各地逐一查看重伤患者，精心指导他们的抢救与治疗。因现场危重症患者多、专业性强、重症患者转运困难，专家组紧急上报中央，确立"将重症患者留在成都大医院，轻伤转运至外地继续治疗"的救治方案，总结出"集中患者、集中专家、集中资源、集中救治"

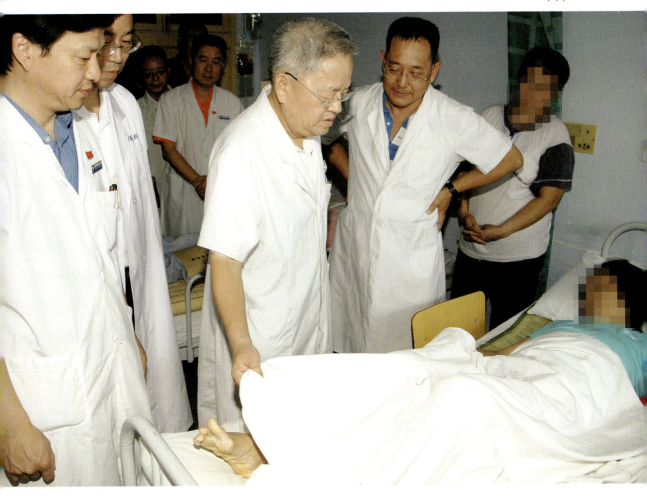

邱贵兴院士带领中华医学会骨科学分会专家团队为震中重症患者会诊

的"四集中"处置原则。不到一周的时间,全国重症医学专家和物资都集中到了成都,大大提高了重症与危重病例抢救成功率,降低了伤者死亡率。因为过度操劳,不过几日功夫,这位主任的满头黑发就变作花白发。

协和人的大爱,是救死扶伤的专业和排除万难的坚韧。第一批队员作为灾区医疗队的先遣队率先出发。到达绵阳市中医医院的当天,大雨如注,不时有余震发生。医院13层住院大楼外表裂痕无数,院内临时帐篷、空地及楼内一层已住了260多位伤员,并不断有救护车、大卡车运送伤员来院,有时一次运来十多位伤员。队员们来不及喝水吃饭,放下行装就投入到抢救伤员的行列中。在余震、高温中,队员除了为伤员治疗伤痛外,还帮助伤员擦洗身体、清理指甲等,与伤员进行交流以缓解其心理压力。23日下午,医院急诊来了一位余震发生时在高处作业而坠落的血气胸患者,已有明显的呼吸困难,协和胸外科两位大夫迅速给患者放置了胸腔闭式引流管,当即见到大量气体排出,患者得救了。他们娴熟的操作令在场医疗队员无不钦佩。

绵阳市中医院特发来感谢信:"在短短的两天时间里,贵院医疗队及时完成了包括抢救伤员、手术、会诊等医疗工作上百起;并坚持工作在第一线,参与科室值班。他们忘我的工作精神和精益求精的工作态度,成为我院广大职工的学习榜样,激励我们克服一切困难抗击这场浩大的自然灾害。"

为救助挤压综合征合并急性肾衰竭的伤员,肾内科的4位医护人员作为第二批医疗队紧急出发,到达当天,他们来不及休整,对受援医院所有外伤患者(177例)进行挤压综合征和急性肾衰竭的排查,完成时已经将近晚上8点。初到的三天两夜里,他们的睡眠时间加起来不到10小时,其中有一半时间是在救援路上的小憩。

协和人的大爱,是待患如亲、无私奉献的医者担当。地震后两周的病房里,胸外科一名护士急匆匆地来到一位白发苍苍的老奶奶身边。因为病情逐渐稳定,她即将被转至云南的医院。这几天因呼吸衰弱一直被重点护理的老人家,虽然还偶发哮喘,但是通过不断地排痰、鼻饲并配合药物治疗,她的痰量已明显减少,不吸氧也能缓慢行走了。得知即将被转运,老奶奶有些担心,害怕到了云南后语言不通、生活不习惯。看着老奶奶局促搓着双手的样子,这位护士俯身贴近老人家身旁,为她详细介绍了云南当地的情况。打消顾虑后,老奶奶脸上露出了久违的笑容,攥着护士的手久久不肯松开。第二批救援队员被分配在了成都市第三医院,病房是由一个地下车库临时改建的。肾内科护士回忆说:"患者的床就是一个很薄的垫子,输液架子是用铁丝弯成的。50多位患者被安排

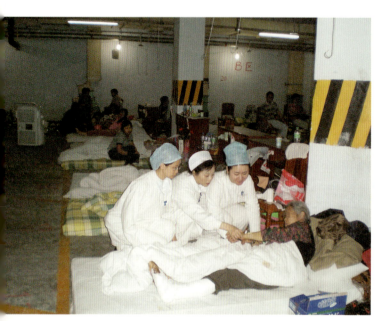

协和护理人员正在护理受灾群众

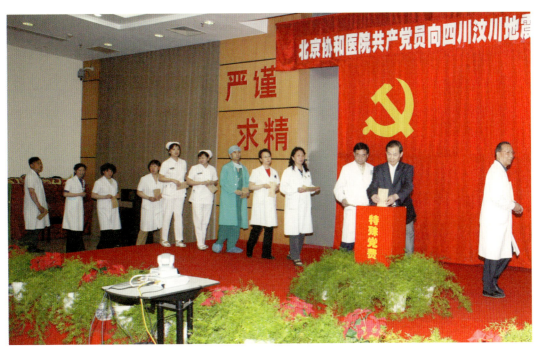

协和人积极为汶川地震灾区捐款献爱心

在这里,我们不断穿行其中给他们换药输液。他们的伤痛不仅在身体上,我便暗自下定决心,还要从心理上帮助他们。"5月21日这天一结束工作,她就立刻去看望一位45岁的安徽大姐。大姐是几年前带着自己的侄女来四川打工的,地震中她的侄女不幸双腿被压,最后只能通过高位截肢保住生命,大姐一直在反复自责、流泪,护士和志愿者们一起为她唱歌、陪伴她、安慰她,看着她慢慢停止啜泣,静悄悄地入睡。

协和人的大爱,更是与灾区人民心心相连、倾尽绵力的无尽善意。在大后方,由医院党委带头,全院职工积极踊跃地为灾区人民捐款,并且三番五次地增加捐款。截至5月22日11时,医院共收到捐款693 193.4元。

灾难的记忆里,有刻骨铭心的悲恸和感动,也有不屈不挠的抗争与奋斗,协和人用无私、专业的行动兑现了不离不弃、守护生命的誓言。

北京奥运：医疗"金牌"

2008年8月，第29届夏季奥林匹克运动会在中国首都北京举行。中国代表团取得51枚金牌，位列奥运会金牌榜首位。一向以综合实力著称的北京协和医院，在此次奥运医疗保障中被赋予了最艰巨的任务，也成功为祖国赢得了医疗"金牌"。

无论是在北京协和医院本部的奥运门诊、病房，还是在运动员聚集区的奥运村综合诊所；无论是在奥运大家庭总部饭店、网球场馆，还是在举足轻重的奥运会开闭幕式上，协和人在不同的时间、不同的空间，在各个关键时刻、关键点上都圆满完成了高难度任务，协和的医疗服务和管理模式又一次在国际事务中受到推崇。

奔赴六大战场，协和人不辱使命

北京协和医院国际医疗部： 从2008年7月下旬至8月24日，作为医院奥运医疗保障任务的主要平台，北京协和医院国际医疗部共接待前来就诊的奥运大家庭成员、奥运志愿者、参加奥运文化交流活动的朋友、奥运观赛者及外国游客188例，其中60%来自奥运大家庭。参与救治科室涉及内科、外科、皮肤科、眼科、口腔科、急诊、肠道门诊和发热门诊等。

因突发晕厥、心房颤动送往北京协和医院的国际奥林匹克委员会某位单项技术官员经过保健医疗部、国际医疗部医护人员紧急的除颤治疗，身体状况恢复如初，愉快地出现在奥运会比赛现场。返院复查时，他握住医务人员的手说，"如果不是你们的及时抢救，我的状况是不可想象的"。

奥运村综合诊所： 共设置17个科室，其中9个科室的主任由协和医院派出的中青年骨干担任。

在综合诊所开诊第二天，国外某著名体操教练下飞机后即出现黑便、脸色苍白，来到综合诊所内科就诊。内科医生通过问诊，高度怀疑患者消化道大出血，立刻请分诊台为患

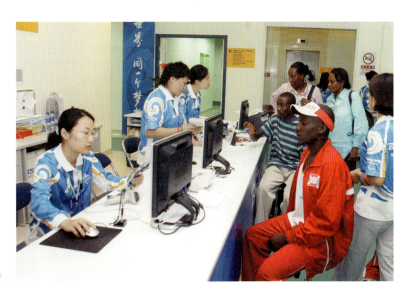

综合诊所接待患者

者联系住院治疗。起初，代表团和本人对此并不以为然，不到15分钟血象结果出来了，显示患者血红蛋白只有52g/L（正常成人为110~160g/L）。患者被安全转到定点医院治疗。事后，该国体育代表团团长来到奥运村综合服务部表示感谢，综合服务部对协和的高水准处理给予了通报表扬。综合诊所患者数随着奥运比赛的推进，在开幕式五六天后达到高峰。以内科为例，平均每天就诊人数达60多人，最高甚至达到100余人。奥运会期间，综合诊所没有出现过一例危重病或传染病漏诊，实现了零差错、零投诉，得到各国代表团和队医的认可。

奥运大家庭总部饭店： 医疗团队的42人中有24人来自北京协和医院，他们需要为国际奥林匹克委员会、国家和地区奥林匹克委员会、国际各单项体育组织、世界反兴奋剂机构、国际体育仲裁法庭的官员、工作人员和观察员共2 600余人，以及奥运大家庭总部饭店的5 000余名志愿者，提供24小时不间断的一般、特需、急救等医疗服务，并做好官员赴京外赛区的医疗保障和公共卫生监督与保障。

从7月22日进驻，到奥运会闭幕，奥运大家庭总部饭店医疗团队共接诊患者424例，其中出诊140人次，转运患者46例。97岁高龄的奥林匹克委员会官员，因患有压疮、偏瘫，行动不便，医务人员每天到他的房间里为他清创、换药，及时发现其心脏病的隐患后将其转入医院奥运病房继续治疗。另一名有多发慢性病的外籍官员，凡是他出席会议，就有一名医生跟随应召，准备随时随地进行急救。医疗队员以精湛的技术、良好的沟通能力、出色的应变能力，获得了国际奥林匹克委员会医学和科学委员会主任沙马什先生的高度评价。

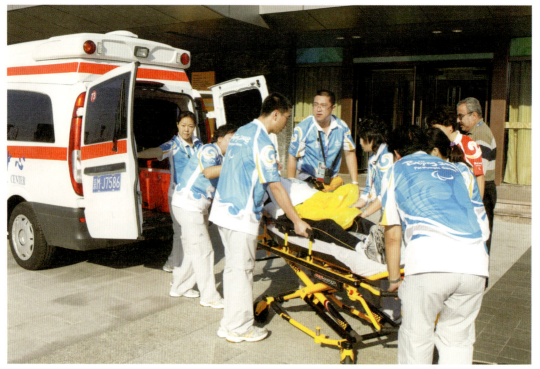
转运伤员

网球馆医疗团队：共有医生10人，志愿者62人，负责每天7 000~10 000人的医疗安全，主要任务是对运动员的运动伤作出应急处理，为观众和志愿者提供服务。奥运会期间他们共接诊近500人，每天少则20余人，多则50余人。一位著名运动员在首次接受协和中医科按摩师的施治后，异常兴奋，一边哼着曲儿，一边说："我变成神仙了！"后来，这名运动员每天训练前后都会来"松松筋骨"，还把自己的教练带来取经。在网球馆开赛后第二天，一位官员因结膜划伤、感染红肿、疼痛难忍，被救护车送走；不到5分钟，一位官员中暑，医疗团队的医生在对其进行简单的现场处理后，急救车很快出发；20分钟后，又一位官员突发心前区疼痛，被送到了医疗站……半个小时内，三个不同疾病的患者，被准确地送往不同的指定医院。

性别鉴定实验室：2008年5月，国际奥林匹克委员会批准协和WHO人类生殖健康培训研究合作中心为"第29届奥林匹克运动会指定性别鉴定实验室"，并正式挂牌，这是奥运史上第一个专门的性别鉴定实验室。协和妇科内分泌专家结合临床、性激素、基因、染色体四种方法，对北京奥运会及残奥会期间有性别争议的运动员进行性别综合判定。

奥运会期间，医院还多次派出专家前往北京医院、中国人民解放军总医院、中日友好医院，支援兄弟医院圆满完成了会诊任务。开幕式与闭幕式主席台的医疗保障任务也交到了协和手中。卫生部有关领导情不自禁地称赞："协和医疗技术过硬、操作规范过硬，关键时刻，把关键事情交给协和，心里非常踏实。"

成功救治刀扎伤重症患者，彰显协和实力

如果说，以上事例彰显了协和人精湛的医疗技术、严密的管理，而当美国游客在游玩途中遭遇意外后，对重伤者的成功救治，则为中国挽回了国际影响，凸显协和应急处理实力。

8月9日下午，一美国游客在游玩途中被刀刺伤，由急救车送达协和。医院立即启动特殊事件安全保卫应急预案，划分出重点保障医疗救治封闭区、媒体采访等候区、美方家属及使馆人员接待区。当晚9点，高难度急诊手术圆满成功。国际合作处代表医院与患者

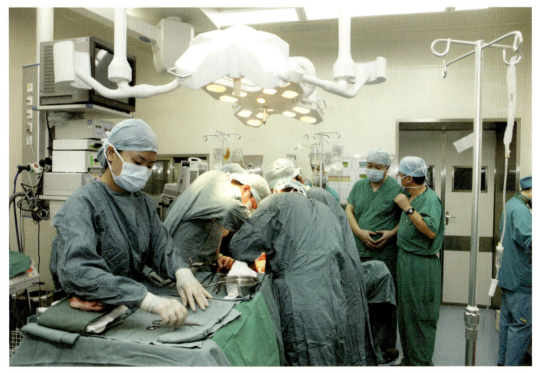

多学科协作成功抢救奥运会期间美国刀扎伤游客，为降低突发事件的影响作出贡献

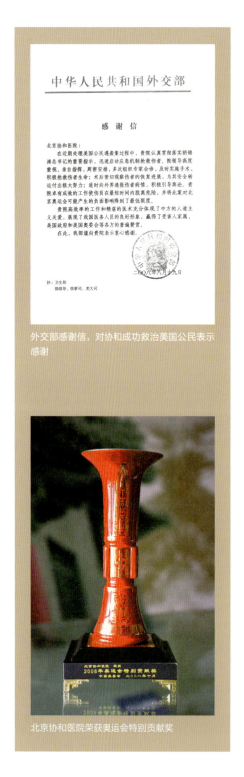

外交部感谢信，对协和成功救治美国公民表示感谢

北京协和医院荣获奥运会特别贡献奖

家属及律师反复磋商、拟定病情报告内容后，次日凌晨1点，协和医院启动特殊事件新闻发言人机制，面对世界各大主流媒体，从容不迫地召开了简短的中英文病情通报会，使这一敏感信息得到了妥善处理。

美国白宫医务部主任多次向美国总统布什汇报了协和医院所采取的救治措施和患者的转归。由于亲眼见到救治工作的全过程，感受到协和的快速反应、一流治疗和服务水平，患者的女儿和女婿于8月11日代表全体家属通过美国奥林匹克委员会在国际互联网上发布公开致谢信。8月15日，患者安全返回美国当地医院。8月24日，患者亲属再次发来感谢协和医院精心救治的邮件。美国驻华大使雷德先生亲赴医院，代表美国政府对协和全体医护人员表示衷心感谢。外交部发来感谢信，表扬协和医院卓有成效的工作使伤员在最短时间内脱离危险，并将可能产生的负面影响降到最低。

至此，北京协和医院服务奥运、保障奥运的医疗实力及突发危机事件的应对能力得到了最好的见证。卫生部批示："协和医院在奥运医疗保障中发挥了中坚作用，承担了奥运村综合诊所建设运行和VIP医疗等重任，并确保城市运行所必须的日常医疗任务。你们的卓越工作确保了奥运的顺畅进行，维护了国家的形象，切实弘扬了卫生抗震救灾的伟大精神。"北京协和医院因对奥运会作出的突出贡献，被授予"2008年奥运会特别贡献奖"。

海外援助：友好使者

2017年11月14日晚，收看《新闻联播》的人们在国家主席习近平访问老挝的报道中看到了医务人员的身影：习主席和一组医务人员——握手并合影留念，随后习主席和老挝国家主席本扬走进病房，两位医务人员分别为两位患者揭去眼部的纱布，重见光明的患者紧紧握住习主席的手，激动地表达了感激之情。

"中国—老挝眼科光明行"活动医疗队于2017年11月6日至16日赴老挝首都万象玛霍索综合医院开展白内障手术。医疗队共14名队员，其中7名来自北京协和医院眼科，另外7名来自昆明医科大学第一附属医院。"中国—老挝眼科光明行"期间，医疗队共为304位老挝患者实施了免费白内障复明手术，这是在中国国家卫生和计划生育委员会和老挝卫生部合作下首次进行的国家层面的此类活动。

此前，协和眼科团队已连续3年圆满完成具有特殊意义的"光明行"任务，包括2014年李克强总理访问非洲期间的配套项目"埃塞俄比亚光明行"、2015年庆祝中国和毛里塔尼亚建交50周年的配套活动"毛里塔尼亚光明行"、2016年开启"一带一路"倡议重要节点医疗合作的"斯里兰卡光明行"。在这些"光明行"活动中，数以千计的患者重见光明，为增进中国和受援国家人民间的友谊作出了积极贡献。

2014年李克强总理访问非洲期间的"埃塞俄比亚光明行"是外交部第一次尝试在高访期间完成医疗任务。医疗队一共6人，带去整整18箱医疗设备，货柜一运抵医院，医疗队员立即投入安装，午夜时分，几个空房间就变成了一个现代化的眼科医院。

参加"埃塞俄比亚光明行"的一位眼科专家介绍，当地九成患者的白内障已经是成熟期和过熟期，这么晚期的白内障在国内很少遇到，手术难度比普通白内障大得多。而且假性囊膜剥脱综合征的患者也很常见，伴有这种眼部免疫性疾病的白内障患者，一是瞳孔散大困难，增加了手术难度；二是其晶状体悬韧带较脆弱，易断裂，会导致晶状体半脱位，这种情况是白内障手术最难处理的情况之一,需要医生有极大的耐心和精湛的技术。

当地没有测算人工晶体的设备和技术,有一半接受白内障手术的患者放置了不合适的晶体,一般情况下患者术后视力达到0.3就比较满意。中国医疗团队带去了人工晶体测量的设备和技术,并在术中植入了个体化度数的人工晶体,很多患者术后第一天的视力达到了1.0。中国医疗队做手术时,当地医生在旁观摩学习,医疗队还举办学术讲座、手术演示,离开时把医疗设备均留在了当地,留下"带不走的医疗队"。

中国医疗队"光明行"项目成果远超预期,得到了李克强总理的高度评价:"你们把大爱带到非洲,是真正的光明使者、白衣天使,我向你们表示崇高的敬意。"

除"光明行"医疗援助外,新中国成立以来,协和有近1 500名业务骨干参加国家医疗队,战斗在"一带一路"沿线和非洲、美洲国家。

2014年上半年,西非地区暴发埃博拉疫情。截至7月,疫情已经在利比里亚、几内亚和塞拉利昂三个国家内蔓延,并波及尼日利亚。8月1日,美国将两名在利比里亚感染埃博拉病毒的医疗援助人员撤回本土。8月12日,日本国际协力机构又撤回了在肯尼亚等西非国家工作的20名日本医生、护士。此时,中国政府紧急派遣了国家医疗队赴西非三国开展埃博拉出血热救治任务,谱写了一曲"逆向而行"的赞歌。

按照党中央、国务院和国家卫生计生委部署,北京协和医院重症医学科、内科重症医学科、感染内科先后派人于2014年8月15日至9月18日、11月21日至12月23日,2015年3月至5月远赴西非疫区,与当地人民一道抗击疫情。

在大使馆的安排下,医疗队在当地医院开展工作,重点跟踪埃博拉疫情动态,了解当地救治情况,提供检测和救治;制订突发事件应急预案、组织应急演练、培训中国驻非医疗队及当地华人;做好中资机构、华人华侨的疫情防控和重大疾病诊治;深入中资企业开展防控疫情的宣教活动等。医疗队员们提供的优质救助和服务,在埃博拉病毒防控和应对突发公共卫生事件国际援助中发挥了重要作用。

医疗队随时听候国家召唤,用救死扶伤、治病救人的国际医疗援助行动,为受援国卫生事业和人民健康作出了贡献,夯实中国与受援国人民友好的民意基础,在中国国际关系史上写下了光辉的一笔。

播爱边疆：精准帮扶

1951年，西藏和平解放，从此之后这片雪域高原上发生了翻天覆地的变化。从1951年至今，一代又一代的协和人带着党和人民的嘱托，在支援西藏自治区医疗卫生事业发展的道路上，谱写了"缺氧不缺协和精神，低压不低协和标准"的动人诗篇。

北京协和医院胸外科徐乐天教授是新中国成立后第一位进藏的医师。1951年9月8日，他作为由张经武将军带领的14人进藏团队中的唯一一名医生，抵达拉萨后，立即与医疗小组一起为当地人免费看病。

1952年9月8日，从北京、西南、西北来的医疗队、科学院的科工队人员和解放军的医务人员共同组建了拉萨市人民医院（西藏自治区人民医院的前身），这是青藏高原的第一所现代化的西医医院。

徐乐天迈出了医疗援藏的第一步，许许多多协和人沿着他的足迹继续前行。1970年，任洪智与徐苓从协和毕业，被分配到西藏。身为共产党员，带头去艰苦地区责无旁贷，他们在进藏路上作出了结婚的决定。到了那曲，在等待往县里分配的时候，二人就在地区招

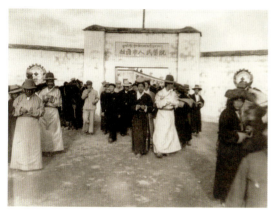

1952年，拉萨市人民医院成立

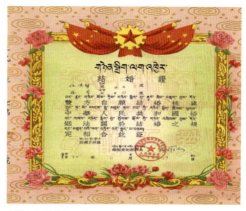

任洪智和徐苓的汉藏双语结婚证

待所花了35元钱买了烟和糖,穿着一身带补丁的衣服办起了临时婚礼,他们印着汉藏双语的结婚证永久地记录了这一时刻。

在海拔4 800米的那曲申扎县,他们一干就是8年。初到申扎县医院,只有两间土房,外面是诊室,里面打针。一年后,他们和当地人一起打土坯、盖房子,把医院扩大成有四排房子的规模,有了简易的手术室、门诊室、化验室、药房和病房,极大程度改善了就医环境。8年中,他们为那曲人民带来安康的同时,也得到当地人民的真诚相待,他们说,"那里已经是我们的第二故乡"。像这样毕业后扎根西藏、为西藏医疗卫生事业作出贡献的协和人还有很多。

仅在20世纪70年代,协和就先后派出了7批医疗队共47人抵达阿里地区,深入村社、高原牧区,夜以继日、废寝忘食为农民看病治病,培训"赤脚医生"。阿里是西藏最大的无人区,医疗队员骑马走一天,也只能巡诊几个帐篷。强烈的高原反应、贫瘠的生活条件、缺医少药的现实状况,始终难不倒医疗队员。在那些艰苦奋斗的日子里,一批批协和医生们秉承着革命乐观主义精神,一边动手治病,一边提笔写诗,让民族团结之花盛开在雪域高原。

近年来,协和人在援藏的道路上开启了新篇章。20世纪90年代以来,几乎每年派出协和医疗队赴西藏工作,医护人员誓言要在西藏留下"不走的协和医疗队"。2015年8月,为了让西藏自治区尽早实现"2020年大病不出藏"的愿景,中组部医疗人才"组团式"援藏

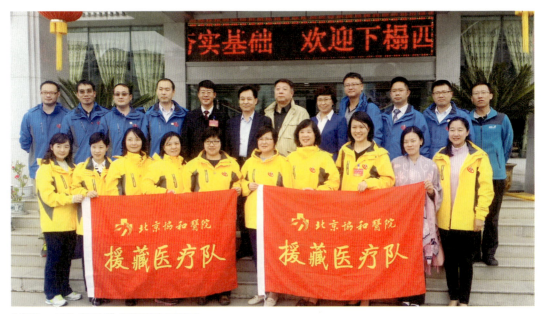

协和第一、二批"组团式"援藏医疗队交接仪式

号角吹响，由北京协和医院牵头，携手北京大学第一医院、北京大学人民医院、北京大学第三医院走进了西藏自治区人民医院。以问题为导向，通过顶层设计明确目标，制订详细规划精准援藏，探索人才培养新模式，使西藏自治区人民医院的学科水平和辐射能力稳步提升。2018年7月，李克强总理在看望慰问援藏医护人员时，高度赞扬"组团式"援藏模式。

"天路"在协和人的脚下不断延伸。2010年6月30日，北京协和医院与内蒙古自治区和林格尔县医院、托克托县医院对口支援工作正式启动，医院每年选派医疗队员前往当地开展医疗帮扶工作，承担京蒙对口支援任务，为协和落实大型公立医院责任担当的历史又添一笔。

在援助过程中，医患之间的感人故事每时每刻都在发生着。首批被派往内蒙古自治区和林格尔县的一位普通内科专家回忆，在当地出门诊时，一位40多岁的男子抱着一位妇女进来说："我只有200块钱，这是我媳妇，躺炕上一年多了，什么活也不能干，你能给治我们就看，不能治我们这就回去。"这位丈夫是赶了40多公里的路程，用手扶拖拉机把媳妇带过来的。询问病史并认真查体后，专家诊断她只是类风湿关节炎，因为没有得到很好的诊治才发展至今，于是告诉患者丈夫，这个病可以治，而且也用不了200元。半年后，听说医疗队要离开，患者专程赶来，用粗糙、带有泥土的手把自己炒好的黄豆一把把装入队员们的口袋中。这位专家感慨，"这种性命相托的信任，让我深深感受到身为医者的自豪！"

春夏更迭，寒来暑往，无论是踏遍陕西、甘肃、青海、宁夏、新疆的10支西北医疗队，还是冲在抗洪抢险、抗震救灾一线的医疗小分队；无论是新时期援疆、援藏、援蒙的国家医疗队，还是对口支援的基层医疗队，协和人作为医疗卫生体系的"国家队"和"主力军"，以奋勇当先的精神肩负起国家使命和社会责任。

70多年来，协和对基层医疗事业不间断的帮扶带来了广泛的社会赞誉。2015年，在中央电视台主办的"寻找最美医生"大型公益活动中，北京协和医院巡回医疗队荣获"最美医生团队"称号。2017年，北京协和医院"组团式"援藏医疗队再获"最美医生团队"称号。2017年8月，在全国卫生计生系统表彰大会上，北京协和医院等医院"组团式"援藏医疗队被授予"全国卫生计生系统先进集体"荣誉称号。

历史的接力棒终将交到年轻人手上，国家健康扶贫事业和基层医疗卫生事业在呼唤新的血液。相信在一代代医疗队员的执着坚守和无私奉献下，基层医疗水平一定会不断提升，人民的生命健康一定会更有保障，健康中国的美丽愿景一定会早日实现。

2020：阻击"新冠"

2020年年初，新型冠状病毒肺炎（简称"新冠肺炎"）疫情突然袭来。

1月20日，习近平总书记对新冠肺炎疫情作出重要指示，要把人民群众生命安全和身体健康放在第一位，制定周密方案，组织各方力量开展防控，采取切实有效措施，坚决遏制疫情蔓延势头。

疫情就是命令，防控就是责任。在党中央的坚强领导下，亿万中华儿女众志成城、团结一心，迅速打响了疫情防控的人民战争、总体战、阻击战。在每一次战"疫"的重大历史关头从不缺席的协和人，也迅速投入到这场没有硝烟的战斗中，在历史的坐标系上写下了协和的名字。

闻令而动：迅速应战

早在2020年1月初，协和医院就对新冠肺炎有所警觉并进行了未雨绸缪的部署。1月6日，医务处在院周会上通报了武汉市不明原因肺炎疫情，强调了诊断和防控要点。

1月18日，内科重症医学科主任杜斌教授作为协和驰援武汉第一人，加入以钟南山为组长的国家卫生健康委员会高级别专家组，调研指导疫情防控工作。专家组经过认真研判，于20日公布新冠病毒存在"人传人"现象，使国家应对疫情的政策发生了重大改变。

1月21日，医院召开疫情防控部署会，明确协和疫情防控的总目标和总要求。赵玉沛院长强调"在精心救治病人的同时，确保医务人员零感染"。这不仅是对医者的爱护和对患者的承诺，更代表了协和人打好防疫阻击战的坚定决心。

1月23日，武汉关闭离汉通道。医院党委发出《致全体党员的公开信》，号召全院党员团结起来共克时艰，坚决打赢防控疫情阻击战，短短18小时内，全院3 306名同志报名请战。

1月24日，除夕当日，新冠肺炎疫情多部门联防联控工作例会模式启动，此后每天上午9点，院领导传达国家及北京市最新防控要求，听取汇报、解决问题、部署工作，成为全院战"疫"的作战总指挥部。

1月25日，大年初一，正是阖家团圆的日子。晚8点，医院接到国家卫生健康委组建医疗队驰援武汉的紧急任务。短短3小时，从3 306名志愿报名者中精挑细选出的21名呼吸、感染、重症专业精兵强将成为首批队员。协和与其他5家在京委属委管医院组成国家援鄂抗疫医疗队，由韩丁副院长担任医疗队领队，于1月26日下午奔赴武汉。

自此，在防控和救治"两个战场"，前后方协和人并肩战斗，肩负着"精心救治病人的同时，医务人员零感染"和"提高危重患者治愈率、降低病亡率"的目标和使命，展开了与病魔的殊死较量。

前方战场：尽最大努力救治危重症患者

首批医疗队到达武汉后，在韩丁副院长的带领下，克服重重困难，从无到有两度改建病房。2月4日，由协和医疗队牵头建设的重症加强病房在48小时内改造完成，并于当晚收治18名患者。2月7日，由张抒扬书记担任领队的第二批医疗队142人飞抵武汉，在前线鏖战时刻予以增援。协和医疗队于当日起整建制接管华中科技大学同济医学院附属同济医院中法新城院区C栋9层西区重症加强病房，这里成为协和医疗队抗疫的"主战场"。2月19日，为了提高治愈率，心脏、肾脏和重症专业的20名"特种兵"增援武汉。2月27日，检验科2名队员也受命出征武汉，加强临床检验实力。至此，奋战在武汉前线的协和医疗队员达186人。

对协和人来说，他们面对的是一场前所未有的"遭遇战"。重症病房收治着"重中之重"的危重症患者，工作量最大的时候，32张病床用上了28台呼吸机。

面对陌生的病毒和急剧变化的病情，协和人迎难而上。首先且必须要做的，是快速建立工作模式，引导科学、规范、有序救治。医疗队组建前线核心组，由21名队员组成，每晚8点召开工作例会，凝聚集体智慧，针对临床问题不断优化、调整个体化诊疗策略。医疗队还因地制宜建立起了40多项规章制度，包括危重症患者诊治流程、医护人员诊疗常规、安全防护制度等。强调"三基三严"和"到病人床边去"，三级查房与疑难病例讨论是协和的"传家宝"，拥有17个学科的团队充分发挥了综合诊治优势。在治疗方面，采用多学科协作、全方位个性化的治疗方案，形成"一人一策"；在护理方面，基础护理、专科护理与

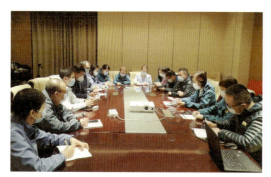
医疗队核心组每晚召开工作例会

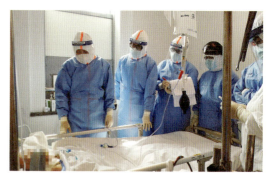
三线教授、二线医师、一线医师及主管护士每日查房

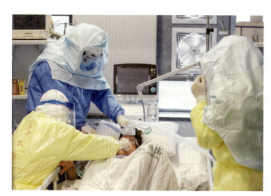
教授每日进入"红区"亲自进行危险操作

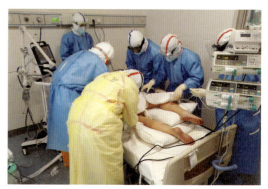
医护人员为患者进行俯卧位通气

人文护理相结合,实行"责任制一对一护理"。针对重症患者的救治,医疗队回归到医学"最初"的基本规律和基本做法,在不知道哪种办法有效时,采取"能上的方法都上"的策略综合施治。在中法新城院区,协和人率先开展有创机械通气、俯卧位通气、体外膜肺氧合(ECMO)、抗凝治疗、支气管灌洗、血滤吸附治疗等,最早实现患者成功脱机拔管,并转出重症加强病房。

前后方"云上"多学科大查房,也发挥着为医疗队提供全面学术支持的重要作用。自2月19日起,由赵玉沛院长牵头、多学科顶尖专家参与,共举行24次远程会诊,对临床问题及时进行研究探讨,第一时间提供最合理的治疗策略,指导科学精准施治,其中包括5次临床病理讨论会,联合兄弟医院开展遗体解剖与发病机制探索。

"让党旗在防控疫情斗争第一线高高飘扬"。3月6日晚,张抒扬书记在前线讲了一堂特殊而生动的党课,以党员的先锋模范作用凝聚起强大战力,以党组织的战斗堡垒作用带

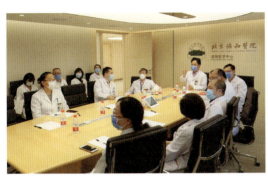 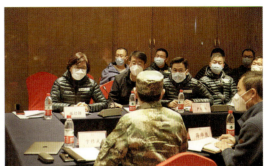

协和多学科团队（左）与前线医疗队（右）共同举行远程临床病理讨论会

领全体队员攻坚克难。援鄂期间，医疗队共组建了6个临时党支部，开展主题活动32次，讲主题党课3次，举办"疫线课堂"37期。共有52名队员递交了入党申请书，41位队员火线入党，协和医疗队中党员比例达到74%。"实践证明，党建工作使整个团队保持了高昂的士气，更让我们看到了年轻人坚定的信仰以及他们要求加入中国共产党的决心。"张抒扬书记无比欣慰。

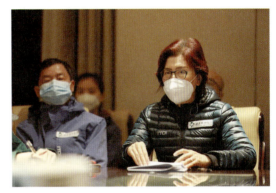

张抒扬书记讲党课"中国共产党人的初心和使命"

4月6日，国家卫生健康委马晓伟主任到驻地看望大家时称赞："协和国家医疗队在疫情防控最关键的时候来到武汉，把协和的精神、协和的风格、协和的思想带到了这里，在重症救治过程中创造了很多好经验、好做法。在这次抗击疫情的过程中，协和的旗帜一直高高飘扬。"

4月12日，运行了69天的重症加强病房正式关闭，这里共收治新冠肺炎危重症患者109人，其中75人使用了有创呼吸机，6人进行了ECMO治疗，18人进行了96例次的血液净化治疗，46人进行了俯卧位通气，38人次使用了床旁气管镜……每一个数据都是艰难抗疫历程的印记。4月15日，协和医疗队作为最后一支撤离武汉的国家医疗队凯旋，圆满完成国家任务。6名协和专家受国家委派继续留守武汉，攻坚最后的"重症堡垒"，他们被称为抗疫"压舱石"，直至4月27日才撤离武汉。

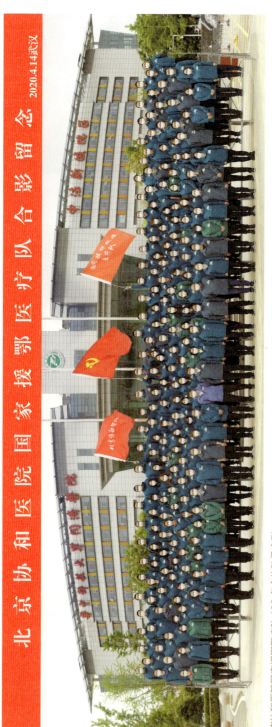

北京协和医院国家援鄂医疗队186名全体队员合影

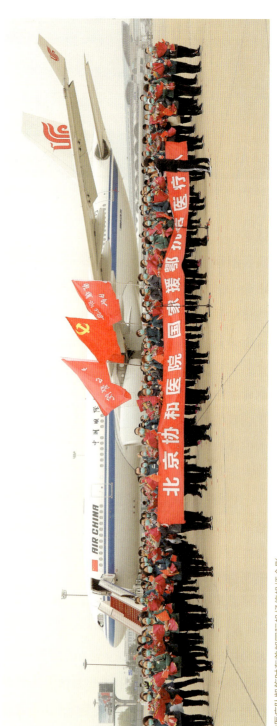

协和医疗队凯旋时在首都国际机场停机坪合影

后方战场：精心救治病人同时医务人员零感染

在赵玉沛院长的带领下，北京协和医院积极开展联防联控工作，尽最大努力防止人群感染，尽最大可能挽救更多患者生命，不漏掉一个新冠肺炎患者，不延误一个危重患者。

科学防疫，制度先行，首先要构建传染病防控的"协和体系"。1月31日，医院发布《北京协和医院新型冠状病毒防控体系及标准操作流程》，分为院感防控、医疗、护理、转运、人员综合管理、宣传教育、后勤保障、物资管理、科研及法律支撑十大体系，为疫情期间医院的高效平稳运行提供了科学规范的指导。

医院打破职能界限，全院一盘棋。实行项目小组制，设六大工作组，每组由一位院领导负责，专项开展医疗救治与院感防控、应急人员培训与协调、应急物资保障与管理、环境消毒与院区安全、综合协调与新闻宣传、生活保障与员工关怀工作。

医疗救治与院感防控组对全院各医疗单元和职能部门进行巡查督导，门诊采取严格的三级防控措施。应急人员培训与协调组牵头，自2月11日起全面开展了全院全员重症培训，为抗疫积蓄"后备军"。应急物资保障与管理组开源节流，实行战略物资管理，周全筹备前

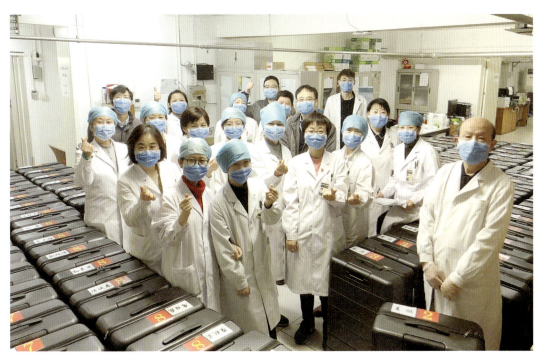

医院多部门通宵工作为第二批国家援鄂医疗队准备物资

线物资。环境消毒与院区安全组加强一线人员衣食住行保障，打造洁净医院，降低感染概率。综合协调与新闻宣传组全面协调医院各项事宜，加大正面宣传力度。生活保障与员工关怀组用精细服务为前后方一线工作人员提供最贴心的支持和最温暖的关爱。

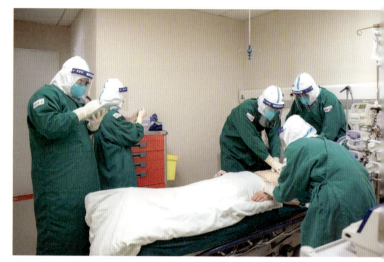

发热门诊转型为救治发热及危重症患者的"综合小急诊"

面对严峻的防控形势，医院第一时间升级发热门诊和急诊，筑牢疫情的第一道防线；大力推进线上咨询与线上诊疗服务，满足普通患者的就诊需求；全院各科室积极落实疫情防控与患者救治两项任务，救治急危重症患者。

1月21日，医院将发热门诊、肠道门诊辟为新冠肺炎患者诊疗区域，实现集中隔离收治；1月25日，封闭急诊与大院区之间的通道，发热门诊医护人员走专属通道；1月29日，发热门诊CT室落成启用；2月10日，急诊按医院感染控制标准实行"红、黄、绿"分区管理，采取错峰制，杜绝人员聚集。医护人员齐心协力，将发热门诊迅速升级转型为救治发热及危重症患者的"综合小急诊"，最高日诊量200余人次。

自2月10日起，"全日线下门诊、各科专业性热线电话咨询、互联网线上咨询"三位一体门诊服务模式正式启用。恢复全日普通门诊，"一医一患一诊室"，着力解决患者刚性需求；各临床医技科室均开通热线电话咨询服务；通过线上免费发热和专科咨询，分流部分患者到"云上"答疑，至3月11日，共有43个科室开通网上专科咨询。5月12日，北京协和医院互联网诊疗服务首次上线，"云上协和"建设再提速。

医院在做好疫情防控工作的同时，尽最大努力救治急危重症患者。1月30日，大年初六，心内科为急性广泛前壁心肌梗死患者成功置入支架；2月13日，心外科为急性心肌梗死患者施行急诊搭桥手术；3月21日，基本外科为埃及急性腹膜炎患者施行急诊剖腹探查……医护人员在疫情所致的重重困难下，与时间赛跑，与病魔抗争，一次又一次挽救了患者的生命。

协和经验：助力全国乃至全球战疫

活跃在疫情防控、科学救治第一线的协和人，将所积累的丰富而宝贵的经验，通过各种方式积极分享，用协和智慧助力全球抗疫。

协和人将临床实践形成了指南与共识。全院多学科近 30 位专家经多次讨论、反复修改，于 1 月 25 日形成《北京协和医院关于"新型冠状病毒感染的肺炎"诊疗建议方案（V2.0）》。3 月 14 日，该方案的英文版在国际期刊《新发现病原体与感染》（*Emerging Microbes & Infection*，*EMI*）发表。这一建议方案曾被国家《新型冠状病毒肺炎重型、危重型病例诊疗方案（试行第二版）》和《新型冠状病毒肺炎诊疗方案（试行第八版）》引用，其英文版也为世界各国医护人员提供了重要参考。3 月 4 日，以协和护理团队总结的新冠肺炎危重症患者护理经验为基础蓝本的《新冠肺炎重型、危重型患者护理规范》由国家卫生健康委正式发布。杜斌教授作为重症医学专家，参与了新冠肺炎 3 项国际指南、1 项亚太指南和 1 项亚太共识的制定。

协和人在基础研究领域进行了合作探索。5 月 1 日，张抒扬课题组联合中国科学院上海药物研究所、浙江大学基础医学院课题组在《科学》（*Science*）杂志在线发表论著，合作团队首次解析新冠病毒重要药靶 RNA 复制酶和抑制剂瑞德西韦（Remdesivir）的高分辨冷冻电镜结构，阐述 RNA 复制酶结合 RNA 的模式，以及瑞德西韦抑制 RNA 延伸的机制，为相关抗病毒药物的研发提供了理论机制和结构基础。

协和人对临床现象背后的机制进行了深入探究。3 月 20 日，协和感染内科团队在 *EMI* 发表文章，探讨新冠病毒感染潜在发病机制，并提出静脉输注人免疫球蛋白联合低分子肝素抗凝治疗可能改善重症患者的预后。4 月 8 日，协和前后方团队合作在《新英格兰医学杂志》（*New England Journal of Medicine*）发表通讯文章，在国际上首次报道新冠肺炎患者出现多种高滴度抗磷脂抗体的临床现象，提示患者自身免疫紊乱与凝血异常、血栓事件发生密切相关。

协和人还总结分享了临床诊治经验。3 月 31 日，《北京协和医院在新冠肺炎流行期间的急性心肌梗死救治建议》在线发表于《欧洲心脏杂志》（*European Heart Journal*），为疫情期间急性心肌梗死的救治提供了可操作性强的临床实践指导。5 月 4 日，协和护理团队在《英国医学杂志》（*the BMJ*）上介绍了中国护士在抗击新冠肺炎疫情中所扮演的重要角色，并分享了成功的护理经验。8 月 20 日，急诊科发热门诊团队在《英国医学杂志·开放获取期刊》

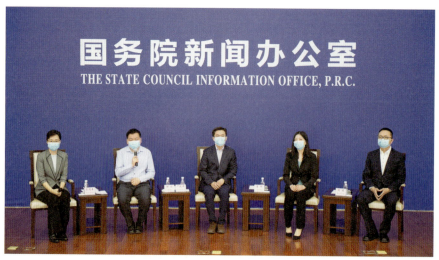

2020年3月16日，国务院新闻办公室疫情防控英文记者会

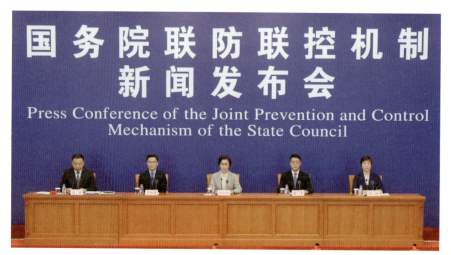

2020年5月5日，国务院联防联控机制新闻发布会

（BMJ Open）上发表论著，回顾性分析了疫情期间发热门诊升级及流程优化对疫情防控和危重症患者救治的积极作用。

富有科学精神的协和人未有一刻懈怠，疫情期间的研究呈井喷式增长，除上述文章外，协和人的名字还相继出现在了《麻醉学》《克罗恩病和结肠炎杂志》《临床睡眠医学杂志》《放射治疗与肿瘤学》《心理治疗与心身医学》《细胞研究》《危重症医学》等国际期刊，更多疫情相关研究还在不断推进中。

3月16日下午，国务院新闻办公室召开协和专场英文记者会，向全世界介绍新冠肺炎重症患者诊治的"协和经验"。5月5日，协和登上国务院联防联控机制新闻发布会第一百场，介绍协和医疗队援鄂抗疫情况。疫情期间，协和团队及个人7次登上国家新闻发布会，与10多个国家开展了20余次国际远程连线，协和参与的中国国际电视台（CGTN）"全球疫情会诊室"特别节目收看人数超过1亿人次。

由北京协和医院组织编写的科普读本《北京协和医院新型冠状病毒感染大众防护问答》、北京协和医院护理团队策划编写的《实用新型冠状病毒肺炎护理手册》、心理医学科与华中科技大学同济医学院附属武汉协和医院联合编写的《新型冠状病毒肺炎疫情中各类人员心理防护协和实用手册》，均作为凝结着"协和智慧"和"协和经验"的及时雨，在第一时间为大众提供了科学而又实用的指导。

在疫情面前，人类已成为命运共同体，协和人用实际行动诠释了"疫情无国界"的医者担当。

北京疫情防控：构筑院感防控的坚固防线

6月，北京疫情防控再度进入非常时期。医院以核酸采样能力和检测能力双提升为核心，以急诊综合治理、门诊精准防控为重点，构筑起院感防控的坚固防线。

6月11日，北京新增本地确诊病例1例。13日，医院第一时间召开院长办公会、行政办公会，作出一系列重要决策部署。14日，召开疫情防控工作例会扩大会议，即日起恢复疫情防控工作每日例会，贯彻落实院内防控工作要点。15日，召开疫情防控专题院周会，9个部门发布院感防控方案细则，织密防护网。一场疫情防控的北京保卫战以"协和速度"迅速打响。

赵玉沛院长指出，"协和长期以来重视院感防控工作，在支援武汉期间将协和经验成功移植到当地，又将武汉抗疫一线积累的新的成熟经验带回北京。坚决压实'四方责任'，落实'四早'措施，我们一定能打赢这场北京保卫战。"

医院建立新的工作机制，以张抒扬书记为总指挥、吴文铭副院长为副总指挥，设立专家督导组、院感防控小组、综合协调小组以及新闻宣传小组四个院级工作组。院领导带头现场办公，中层干部深入基层协调解决问题，全院各科处室迅速行动起来，一系列新举措、新方案在严格论证下落地。

专家督导组由具有丰富抗疫实战经验的6位援鄂医疗队核心力量组成,为医院防控体系"把脉",指导全院加强完善防控工作,使防控举措更科学精准;院感防控小组依托医院感染管理处开展工作,200余名兼职医院感染控制员对全院感染控制落实情况进行"地毯式""全覆盖"督查,并制订防护指南,使防控体系更密实牢固。

北京疫情防控重点在于"防",快速提高医院核酸应急检测能力,做好重点人群核酸筛查是关键。为确保医疗安全、患者就医安全及医务人员安全,医院于6月18日在全市医疗机构中率先完成包括全院职工、各类外包人员和所有学生在内的近万人核酸检测,为大规模规范开展核酸检测提供了经验。

医院全力支援北京市新冠病毒核酸检测工作。6月18日接到支援任务后,2个小时内组建了203人的核酸采样队,从20日起分批次前往东城区、西城区、丰台区和大兴区4城区以及海淀区4所高校,在酷暑天气中"火热"支援核酸检测采样,共派出队员377人次,完成采样53 288人,单日采样量高达15 804人。

为规范区分院区患者人流,提升新冠病毒核酸采样能力,医院以战时状态仅用70个小时在急诊北侧建成了200平方米的核酸采样方舱,于6月22日启用。方舱符合传染性疾病防控规范和安全要求,集核酸登记、开单和采样功能于一体,日均采样能力超过4 000例。

为提升实验室核酸检测能力,多部门通力协作,仅用58小时紧急改建成具有"三区两通道"传染病隔离布局、符合生物安全规范的大通量核酸检测实验室,于6月24日启用后,医院的核酸日均检测能力从4 000例样本提升至万例样本级别,单日最高检测17 156人次。

为筑牢急危重症患者救治的第一道防线,院领

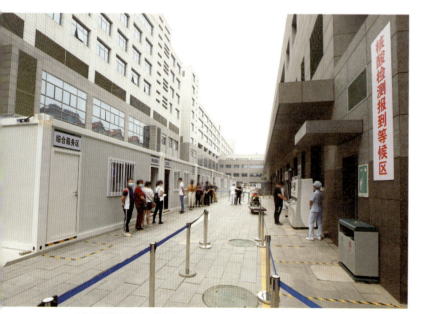

刚启用的核酸检测采样方舱

导靠前指挥，带领医疗、护理、院感、急诊、综合协调"五大纵队"，建强急诊平台。预检分诊前置，优化室内布局，降低人员密度；多学科精锐下沉帮急诊"泄洪"，联手开辟急诊"单病种绿色通道"；一体化调度院内外医疗资源，探索破解"急诊永远少张床"的难题。

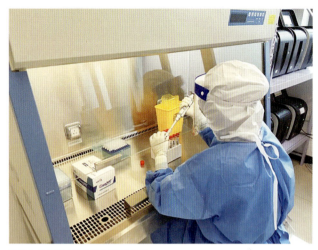

工作人员在新实验室进行核酸检测

为了让患者安全有序、踏实放心就诊，门诊严格执行非急诊全面预约和分时段就诊制度，细化三级防控措施，优化流程布局，加强标识引导，充实防控人力，调控门诊规模，多措并举提高"立体化"门诊服务能力。

无论是核酸检测，还是门急诊等院感防控第一线，都需要充足的人力保障。全院党组织发挥战斗堡垒作用，党员干部率先垂范，冲锋在前；来自全院多个岗位的近200名志愿者无私奉献，全力支援。协和人众志成城，汇聚起疫情防控的强大合力。

在近40天的北京疫情防控过程中，北京协和医院以"协和效率"和"协和品质"，顶住了疫情防控与复工复产的双重压力，实现了住院患者与医务人员"双零感染"的目标，在精准防控的同时坚持"协和标准"，确保每一位患者得到精心救治。

在2020年这场疫情"大考"中，全体协和人慎终如始、战"疫"到底，用根植于心的家国情怀、医者仁心的崇高精神、厚积薄发的学术品质、科学精准的综合施治，向党和人民交出了合格的答卷，用医者大爱谱写了护佑人民健康的华美篇章。

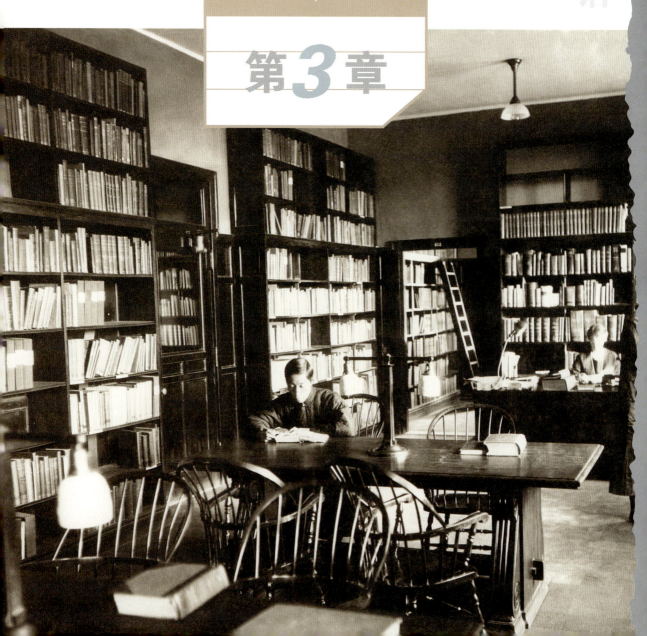

第3章 文化传承

中国现代医院史话

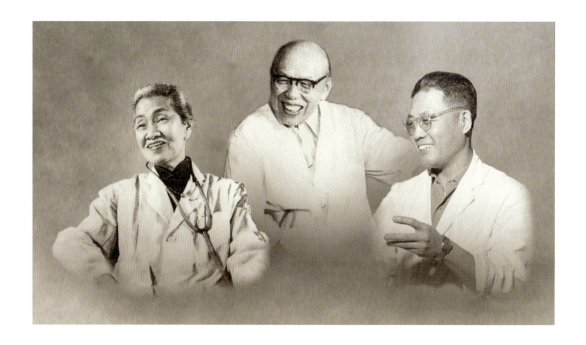

三位"大"医生

  医生有很多,什么样的医生才有资格被称为"大医"?这远不止是一个技术问题。协和在国内外的巨大影响力是多种因素共同造就的,除了医术高超、科研实力雄厚、设备先进等可量化的指标之外,无形但同等重要的是深厚的医德传统,其核心就是一个问题——医生该如何对待患者?

  张孝骞,协和医院内科老主任,我国消化病学奠基人。他终生没有留下一本鸿篇巨著,却成为中国科学院首批学部委员(院士)之一,为什么呢?

20世纪60年代初,来了一位女患者,症状很奇怪:一感冒就休克。其他医院诊断是肝炎。张孝骞没有轻易下结论,他记得自己看过这名患者,时间是30年前。前后对比,他准确地作出诊断:患者得的是希恩综合征。

随行医生惊讶不已,30年前看过的患者,还能记得这么清楚?

原来,他总是随身携带一个小笔记本,每看一个患者,就记下姓名、病历号码、主要诊断和特殊病情。遇到疑难病例,他随口就能指出某年某月某病房某患者与此类似,似乎从未离开患者身边。

从医六十多年,他用上百个小本子记录了患者的点点滴滴。一些曾与他共事的大夫始终记得当年的情景:他总是歪着头,眼睛凑近小本子,仔细地记录。晚年的张孝骞右眼几近失明,左眼一米以外就看不清人,每天要靠扩瞳药物维持视力,但仍坚持做笔记。他小心

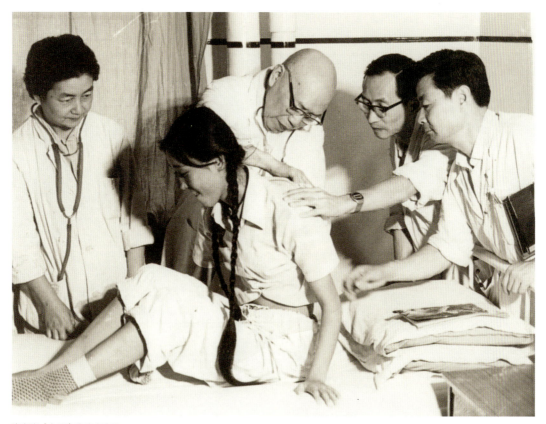

张孝骞(左三)为患者查体

吃力地记着,字还是不知不觉写串了行……宁静的灯光照着他的白大衣,照着他衰老的背影,照出的不像一位被尊为"医圣"的权威医生,反倒像个认真听课的小学生。

作为一代名医,张孝骞可以说是什么身份的患者都见过,却从不以衣着华朴、地位高低、关系亲疏来决定医疗态度,从来都一视同仁。

不论什么人写信求医,他都亲笔回复。协和档案中,至今保存着他与各地老百姓的很多通信。如果来信人是北京的,他还会随信附去一张门诊预约条,客气地写上:"你要是方便的话,来医院我再给你看看。"

后来他年纪大了,回信越来越吃力。学生想代写,却被他婉拒:"患者啊,因为尊敬我才给我写这封信,如果我马马虎虎让别人回答一下,对患者很不礼貌的。"

再后来,他实在写不动了,为此深感自责。

1986年1月4日,89岁的张孝骞在日记中写道:"复几封人民来信,占去不少时间,有些字的写法记不清了,必须查字典!衰老之象,奈何。"

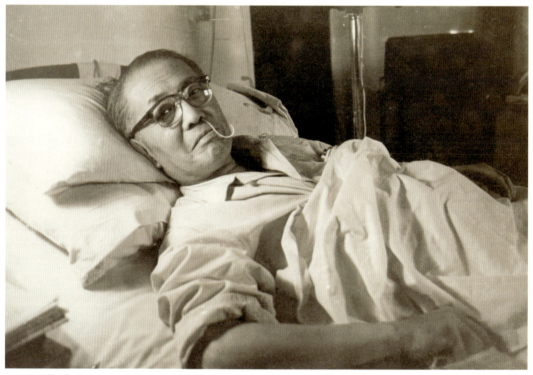

1985年,曾宪九身患癌症住进医院

这几行字，不知让多少后辈唏嘘慨叹。

不仅医术精湛，更时刻把患者装在心里的人，才是备受尊敬的"大"医生。

协和医院一级教授曾宪九，我国现代普通外科的重要奠基人。1984年10月，他曾给一位患者写了这样一封信："张贵纯同志，你在9月16日诊视后已将近一个月，应该返院随诊……以明确诊断，希望您不要延误。"

患者张贵纯因胰腺增大被怀疑是胰头癌，自己都放弃了希望，就没来复查。曾宪九比患者还着急，又给张贵纯单位领导写信，请他一起催促。张贵纯并不知道，那时的曾宪九已是肺癌晚期，身体每况愈下，从家走到医院仅200米的距离，都要在路上歇几歇。曾宪九写这封信时，他自己的生命也只剩下231天了。

多年后，已恢复健康的张贵纯还记得当年再次见到曾大夫的情形："他抬头看见我，乐了，说'你终于来啦？你自己对生命怎么不珍惜呀？你这个小同志。'听他那么一说，我感到特别的温暖。"

即使在自己生命的最后时刻，心里还装着患者。这，就是大医仁心。

真正的"大"医生，考虑的不仅是治病，还会关心患者的人生与命运。

1962年，我国首位女学部委员（院士）、协和医院妇产科医生林巧稚收到一名孕妇的求助信："我是怀了第五胎的人了，前四胎都没活成，其中的后三胎，都是出生后发黄夭折的。求你伸出热情的手，千方百计地救救我这腹中的婴儿……"

新生儿溶血症！作出诊断并不难。问题是，这种病当时全国都没有治愈的先例。超出能力范围，林巧稚本可以拒绝，因为贸然接诊可能会面临许多风险。然而，婴儿一个接一个死去的惨状却刺痛着林巧稚的心。她遍查资料，彻夜难眠，茶饭不思，最后决定试一试。

孩子出生很顺利，可是不到三个小时，就出现了全身黄疸，生理指标越来越糟。林巧稚大胆决定，给新生儿全身换血。这样做风险极大，并直接关系着医生的责任和声誉。

换血开始。挤满了医护人员的手术室里鸦雀无声。林巧稚先把听诊器在自己手心捂热，再轻轻贴到婴儿胸前，同时用手示意，控制抽血、输血速度。终于，婴儿的肤色由黄转红。她决定做第二次换血。三天后，第三次换血。

孩子全身黄疸明显消退——成功了！他成为中国首例成功的新生儿溶血症手术患者。为了铭记林巧稚和协和医院的救助，这对父母给孩子取名"协和"。半个多世纪后，林巧稚

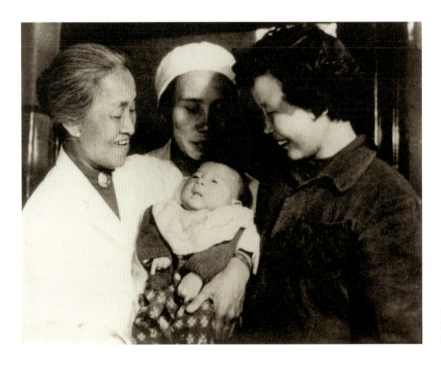

林巧稚（左一）怀抱国内第一例成功抢救的新生儿溶血症患儿

早已不在人世，而那位母亲依然对林大夫当年的努力充满感激："整整7天呀！林大夫就不离开孩子，特别辛苦。"

林巧稚称自己是"一辈子的值班医生"，为了不干扰工作，甚至无暇考虑个人感情，终身没有婚育。然而，她却亲手迎接了5万多个新生命，被称为"万婴之母"。

1983年4月22日，林巧稚去世。弥留之际，她仿佛又回到了紧张的手术台前，喊道："快拿来！产钳，产钳……"

提起这一幕，不知多少因她接生而取名"念林""仰林""爱林"的人泪流满面。

张孝骞、曾宪九、林巧稚，这三位医生的故事浓缩成一句话：大爱成就大医。

补记

在新华社制作的系列微纪录片《国家相册》第八集，讲述了张孝骞、林巧稚、曾宪九三位大医生的故事。在北京协和医院院史陈列馆内，展陈着这三位大医生的珍贵遗产。人们可以在这里仔细查阅张孝骞的"小本本"与小卡片，体味他"如临深渊，如履薄冰"的行医之道；人们可以在这里轻抚着林巧稚的英式手拨电话机，感动于"我是一辈子的值班医生"这样朴实而生动的话语；人们可以在这里品读世界级外科领军人写给曾宪九的纪念文章，称赞他为"世界外科学界的一盏明灯"……这里凝结着从医之始的理想与信念，也记录着漫漫医道的思辨与顿悟。

协和病案

19世纪，约翰·霍普金斯医学院"四大名医"之一的奥斯勒（William Osler）说过："离开书本去学习疾病现象，就像没带罗盘去航海，而只学习书本不看患者，就压根儿还没出海。"在浩瀚的医学海洋中，将书本知识和患者实践最紧密结合的产物就是病案。

约翰·霍普金斯医学院是当时西方医学教育和医学实践最为成功的机构，而北京协和医院就是按照霍普金斯模式建立的，深受西方医学教育理念的影响，对患者的细致观察和对病案的完整记录演化成一代又一代协和人的情结，并流淌在每一位协和人的血液中。1921年，协和医院病案室成立至今，完整保存了400多万份病案，这是中国现代病案管理的开端，也是中国医院病案史的奇迹。

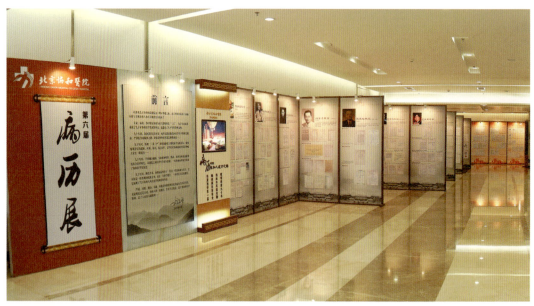

北京协和医院第六届病历展

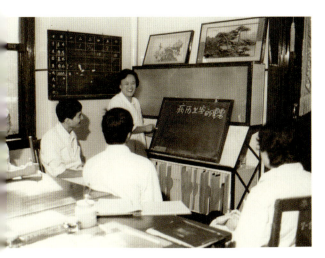
协和前辈向年轻医生讲解病历书写的重要性

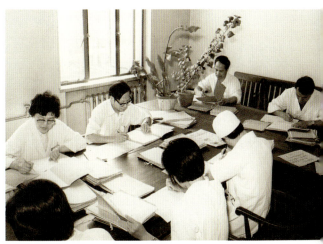
医生进行病历自查

被称为奇迹的不仅是协和医院病案的数量，更是病案的质量。协和医院历来以疑难重症的诊治能力享誉中国，病案也顺理成章地成为这些疑难重症的原始资料。协和的病案，字迹工整、文辞流畅、记录翔实、分析得当，既是鲜活的教材，更是珍贵的历史资料和医学典藏，这里不仅可以看到孙中山、宋庆龄、梁启超、张学良、高君宇、石评梅等多位历史名人的看病记录，还可以了解张孝骞、林巧稚、曾宪九等一代名医的成长历程，许多中国首例乃至世界首例的疑难和罕见病案，也铭刻在协和的历史里。

在协和病历展上，协和医学巨匠的病案书写常常是展台的焦点，早期协和的病案书写多用英文，尽管纸张已经发黄，但字迹清晰、工整，穿插在文字之间的，还不乏精美的医学绘图。这些英文病案，至今仍令许多前来参观的外国专家感叹不已，在那个资讯相对闭塞的年代里，非母语的医学记录达到了国际水准，可以想象这些医学大师们付出过怎样的努力。

承载协和病案的是一代又一代协和人薪火相传的治学精神。"严谨、求精"不仅是协和的院训，更是协和人的工作写照，病案是低调而实在的存在，它恰如其分地呈现了这一切。每一份病案的诞生，都融入了"老协和"对年轻医生的言传身教。现在协和的许多教授，都能回忆起前辈如何重视病案书写并严格要求自己的故事。张孝骞教授在一次查房时，发现住院医师的病历不够翔实，他一言未发，静静地来到病床前开始问病史，并认真查体，详细记下了所查病情。他这种无声的行动，一直刻在学生的记忆里。难能可贵的是，协和至今保留严格的病历导师制，每年都会有教学经验丰富的医师手把手地一对一指导医学生如何书写病历，遇到病历书写存在不尽如人意的地方，指导老师都会心甘情愿地牺牲休息时间，陪学生一起到患者身边再次问诊、查体，在一份满意的病历出炉前，医学生和指导老师至少会系统性地交流和修改3次以上。每晚查房，总住院医师在巡视病房时，也会主动通过病历了解每天新收入的患者，并和住院医师讨论书写细节。可以说，每一个级别的医生都用自己的实际行动教育和感动自己的后辈。在协和独特的熏陶文化下，住院医师们也对病案投入十二分的认真劲。协和的老教授陈德昌回忆起刚来协和医院时的第一印象，就是"住院医师要写'大病历'，入院记录必须在患者入院24小时内完成。每晚9时以前，总有几位住院医师在病房医师办公室内，各占一张桌子，台灯下奋笔疾书"。

完整和细致地保存这些精心书写的400多万份病案并非易事。在特殊的历史时期，协和人总是保持清醒的头脑，为了保护病案斗智斗勇，极尽说服之能事，最终使这些珍贵的历史和研究资料完整地保全至今。1942年3月，日本侵略者打算把当时保存的48万份珍贵病案全部毁掉。日本军官松桥堡告诉当时的病案科主任王贤星："你保存的病案，我们要送去造纸厂造纸了。"王贤星听后毫不畏惧地责问："这些科学资料保存在那里，对你们日本有什么害处？为什么要毁掉？难道应当把科学的有用的资料当废纸？"当时的图书馆长赵庭范也曾代为找地方存放协和病案。正是一代又一代的协和人对病案珍爱有加，不惜以生命为代价保护它，才让病案成为协和医院乃至中国医学界的"传家宝"。

如今，无论是走进散发着笔墨芳香的病案室，还是随手打开一隅病房内的几本病历夹，抑或是端详学术会堂内一面面的病历墙，你不需要是一名协和医生，甚至不需要接触过医学相关的专业，都能感受到厚重的历史里搏动着新鲜的血液，体会到一脉相承的年代经纶。

随着时代的变迁，医院信息化建设不断完善，便捷、高效的电子病案不可避免地取代了过去的手写病案，从电子病历运行伊始，有关电子病历是否会影响年轻医生逻辑和整体思维的讨论就从未间断过。的确，使用电脑写作病历，简单的键入和删除容易使年轻医生形成轻率随意的习惯，失去了从前落笔之前的谨慎思考以及落笔之时的神圣感和仪式感。但时代的潮流不可逆转，尽管病案的载体出现变化，但协和人对"如何书写一份好病案"的要求却更为严格，在过去"师承"的基础上，加入了更多系统化的管理。

如今，协和医院在人力、财力和硬件方面全面投入，在构建现代化医院信息管理的同时，持续传承和发扬病案中的协和精神。协和医院成立病案专项管理小组和病案内涵质控专家组，每年审核 4 300 多份病案，定期通过院周会、展板和院内网公示优秀病历和有待改进的病历；每月 80 余位正副科主任、近 100 位病房带组教授和近 150 位主治医师参加科室运行病历内涵质量自查，年自查病历 7 000 余份；定期举办一届协和病历展，迄今已经成功举办了六届；在自主学习平台上发布病历书写公开课在线课程，并定期更新和维护。

协和人始终认为，优秀是一种习惯，在日复一日、年复一年的病案书写中，协和人不断追求着属于自己的卓越。

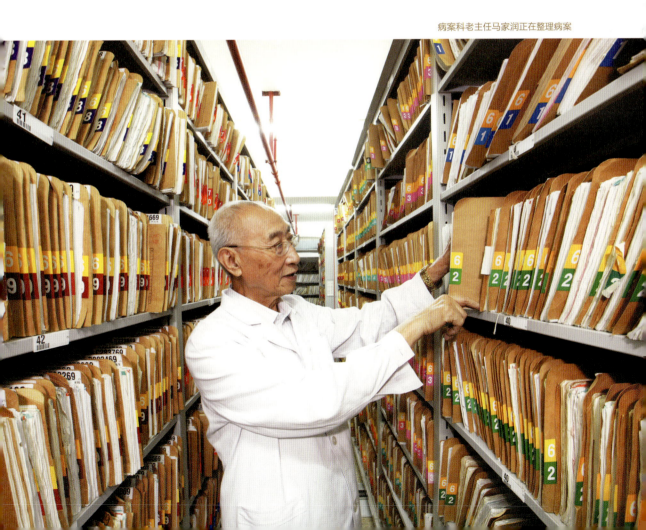

病案科老主任马家润正在整理病案

协和教授

"教授"一词原指传授知识、讲课授业,后成为学官名。汉唐以后各级学校均设教授,主管学校课试具体事务。在汉语中,教授多作为英语"professor"的同义语使用,指在现代高等教育机构中执教的资深教师。

北京协和医院作为北京协和医学院的临床学院,近百年来涌现出的知名教授不计其数,他们既是悬壶济世的大医,也是教书育人的巨匠,是协和的宝贵财富。教授们对年轻医生和医学生的指导与教诲,有业务上的严格要求,有思维上的循循善诱,有信仰上的坚定不移,以及身临其境的临床故事。每一位协和人,都会对当年亲身经历的老教授的指导和教诲烂熟于心、如数家珍。

都说教授是"协和三宝"之一,协和的教授到底宝贵在哪里?

宝贵的是严谨和勤奋的工作作风。"中国风湿免疫之父"张乃峥教授,对严谨的"严"字的认识,来自他的恩师钟惠澜教授。年轻时有一次看骨髓片,他向钟教授报告说没有找到黑热病病原体。钟教授则说:"你找了15分钟没有找到,但如果你找上半个小时、一个小时也许就可以找到,应该再多下些功夫再下结论。"果然在花了更多时间后,他终于找到了病原体。这种严谨和勤奋的态度,伴随着协和人的一生,也感染着每一位年轻的协和医生。

宝贵的是细致与钻研的治学态度。1977年,协和收治了一位因反复骨折完全丧失行走能力的男性患者,经检查后发现他存在骨软化症,但是经验性治疗无效,也找不到病因。张孝骞教授通过仔细地询问病史和体格检查,在他右侧腹股沟摸到了一个包块,推断这可能就是病因。经手术后病理证实,这是一例极为罕见的间叶组织肿瘤,术后效果立竿见影。张孝骞教授和同事们对这一珍贵病例进行了详尽分析和总结,文章发表于《中华医学杂志》上,这在当时是全世界第8例报道的肿瘤相关性低磷骨软化综合征。林巧稚教授为了得出中国女性骨盆尺寸的正确数值,总结了上万份产科病历。绒癌治疗的突破以及激素分泌性垂体瘤的研究等，都是宋鸿钊院士、史轶蘩院士等从记录翔实的协和病历中认真总结分析后得到的启迪。

宝贵的是对学生的严格要求。吴阶平在协和本部四年级时学习内科以看门诊为主，诊断之后要请老师复核。有一次他看到一名典型的肺结核患者，自认为认真记录了病史，查明体征后请朱宪彝教授复核。朱教授问他有没有查痰，吴阶平回答说没有，因此受到了严厉的批评。吴阶平回忆说这次批评使他懂得了医生的主观分析不能代替客观实际的道理。协和老教授查房时很严厉，学生常常吓得直哆嗦，如果对患者的情况做不到了如指掌，就可能要挨批评。不过虽然经常挨骂，每个人感觉那个阶段的自己成长进步最快。正是由于多年来这样的严格甚至严厉的要求，协和的教授们培养出了一代又一代的医学大家。

宝贵的是高瞻远瞩，敢为天下先的勇气。1939年，吴英恺是协和医院的外科总住院医师，在查阅了大量文献之后认为"经左胸腔切除食管癌并在胸内做食管吻合"是比较先进的，在当时外科主任娄克斯的鼓励下，年仅30岁的吴英恺成功完成了中国第一例同类型手术。1957年，张孝骞教授上书中央，要求恢复长学制医学教育。20世纪70年代末，黄家驷教授和张孝骞教授再次积极推动恢复八年制医学教育和高级护理教育，为恢复百废待兴的中国医学教育事业作出了贡献。20世纪80年代，在曾宪九教授的领导下，协和外科深入开展胰腺外科研究，同时在危重病医学和外科营养支持两个领域开展攻关研究，均取得重大突破，在国际上也有重要影响。

最为宝贵的是心中的善良和对病人的关爱。妇产科专家郎景和院士有一句名言：关爱是医生给病人开出的第一张处方。他说："病人是医生最好的老师。维护病人的尊严，就是维护医生自己的尊严。我们不能保证把每个病人都治好，但我们能保证好好地治疗每个病人。"郎景和是林巧稚大夫的学生。年轻时，他常常跟随林巧稚一起查房。郎景和回忆道："林大夫一举手一投足，就能让人感觉到她对病人的爱，她用对待亲人的方式对待她的病人，直接用耳朵贴在病人的肚子上，为病人擦擦汗水、掖掖被角。"曾宪九教授也有许多这样的故事。有一次，他正在查房，一位护士跑过来说，隔壁病房的病人突然不行了。他迅速赶过去，此时病人已停止了呼吸。他毫不犹豫地为病人做口对口人工呼吸，最终使病人脱离危险。这样朴实的情感，反映了协和教授们宝贵的善良和大爱。

百年来，具有这些宝贵品质的教授们，引领着医学和医院的发展，为年轻人树立了榜样，为病人带来了希望。在新的百年里，教授们将继续作为学科发展的掌舵人、临床工作和科学研究的先驱者、医学教育的领路人，发挥其不可替代的作用。

北京协和医院两院院士及部分一级教授

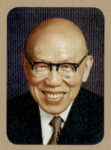
张孝骞（1897—1987）
中国科学院学部委员
（院士）
一级教授

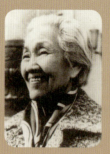
林巧稚（1901—1983）
中国科学院学部委员
（院士）
一级教授

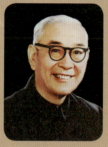
黄家驷（1906—1984）
中国科学院学部委员
（院士）
一级教授

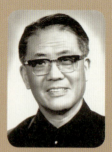
曾宪九（1914—1985）
一级教授

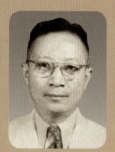
胡正详（1896—1968）
一级教授

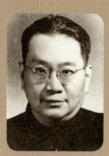
刘士豪（1900—1974）
一级教授

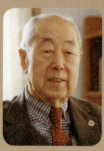
吴英恺（1910—2003）
中国科学院学部委员
（院士）
一级教授

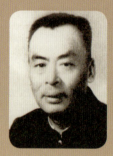
许英魁（1905—1966）
一级教授

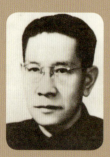
罗宗贤（1905—1974）
一级教授

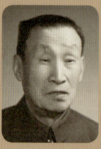
邓家栋（1906—2004）
一级教授

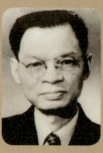
张庆松（1908—1982）
一级教授

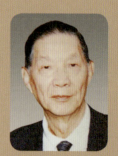
李洪迥（1908—1993）
一级教授

第 3 章 文 化 传 承

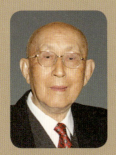
诸福棠（1899—1994）
中国科学院学部委员
（院士）

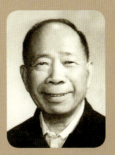
钟惠澜（1901—1987）
中国科学院学部委员
（院士）
一级教授

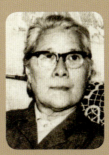
聂毓禅（1903—1998）
一级教授

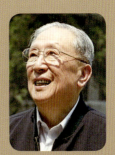
吴阶平（1917—2011）
中国科学院学部委员
（院士）
中国工程院院士

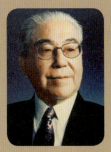
宋鸿钊（1915—2000）
中国工程院院士

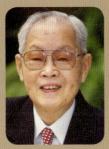
王世真（1916—2016）
中国科学院学部委员
（院士）

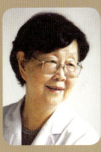
史轶蘩（1928—2013）
中国工程院院士

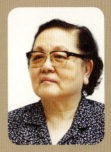
刘彤华（1929—2018）
中国工程院院士

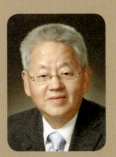
邱贵兴（1942— ）
中国工程院院士

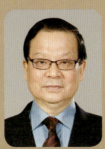
郎景和（1940— ）
中国工程院院士

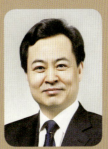
赵玉沛（1954— ）
中国科学院院士

协和图书馆

19世纪后期,现代医学教育的理念悄然发生了改变。医学教育家们越来越强烈地意识到:和医学有关的信息,已经可以用"海量"和"惊人的聚积速度"形容。更多的医学院将图书馆的订阅重点转向了世界上主要的医学期刊,而非很多的课本和著作。

深受现代医学教育理念影响的北京协和医学院,早在1917年校舍初建之时,就在原协和医学堂校舍旧址娄公楼建立了医预科图书馆,制定了以西医现代医学文献为主的馆藏发展方针。1920年,在协和整体建筑尚未竣工时,图书馆在C楼(后改称3号楼)开放使用,分为图书阅览室、期刊阅览室(存放近十年出版的期刊)和现刊阅览室。1930年,图书馆迁出3号楼,搬至12号楼(原为护士楼)。

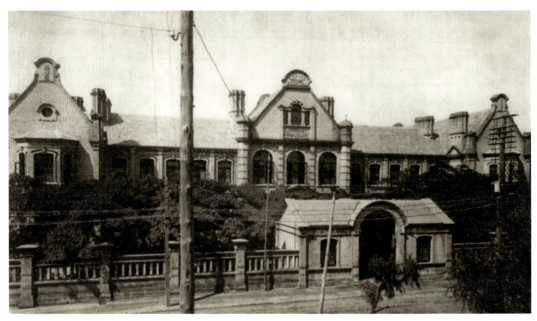

原协和医学堂校舍娄公楼,医预科图书馆1917—1925年设于此

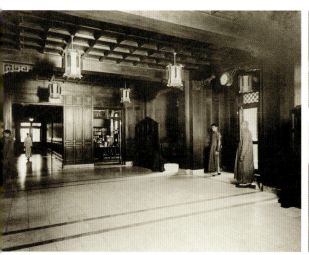
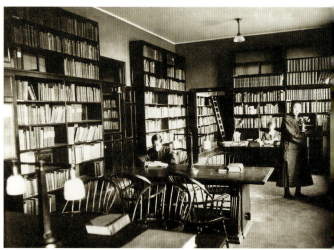

3号楼（C楼）门厅和阅览室（1921—1930年）

图书馆建立后的20年间，在美国中华医学基金会（CMB）的支持下，图书馆馆藏得以迅速增加。1941年因日军侵华被迫停办闭馆时，馆藏图书约75 000册，被誉为"亚洲第一"。在日军占领期间，图书馆仍由CMB代为订购所有外文医学期刊，馆藏期刊由此避免中断。1665年创刊的《英国皇家学会哲学会刊》、1824年创刊的《柳叶刀》、1829年创刊的《新英格兰医学杂志》……400多种世界一流医学期刊从创刊号开始即成套收藏，珍藏的中医古籍年代最早的距今已700多年。这些书刊无声地记录、见证着医学的每一次进步，已经成为一件件精美的典藏。

图书馆是教授们传道、授业、解惑的地点。吴阶平回忆说："在微生物学课程中，谢少文副教授要求每个学生写一篇医学综述，分配给我的题目是《胎盘抽出液在麻疹预防中的作用》。我广泛收集资料，认真编制索引卡片……当时我只把它作为一篇作业来完成，直到几年后我才省悟，'作业'本身恰恰是次要方面，而通过独自撰写'综述'的实践，对学生进行查阅文献、编写卡片、分析综合等基本功的训练，才是这一教学环节的主要目的。"

图书馆是医务人员"终生学习"的地方。张孝骞说："现代医学科学发展很快，我一个星期不到图书馆就落后了。"血液内科张之南教授在《弘扬协和精神，建设高水平的协和医院》一文中写道："张孝骞大夫、王叔咸大夫、谢少文大夫、曾宪九大夫，这些老一辈的协和人已经把星期天上午去图书馆作为长年固定生活日程的一个不可缺少的部分。"老教授们几十年如一日的治学精神无疑带给后辈们强烈的示范作用。

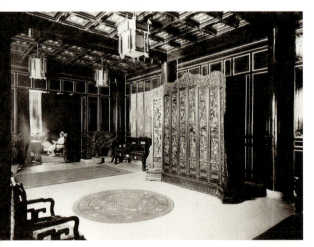

12号楼（L楼）原为护士楼，1930年改为图书馆

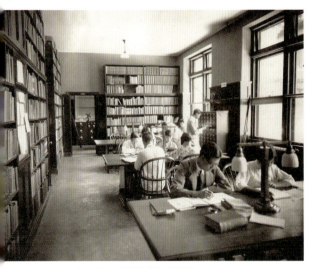

协和人在图书馆阅览室看书学习

图书馆是协和人寻求"解决之道"的场所。 医学大家们在自身丰富的临床经验基础上，吸取国内外的最新知识和进展，成功解决临床上的疑难问题，业已成为协和特质，留下许多协和佳话。1962年，皮肤科收治了一个罕见病例，患者的鼻部、眼部、喉部、皮肤、肾脏等多个器官都出现了严重损害且持续加重，协和医院的医师谁也没见过这种病，诊断方面经历了曲折复杂的过程。张孝骞亲自去床旁查看后，当时并没有给出明确的诊断，只是抓住了诊断的两个关键点：肉芽肿性病变和血管病变。回去后，张孝骞一头扎进了图书馆，经过一夜紧张地查阅文献，即日提出了"肉芽肿性多血管炎"（当时称作"Wegenar肉芽肿"）的诊断，而最终的病理解剖证实了这一诊断。这是新中国确诊的第一例肉芽肿性多血管炎。

百年变迁，1917年的医预科图书馆已发展成为馆藏丰富、服务完善的中国医学科学院图书馆。进入21世纪以来，北京协和医院接受胡应洲夫妇捐赠，在教学楼五层新建了胡应洲图书馆。

随着信息技术的迅速发展，"网上图书馆"应运而生。现在，协和医院的大夫们只要动动手指，就可以通过院内网登陆PubMed、UpToDate等大型医学专业数据平台。通过UpToDate检索，普通内科的主治医生成功诊断了中国第一例布鲁里溃疡病。此前，这种疾病被认为仅发生在非洲和澳大利亚，中国地区从未有过报道。

2015年10月31日，北京协和医院等7家国内一流教学医院共同成立"中国住院医师培训精英教学医院联盟"。在联盟制定的核心胜任力框架共识中，首次将"终生学习"作为住院医师核心能力之一提出，协和的人才培养"密码"正逐步成为行业共识。

协和人始终认为，学府要讲究"治学"，而协和的治学推崇"严谨"和"勤奋"。血液内科沈悌教授这样描述"我心中的协和"：协和留给我最重要的，还是一种精神。作为医生，要奉献，要求精；作为协和的医生，更要自强自立，卓尔不群。从病案、教授、图书馆这"协和三宝"中，我们可以领略和解读百年协和基业长青的精神密码。

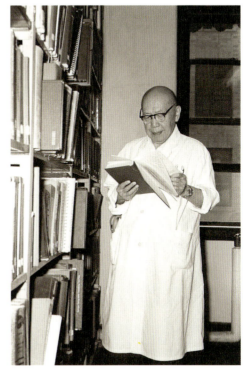

张孝骞在图书馆内查阅资料

内科大查房

近一个世纪的时光从协和绿瓦灰墙的建筑中流过，回望历史深处，历时近百年的内科大查房是从建院延续至今的协和传统之一，其连绵不绝的生命力、博大精深的知识内涵和经久不衰的感召力，在国内医学界无人不晓、影响深远。

"内科大查房"最早称为"内科大巡诊"（Medical Grand Round）。建院初期由于医生人数较少，大巡诊直接在患者的床旁进行，北京协和医学院1940届学生林俊卿曾以一幅幽默的漫画描绘了当时的内科大巡诊场面。随着医师队伍的壮大，能容纳百余人的老楼10号楼223阶梯教室一度成为大查房的主要场所，教室内备有平车，供查房医生看患者时使用。

尽管名称从"内科大巡诊"变成了"内科大查房"，地点从床旁转移到了10号楼223阶梯教室、地下食堂、教学楼三层和内科楼四层多功能厅，然而，"下面是大查房看病人时间"这一经典话语一直延续至今。内科主任张孝骞对内科大查房传统的建立、坚持和传承作出了突出贡献。曾有病房主治医生推辞说本周无合适患者提请内科大查房，张主任言辞犀利地指出："病房这么多患者，难道一点问题都没有？你没有权力剥夺全科医生学习进取的机会。"多年来，内科大查房提高了内科医生的学习氛围，使内科的医教研工作始终保持在全院的前列。张孝骞主任坚持要求全科医生（除值班医生）都要积极参加大查房，并要求与会者积极发言。当年每次查房时，10号楼223教室都挤得水泄不通，很多人在教室的台阶上席地而坐，北京市的兄弟医院也都派人来参加，有时不得不限制外院参加的人数。

在张孝骞主任的严格要求和带领下，无论是多么高年资的专家、教授，如果没有在床旁问过病史、做过查体，在内科大查房发言时都会分外谨慎，因为每一位协和内科人都铭记着，"临床"获得的第一手资料才是我们洞察疾病本质、实施有效干预的基本保证。内科大查房的组织工作生动诠释了协和人对临床工作的严谨求精、对疾病事实的虔诚尊重、对医学知识的自由分享和对患者个体的人文关怀。

第 3 章 文化传承

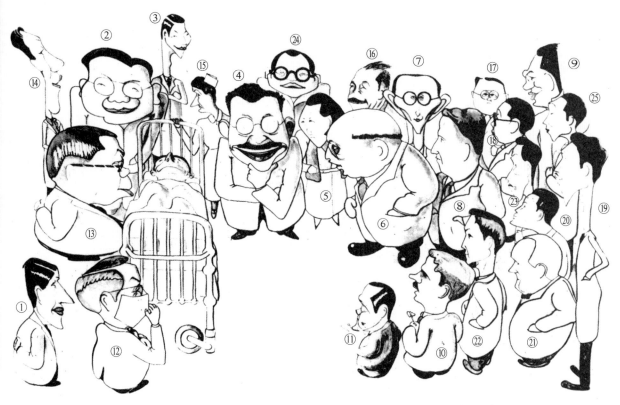

① 朱宪彝（内科）
② 刘士豪（内科）
③ 李洪迥（皮肤科）
④ Chester North Frazier
　（切斯特·傅瑞思）（皮肤科）
⑤ 郁采蘩（内科）
⑥ Isidore Snapper
　（斯乃博）（内科）
⑦ 诸福棠（儿科）
⑧ Irvine McQuarrie
　（麦考里）（儿科）
⑨ 谢志光（放射科）
⑩ Theron S. Hill
　（希尔）（神经精神科）
⑪ 许雨阶（寄生虫科）
⑫ 董承琅（内科）
⑬ 钟惠澜（内科）
⑭ 张光璧（内科）
⑮ 美籍护士长
⑯ 魏毓麟（神经精神科）
⑰ 许建良（放射科）
⑱ 王叔咸（内科）
⑲ 范权（儿科）
⑳ 王季午（内科）
㉑ W. H. Graham Aspland
　（格雷厄姆·阿斯布兰德）
　（英国医师）
㉒ 卞万年（内科）
㉓ 邓家栋（内科）
㉔ 秦光煜（病理科）
㉕ 黄祯祥（病毒科）

协和内科大查房漫画

大查房的组织形式

内科大查房历经百年，其组织形式却基本保持不变，主要分为六大环节。

第一，遴选病例。最早是由内科总干事推荐病例，1925 年起由内科总住院医师从内科各专业（早期曾包括儿科、神经科和皮肤科）选择疑难罕见重症病例，经过主治医师同意、内科主任认可，先行公布。邓家栋教授曾回忆，"所选的病例是较复杂和疑难的，或是罕见的病例，或在诊断和治疗中有不易解决的问题，或有某种新的经验教训值得学习和重视等

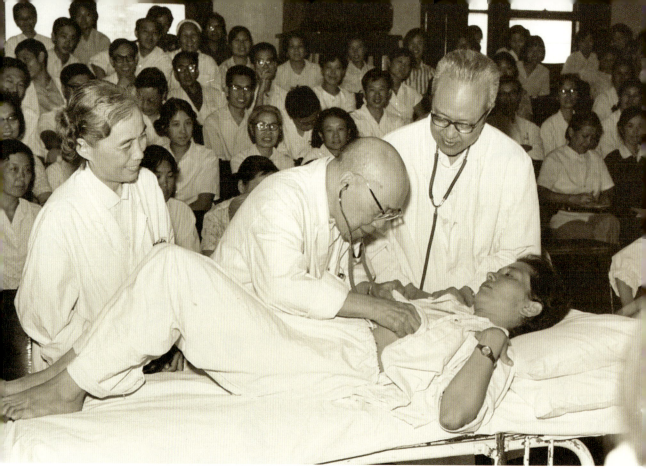

内科大查房中专家教授为患者查体
左起：金兰、张孝骞、方圻

等"。沈悌教授的描述是："提交的病例多属疑难重症，或诊断不明，或治疗无效的病例……"以 2016—2018 年为例，共查房 123 例，其中诊断不明 68 例，治疗棘手 23 例，诊断及治疗均困难 32 例；病情危重的 28 例；几乎每个病例都涉及 5 个以上的专科。

第二，精心筹备。一旦被告知病例入选内科大查房，经治的住院医师需要重新梳理病史，撰写病历摘要交主治医师修改，同时收集、整理各种检验、影像乃至病理检查结果。其中关键一环是要和患者本人反复核实病史，不能放过任何一个可疑的临床细节。"他们要特别熟悉患者的病历、诊断和治疗过程的详细情况，并提出查房当时尚待解决的问题……"邓家栋教授说。主治医师作为整个大查房的核心人物，需要凝练总结病例特点，展现诊断推理的思路和依据，并提供治疗的设想和风险评估；还要查阅文献，了解此领域的最新进展，准备应付查房过程中所有的质疑和挑战。在大查房现场，主治医师的诊疗方案被资深教授们质疑的场景屡见不鲜，因此也背负了很大压力。大查房的准备过程对于住院医师和主治医师而言，不仅可以熟悉解决临床疑难问题的思路和方法，对提升日常工作能力也有很大帮助。

第三，注重内涵。协和内科的病历一直被视为业界标杆，其核心特点是病历内涵丰富，甚至具有一定的故事性。病例汇报是把素材组织成"故事"的过程。住院医师的汇报，不是盲目堆砌病史，而是要设想以一个什么样的病情演化故事，讲述患者所经历的痛苦。台下的内科教授以及专科医师则以严格的标准来审视病历"故事"的逻辑性、科学性和合理性。"报告病例要求完整、扼要，不遗漏重要资料，又要避免琐碎。"邓家栋教授说。病例汇报完毕，就是百年来雷打不动的"看病人时间"，在内科学系主任现场指导下，各级医师要对患者进行体检和必要的病史询问。主治医师最怵的就是这个环节，患者有可能被教授们追问出此前从未提供的病史，或者查体有新的发现，并可能因此推翻原有诊断。看完患者后，再由主治医师在住院医师汇报病例的基础上升华主题，展现诊治过程中的临床思路。在一些富有教学意义的大查房中，住院医师和主治医师互相配合，把谜底放在最后，以"循序渐进"的形式层层展开病史，引人入胜。

第四，自由讨论。这是协和内科大查房最精彩的环节。各学科专家教授的学识经验、严谨作风、人文关怀的交织与碰撞，激发出耀眼的火花，激励和引领着一代又一代的协和内科人，在浩瀚的医学知识海洋里不断追求、拼搏和探索，同时赋予了内科大查房浓郁的学术氛围和经久不衰的生命力。经过前面的病例汇报、查看患者和各影像、检验科室的发言，各位专家教授的临床思维过程逐渐完成，结合患者的整体病情，从各自专科的角度发表观点和看法，包括目前的诊断能否解释病情全貌，有无其他需要鉴别的疾病，治疗方案的合理性，以及目前国内、国际对于该疾病诊治的最新进展等等。对于诊断不明的患者，有时候会出现多个专科医师有理有据地"排除"自己专科的情况，也会有各专科医师争先恐后地"认领"患者的场面。与会的各级医生包括医学生正是从这些专家教授的的思辨、智慧和经验的碰撞中得到启迪。

第五，总结。每次大查房的自由讨论结束后，通常由内科学系主任或专科主任作总结发言。一方面，是总结当天各专科讨论的成果，结合自己的经验给主治医师以指导；另一方面，则是着重指出当日病例的精彩之处、诊疗的努力方向或突破口，点评住院医师在病例汇报过程中的表现以及主治医师所展现的临床思路中的优缺点，让与会者能够体会到内行的"门道"。

第六，随诊。大查房的最后一个环节是随诊。有的疑难病一时得不到最精确的诊断，与会者提出进一步检查和处理方案，总住院医师在下次查房时通报随访结果。在每年春节前后的一次大查房，向大家通报上一年度所有病例的随访结果，这个环节常常带来许多惊喜和意外。

大查房的变与不变

随着医学技术的不断进步，专科化的潮流无可阻挡，内科大查房这种多个学科为一个患者共同讨论的形式在世界各地已不多见，甚至在其诞生地美国也几乎销声匿迹。一方面，是专科技术进步导致医疗人力成本提高，使得让很多专家教授同时停下手头的工作，坐下来细心雕琢、逐层剖析一个病例，越来越难以实现；另一方面，由于检验技术和检查手段的不断进步，许多在二三十年前需要专家教授苦思冥想、反复讨论的疑难病例，最新的检测手段或影像学检查让其遁于无形，临床上诊治曲折且牵涉多科协作、引人入胜又启迪临床思维的病例较前大大减少。上述因素使得大查房显得"曲高和寡"。在北美许多著名医院，虽然大查房依然是每周一次的教学盛事，但教学查房和学术讲座成为其主要内容。当许多欧美专家和医学生来协和医院参观时，常常感叹在中国居然有一家医院让他们真正体验到原汁原味的大查房，而且惊讶于每周都能有如此精彩、令人大开眼界的病例。协和内科饱满的教学热情，不计成本地召集众多专家教授探讨病情的态度令他们印象深刻。

内科大查房对协和内科的影响远不止于教学层面，更对协和内科乃至整个协和医院的临床诊疗体系产生了深远的影响。多学科协作诊疗模式（MDT）的兴起，就被视为专科化潮流下的"迷你内科大查房"，从最早的胰腺疑难病会诊、肠病疑难病会诊，到如今已经成立27个疑难病会诊组。内科大查房文化滋生的高效MDT团队，以更为便捷、快速的团队模式，节省了大量的时间和人力成本，进行疑难病、罕见病的高效诊治，在各专科飞速发展的今天，为各科室、各学科疾病的诊治开辟了新的诊疗模式，赢得了业内同行和广大患者的一致好评。

内科大查房对于科研也有不容忽视的促进作用。在内科大查房的参与者中，不乏从事基础研究的专家教授，他们中间的一部分，同时还有严格的临床训练背景，如微生物学家谢少文、中国内分泌学奠基人刘士豪。谢少文是在做完内科总住院医师后，转而研究微生物的，而刘士豪则在内科做到了教授，才转任生化系主任。他们参加大查房，经常从细菌学、生物代谢的角度去分析病理、生理，增强了医生们对疾病的基础与临床之间内在联系的理解。进入21世纪以来，基础医学院的教授们也开始成为大查房的常客，经常从生物信息学与遗传学的角度为疾病诊治提供许多新思路。张之南教授打过一个比方："《新英格兰医学杂志》的影响因子很高，全世界的医者都喜欢读，因为它是有基础研究者参与讨论临床问题的一本杂志，协和内科大查房与《新英格兰医学杂志》所倡导的基础与临床相结合有异曲同工之妙。"

2013年，消化内科收治了一位青年男性患者，因腹泻、血便、低蛋白血症来诊。接诊的主治医师注意到患者的老照片与入院时的外貌差别明显，患者告知最近"脸变方了"。经过细致、缜密的诊断、检查，骨骼平片提示多发骨膜增生，*SCLO2A1*基因突变证实了厚皮性骨膜病的诊断。这次查房邀请了内分泌科从事骨代谢疾病的教授参加，从发病机制、遗传学及代谢等多个角度对这一罕见病的诊断和治疗进行了深入浅出的讲解，大大提升了内科医师对这一疾病的认知。此例大查房后一年内，协和医院内科又诊断了3例厚皮性骨膜病，而内分泌科骨代谢团队也在此领域的研究中取得了新的进展。

在一代代协和内科人的成长道路上，内科大查房不仅是临床能力提升的平台，这种跨学科的碰撞和整合理念，基础和临床转化的桥梁作用，更是孕育协和医、教、研三位一体文化的土壤，是内科大查房的生命力所在。大查房的经久不衰，根植于北京协和医院严谨求精的传统，奠定了北京协和医院全国疑难重症诊治指导中心的地位，传递着大内科的百年文化与价值观。

大查房的价值观

内科大查房是人才辈出的舞台，百年历史长河中留下了无数的经典瞬间和不朽传说。让内科大查房生存至今的，并不是精英文化情结，而是协和内科潜移默化的价值观，感染着一代又一代内科人，并内化为协和人心中的信仰而代代传承。

自由的学术氛围。在1992年的内科大查房中，一位中年女性，发热、腹痛、淋巴结大，病程2个月余，刚入院就出现了血三系下降和意识障碍，病情危急，诊治棘手。大查房中各科争论不休，表示特殊感染、血液病和风湿免疫病都有可能。进行到自由讨论环节时，感染内科李太生大夫起立发言，提出该病例需要在结核感染方面做进一步的筛查，并应该启动诊断性抗结核治疗。一时间全场目光都集中到这位年轻的感染内科主治医生身上。李太生提出考虑的依据在于意识障碍和患者腰椎穿刺的结果：脑脊液压力为0，蛋白很高、氯离子降低，而细胞数轻度升高，不能排除结核性脑膜炎的可能。结合迅速进展的意识障碍、脑脊液压力以及影像学表现，病变很可能引起了中脑导水管或第四脑室堵塞。而结核也能圆满解释发热、淋巴结大、血三系下降等一系列临床特点。后续的诊断试验结果与治疗反应也证实了血液播散性结核是正确的诊断。大查房自由的学术氛围，赋予每一位参会者发言的权利，无论其年资和职务的高低。

严谨求精的治学态度。2012年，一位急性心肌梗死的老年女性因合并贫血、低氧血症，从外院转至协和医院心内科治疗。心内科主治医师对患者病例资料的反复研读了解到，患者虽然年纪偏大，但并没有明确的冠心病危险因素。外院的冠状动脉造影显示多支冠状动脉远端闭塞，提示冠状动脉栓塞的可能。那么栓子的来源在哪里？进一步的病史采集获悉患者有长期的"消化道溃疡"的出血和反复鼻出血史，这可能是导致患者出现小细胞低色素贫血的主要原因。可是，该患者低氧血症的病因是什么？如何用一元论解释冠状动脉栓塞、低氧血症和出血导致的贫血？这位主治大夫带着如此多的疑问将患者送到了内科大查房。

在内科大查房的看病人环节，血液科专家问出患者直系亲属有多人出现鼻出血。通过对患者全身血管的影像学评估，发现患者存在肝、肺等多处血管畸形；心脏超声声学造影技术提示肺动静脉畸形；消化内镜显示胃、十二指肠、小肠毛细血管扩张；耳鼻喉科亦证实了鼻黏膜的毛细血管扩张。至此，遗传性出血性毛细血管扩张症（HHT）的诊断浮出水面。这是一种常染色体显性遗传病，以全身多部位毛细血管瘤性扩张、伴反复鼻出血和其他多部位出血为特征的罕见病，发病率约为五万分之一。在瘤样毛细血管内形成的小血栓，进入静脉系统，再通过肺动静脉畸形进入左心系统，可以导致体循环栓塞。这些血管畸形也是导致该患者低氧血症和消化道的出血直接原因。心内科主任在大查房的总结发言中指出：HHT能够完全解释该患者的所有临床特点，文献中有HHT导致脑栓塞的报道，而该例可能是世界上首例HHT导致多发冠状动脉栓塞的病例。大查房后的遗传学检查发现9号染色体 ENG 基因突变阳性，进一步确诊为HHT I型。

随着专科划分越来越细、专科诊疗技术不断提高，以及过早接受专科训练导致知识面的局限，专科医生常忽略对有专科疾病表现的全身性疾病的探究与诊治。其实，疾病诊断与治学之道相似，临床医生不仅要有宽广的知识面，还需要时刻保持好奇心，对现有诊断永不满足，对无法解释的临床特征永不放弃，才能逐渐把握罕见病的诊断规律，不断提高对内科疾病的诊治水平。

以病人为中心的学科文化。2014年，一位32岁的女性因间断发热伴单侧面部肿胀、张口受限、眼睑下垂入住普通内科病房，其病程历时2年，严重影响患者日常生活，辗转多地、多家医院，多次行病理活检，依然诊断不明，病情不断进展，并出现颅内神经受累的表现。因此，能否明确诊断并给予适当的治疗，不仅直接关系到这位年轻患者的预后，更决定着患者家庭的命运。患者的临床表现涉及口腔科、眼科、感染内科、神经科、风湿免疫科、血液内科等多个科室，因而提请内科大查房。

查房过程中，与会者注意到患者病情的突出特点是单侧面部病变，咀嚼肌、眼肌及周围软组织受累，病变呈慢性进展过程，伴全身炎症反应如发热、炎症相关指标的升高。经过风湿免疫科、眼科、口腔科医生的反复讨论，诊断倾向于眶周肌炎，为多发性肌炎的一种特殊类型，不伴随近端肌群、肢带肌群受累等多发性肌炎的典型表现。查房期间，检验科、感染内科、风湿免疫科、呼吸内科、血液内科和普通内科的专家们踊跃发言，根据已经获得的、周密的实验室检查发现，经过抽丝剥茧的分析，除外了慢性特殊感染、炎性假瘤、血管炎（如韦格纳肉芽肿）、结节病、血液病等，疾病的真相逐渐得以清晰呈现，初步确立了眶周肌炎的临床诊断。在加用足剂量泼尼松联合环磷酰胺治疗后，患者面部肿胀消失，眼睑肿胀和下垂、眼球活动障碍、张口困难等症状较前明显好转，此后泼尼松逐渐减量，患者在门诊长期随访。

面对如此错综复杂的病例，任何单一专科都难以完全把握疾病本质和全貌，协和内科大查房为这样的多科密切合作提供了平台，体现了建立在多学科合作基础上、以患者为中心的学科文化，在造福于广大患者的同时，也让一代又一代的协和内科人在这种特殊的协和文化和氛围的熏陶下不断成长。

协和内科大查房传承百年，一代代内科人以理想主义的坚韧、科学主义的严谨、人文主义的关怀，坚守"以病人为中心"的价值观，为患者提供最好的医疗服务，并不断开拓新的知识边界。

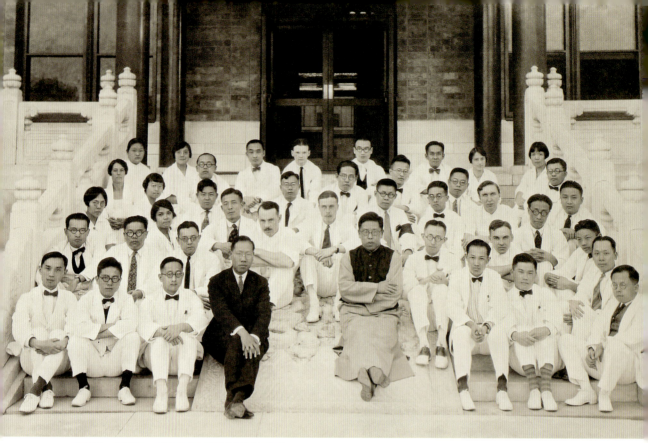

1927年，刘瑞恒、王锡炽与协和医院全体住院医师合影

住院医师制度

医生是个需要不断实践、受教育的职业，需要有永不满足、终身学习的强烈愿望，需要有精益求精、甘于奉献的崇高精神，需要有淡泊名利、宁静致远的思想境界。这一切品德的形成，离不开一个关键的阶段——毕业后的住院医师培训。

协和住院医师培养制度，源自20世纪初北美医学教育改革产物的"霍普金斯医学教育模式"，在与中国传统的"大医精诚"道德价值观相结合后，突出强调知识、技能和素质三大要素的结合和统一。因其"奇高的成才率"，又被称为"通向医学大师的必由之路"。

24小时待命：让终身学习、整体思维、忙碌奉献成为一种习惯

协和的住院医师分为4个等级，即第一年助理住院医师、第二年助理住院医师、第一助理住院医师和总住院医师。这是一个将知识转化为能力的阶段，是成为一名合格医生的

基石。临床医生是一个非常特殊的职业,一名医学院校毕业生即使门门功课优秀,也还不是一位合格的医生,不具备独立诊断和处理患者的能力。

协和的住院医师24小时负责制规定,青年医师必须"住在医院里",执行24小时值班制,在上级医师指导下对所管患者实行"全面全程负责"。住院医师还要坚持参加各种查房,包括主治医师查房、总住院医师查房、科主任查房、专科教研组查房、全科或全院性大查房;要参加各种临床讨论会,包括各种术前、术后讨论会、出院病例讨论会、死亡病例讨论会、疑难病例讨论会等;还要学习病房管理,学会与医院其他各科、各类工作人员之间的协作,特别是要学会利用旧有的病例资料和有关文献,分析解决诊疗中的难题,同时学会总结自己的临床经验与体会撰写论文。

住院医师一天的工作日程总是被安排得满满当当。吴英恺教授曾这样回忆他做住院医师的经历:"每天6时起床,7时早餐,餐前餐后抓紧巡视自己管理的患者。8时以前赶到手术室,手术很难得在中午以前结束。吃了中饭,下午2时门诊,忙到4时多,又得回病房查看术后患者和重症患者。随之常有新患者入院,就得抓紧病历书写,还要自己做常规化验。晚饭后除全面巡视自己的患者外,还需继续写病史和病程记录,整理化验报告等,一直忙到晚上10时。若有个清闲的晚上,一定要到图书馆去看书、读杂志。"

张孝骞于1924年来到协和接受了严格的24小时住院医师培养。他结合自身经历提出,医学生在毕业之后必须"有一个扎扎实实的住院医师培养阶段",这样才能"学好临床基本功,锻炼观察能力,养成全面观点,掌握临床思维方法"。著名传染病专家、浙江医科大学老校长王季午教授曾表示,协和的住院医师培养制度"为培养高级医务人才提供了极其宝贵的经验,没有扎实的基础,便不可能在实际工作中达到融会贯通、举一反三的境界"。王季午教授在

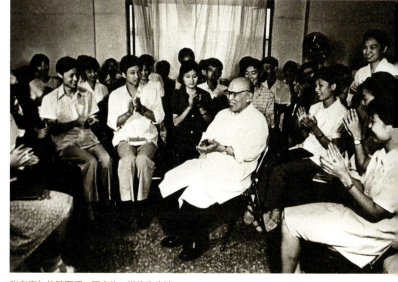

张孝骞与住院医师、研究生、进修生座谈

协和担任住院医师的 6 年里，一边工作一边进行临床研究，共发表了 22 篇论文。

不拘一格降人才：坚持学术的包容性和跨学科的培养方法

旧时的协和住院医师享有优越的生活条件，然而由于工作紧张、任务繁重，大家丝毫不能松懈。

在那个通讯不发达的年代，在老协和所有的病房、宿舍、图书馆、病案室、食堂以及各处走廊，都安装有呼唤医师的信号灯。每位住院医师都有一个自己专属的特定号码。当患者病情需要的时候，住院医师在医院的任何角落都能看到信号灯，做到随叫随到。吴英恺教授在他的《我是怎样由实习医师成为外科总住院医师的》一文中生动地叙述："那个年代，医院的尸检很多，有的时候一天有两三例。一有尸检，全院各处找人的信号灯就都打出'444'。大家看到这个信号，就不约而同集中到尸检房。"

协和的住院医师培养制度不仅接受本校的毕业生，同时也接受其他医学院校的优秀毕业生，坚持学术的包容性。毕业于湘雅医学院的谢少文教授，曾在协和受过临床住院医师和住院总医师的训练，他所讲的微生物学课程深入浅出，密切结合临床，深受学生喜爱。

轮转是协和住院医师培养的核心制度。外科住院医师轮转的方式是：普通外科一年，其他专业各半年。经过全面轮转后的外科医师，已经掌握了本专业的常见病诊断与治疗方法，到一般医院就可以独当一面了。当然，轮转并不局限在同一专业范围之内，还可以根据工作需要进行跨学科的培养。譬如林巧稚教授就曾要求妇产科的骨干医生必须具有较为扎实的内、外科基础。她派尤娴玲医师到内、外科各做半年住院医师后，再回妇产科做住院医师。当时的病理科主任胡正详教授曾把他手下的年轻骨干派到内、外科任住院医师 1~2 年，以便使病理学和临床医学有更为密切的结合。正是这种不拘一格、创造性地根据实际需要培养人才的做法，培养出了一批又一批优秀的青年骨干。

宝塔尖上的佼佼者：总住院医师阶段是培养高级医疗人才的必由之路

老协和的住院医师实行聘任制与严格的淘汰制，每年有 1/3 的人要停聘。每年只能有一人胜出的总住院医师遴选制度，更显残酷。如果将住院医师培养比喻为"宝塔"模式，总住院医师就是这个"宝塔"的尖儿。自 1924 年协和医学院开始有毕业生以来，协和每年要在内、外、妇产各科中推选出一名总住院医师。前 15 位内科总住院医师依次是：张孝骞、

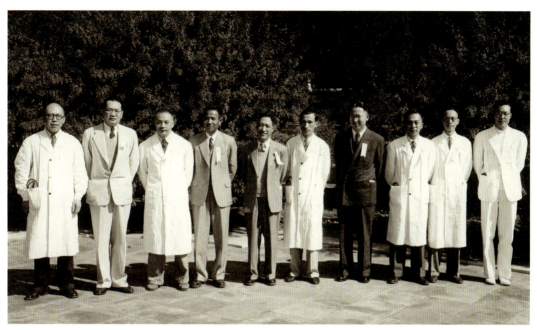

1949年10月9日返校日,历届内科总住院医师合影
左起:张孝骞、刘士豪、谢少文、吴朝仁、朱宪彝、邓家栋、马万森、朱贵卿、张安、方圻

刘士豪、杨济时、谢少文、吴朝仁、钟惠澜、朱宪彝、卞万年、陈国桢、邓家栋、王季午、马万森、郁采蘩、朱贵卿、章安从。

  总住院医师的职责与住院医师已有明显不同,不再具体地负责某一位患者的诊治,而是担任科主任的助手、全科事务总管,直接向科主任汇报,协助主任处理科内一切医疗和事务工作,配合病房主治医师,帮助、监督住院医师完成日常的病房工作,并保持科室良好的医疗秩序。总住院医师需要熟悉科内所有患者的病情,经常向科主任请示汇报,并协助挑选适合用于教学的病例,作为教授查房或课堂示教之用。

  总住院医师责任重大、任务繁重,但是收获颇丰。正如1933年至1935年在妇产科做过两年总住院医师的林崧大夫所说:"现在回想起来,两年的总住院医师的生活真是辛苦,真是劳累。但正是这种严格的训练,使我在以后的几十年中,能够自如地应付繁重的临床工作。"曾任外科总住院医师的吴英恺教授说:"经过这一年,在临床外科训练上来讲,真好比跨过了黄河,越过了长江。无论急病、慢病的处理,我总是胸有成竹、手有技巧,逐渐成为一位具有独立工作本领,又有发展前途的外科医师。"

总住院医师还要组织并参加各种学术活动,一方面充实提高自己,另一方面在业务上指导别人。王季午教授在回顾担任总住院医师的经历时说:"这种制度不但锻炼了总住院医师本人,也教育和扶植了一代新人,是培养高级医务人才的必由之路。"

名医不是速成品:环境变迁中的协和住院医师培养制度

从青年医师到优秀的医学专家,需要经历漫长的实践打磨,更需要好的氛围和土壤。经历了百年风雨历程的协和住院医师培养制度,在环境变迁中更显珍贵,散发着新的活力与生机。

2007年,北京协和医院参加了北京市卫生局建立的北京市住院医生培训体系,并成立了各个专科的住院医生培训基地,引领带动全北京市住院医生培训发展。

2015年,北京协和医院成为国家卫生计生委首批公布的24家全国住院医师规范化培训示范基地之一。在国家卫生计生委的指导和美国中华医学基金会(CMB)的支持下,协和牵头多家国内顶尖医院共同成立了"中国住院医师培训精英教学医院联盟",不断整合优质教学资源,从师资培训、资源共享等各方面打造精英医学教师团队,自上而下推广经验……种种举措,全面提升了全国住院医师规范化培训水平。

2016年,北京协和医院临床医学博士后培养项目获国家人力资源和社会保障部批准,开

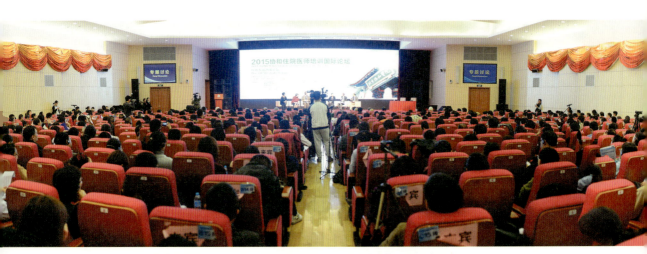

在2015协和住院医师培训国际论坛上,由北京协和医院牵头,联合北京大学第一医院、复旦大学附属中山医院、中山大学附属第一医院、四川大学华西医院、浙江大学医学院附属第一医院和中南大学湘雅医院,共7家国内一流教学医院成立"中国住院医师培训精英教学医院联盟"。2018年,随着香港大学李嘉诚医学院和北京大学第三医院的加入,该联盟已扩至9家

始招收第一批学员。该项目在协和已有的轮转制度基础上，广泛汲取国内外成功经验，创新性地提出"进阶式培养"理念，要求专科轮转的复杂程度循序渐进，并给予不同时期的住院医师不同的责任与角色，对人才培养提出高要求，力求培养具有国际视野的临床医学精英人才。

2018年，在"2018协和住院医师培训国际论坛"上，发布了我国首个"住院医师核心胜任力框架共识"，以协和为龙头的中国住院医师毕业后教育迎来新的里程碑。

岁月更迭，时代变迁，但协和人"大医精诚"的初心不变。一批又一批的医学生，终将在协和住院医师培养制度中成长，成为独当一面的大医生，成为我国医疗卫生事业发展的栋梁。

协和文化品牌

2018年6月27日下午,协和学术会堂里正在进行一场致敬过去、展望未来的精彩演出。此前两个月,4 177名协和员工以"做合格协和人"为主题,自发书写了心得体会,为协和发展建言献策。此刻,上千篇文章中的点评与赞美、回首与展望,汇聚成一场别开生面的大型活动。舞台上,灯光下,来自协和多个科室的文艺骨干通过各种艺术表现手段,回答着"合格协和人"的内涵与要求。

这是北京协和医院每年一度的"七一大会",是协和人的重要活动之一。每一年,来自不同岗位的协和人群策群力、各显神通,通过文艺汇演、主题活动等不同的方式,庆祝中国共产党的生日,重温协和精神,传承协和文化。这是协和党建工作和特色文化活动的紧密结合,它让党建工作有血有肉地融入了医院管理和文化建设,成为真正凝聚共识的思想动力。

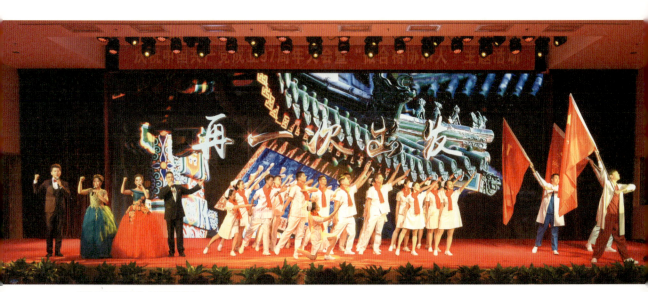

"做合格协和人"主题活动现场

第 3 章 文化传承

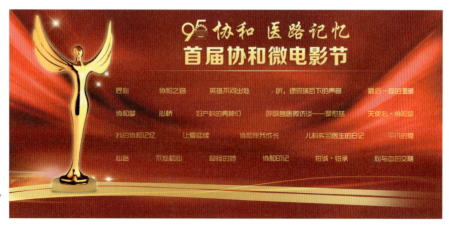

"首届协和微电影节"
参赛作品名单

在协和，只有想不到，没有做不到的事。在医学领域里如此，在文化活动中也如此。2016年的"七一大会"，协和人玩起了跨界，举办了被称为"协和奥斯卡"的微电影节活动。

"本来是拿手术刀的一双双手，玩出了精良的影像。场景转换，跟拍、再现，多人物的交叉叙述，这些年轻人创造的，让媒体人感到压力。光和影之间，人们看到的是严谨严肃；对白和旋律之外，人们听到的是精益求精。"这一段影视界专家和医疗界的文化专家写就的颁奖词，反映了这次活动的水准。

协和人自编、自导、自拍、自演了21部微电影作品，通过镜头展现感人故事，记录生动瞬间，探究医学真谛，追溯生命本源，推进和谐医患关系建设，传播医界正能量，为中国共产党的95岁生日和北京协和医院的95岁生日献上了一份有深度、有高度、有温度的生日大礼。

行医是理性的，艺术表达却充满了感性色彩。在理性和感性的切换间，不变的是协和人严谨求精的自我修养和尽善尽美的价值追求。多才多艺的协和人，用他们才华横溢的作品证明了医学也可以是"基于科学的艺术"。协和提供的文化舞台，使得医学和艺术有更多的机会共振、交融和升华，既训练医务人员的科学脑，又培养他们的人文心，帮助他们成为像协和先贤们一样能维护患者健康、抚慰患者心灵的"大医生"。

精彩纷呈的"七一大会"，只是协和文化品牌中的一块拼图。在协和，每个大夫都是全才，穿上白大褂能救死扶伤，脱下手术服能唱歌跳舞。协和主办的健康科普能力大赛，就是协和医务工作者们展示才华的大舞台。

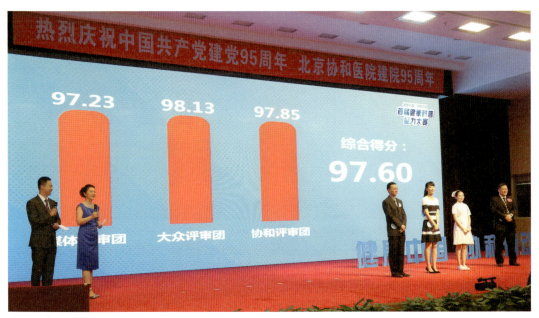

首届健康科普能力大赛现场

300秒演讲，300人投票，8位大咖点评，5轮激烈比拼……每年的科普能力大赛，都是一场医学科普盛宴。

"某剧的男主角，正是一位典型的过敏性哮喘患者，从他身上我们能看出防治尘螨过敏的重要性。"来自变态反应科的演讲者从热播剧中找到了过敏的科普切入点。其他专科的医生也通过各种形式，用生活化的比喻向人们揭开了疾病神秘、恐怖的面纱……

协和人的科普，不仅有趣，还有情义。在首届科普能力大赛上，曾经讲述了这样一个有温度的故事。"那天，一位50岁出头的患者来到我的门诊。她告诉我，她不是来看病，而是来跟我道别的。"选手回忆，这位女性表示自己内心煎熬，已生无可恋。只因为几年前就诊时被医生感动，才决定了断前向她说声谢谢。这是位重度更年期抑郁症患者，医生立刻给家属打了电话，却发现家人对她的病情毫无察觉。医生由此说到女性更年期的应对方法，开出了"亲人的关爱"和"到医院就诊"两张处方。在她演讲过程中，台下一位年轻人飞快跑上舞台，献上一束鲜花。他哽咽着告诉大家，自己就是那位患者的儿子，感谢医生的温暖帮他留住了妈妈的微笑。

科学面对的是专业、艰深的内容，而科普则是用深入浅出的语言、丰富多样的形式将

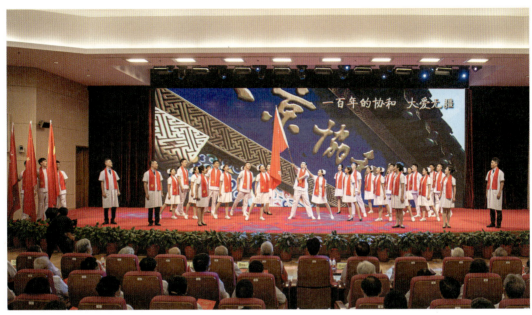

建院100周年倒计时一周年活动现场

复杂的内容翻译出来,让大众喜闻乐见、易于接受。所谓"上医治未病",科普正是这样一项防患于未然的力量。协和人定期举办科普能力大赛,怀揣热爱,拥有温度,用多样的方式践行着医者的使命。

除了"七一大会"和"科普能力大赛",当代协和人还沿着"协和精神"和"办院理念"的核心,对协和文化进行了不断丰富、延展与呈现,组织了"协和春晚""协和奥运"为代表的一系列协和品牌活动。

被誉为"协和春晚"的新春团拜会,由各党总支和部门工会精心组织,协和人自编、自导、自演的文艺节目经过层层选拔,在每年的新春团拜会上精彩绽放。各种艺术形式交相映衬,展现出协和人良好的精神风貌和艺术素养。

每次在协和生日前后举办、被誉为"协和奥运"的职工运动会,是协和人展现"召之即来、来之能战、战之必胜"的强大凝聚力的重要时刻。近千名员工志愿报名团体操项目,提前两个多月着手准备。他们在忙碌的工作之余,利用中午和晚上的休息时间参加排练。变化多样的队形,整齐划一的动作,是他们一遍遍苦练的结果。在运动场上,上千名协和人通力合作,拼凑别出心裁的字样和图案,呈现最好的视觉效果,送上对协和的深深祝福。

这些活动，将众多协和人聚在一起，重温代代相传的协和精神，回顾求知求真的治学传统，提升协力同心的凝聚力，忆往昔，展宏图，激励所有协和人不忘初心、砥砺前行。

百年前，协和先贤们留下熠熠闪光的宝贵精神财富。百年后，协和人用多种多样的方式呵护、强化着这光芒，打磨出拥有温度的医院文化品牌。

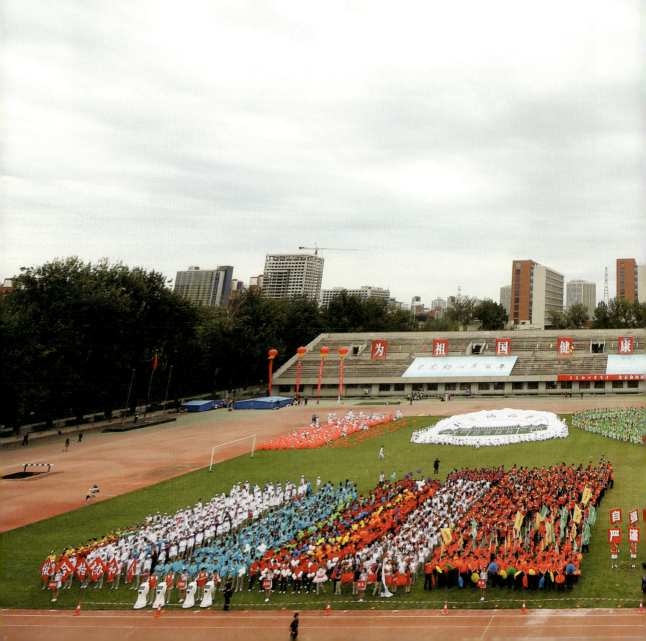

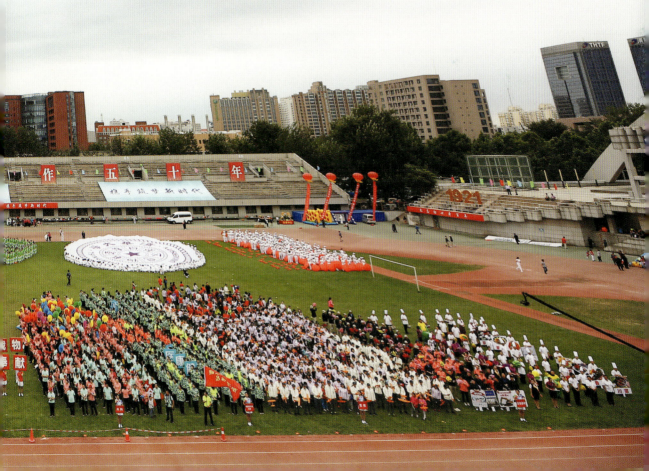

2018年协和运动会

"假如我是患者"

2012年3月21日上午8点30分，不少患者讶异地发现，在他们中间出现了一位"十分眼熟"的患者，而他的真实身份是耳鼻喉科一位知名教授。面对患者们的疑问，该教授赶忙解释，这是医院推出的"做一天患者"体验活动，希望大家保密。不少患者当场为医院的这一举措拍手叫好。带着这份感动与鼓舞，这位教授顺利体验了接下来的环节。

"做一天患者"体验活动，是医院在筹备启用新门诊大楼的关键时期，发动全院职工参与的一项"换位思考"体验活动，希望借此凝聚集体智慧，做好顶层设计，对就诊全流程进行优化，实现医疗服务质的飞跃。在医院党委的统一部署下，以科主任、职能部门处长、护士长为代表的41位医务人员，或扮演患者和家属，或现场追踪患者，分头进入门诊、急诊、病房及手术室等医院"要塞"，亲身体验患者的就医过程。

3月22日上午9点，病理科一位副主任拉上科里的年轻人帮忙，年轻人扮演脑卒中患者，主任扮演家属。"我们演得挺专业的，同事们都没看出来。"挂号、分诊、就诊、租用轮椅……2个小时里，他们先后穿梭于医院急诊、门诊、老楼3个区域的5个地点，并如实记录下这些流程所需要的时间：平均每10分钟排队一次，每次排队8分钟。

3月28日上午，一位"新导医"出现在放射科南边的"交通枢纽"上，仅一上午，她就回答了409个患者问题，其中约五成患者都在问"放射科在哪儿"。"新导医"抬起头，看见标识牌最醒目的位置留给了职工食堂，而放射科却被挤在了小角落里。

门诊体验组、急诊体验组、手术住院组及导医体验组分别向医院汇报了体验感受，就如何减少患者排队等候时间、如何科学合理地布局医疗空间、建立舒适的就诊环境、如何整合实验室、优化标本转送的物流问题、如何改进信息系统、提高信息化水平等方面问题，提出许多中肯的意见和建议。

以此为起点，医院开展了就诊全流程优化专项工作，并提炼出四个目标——优化流程、减少折返、标识清晰、尽可能实现就诊全程电子化。

整形外科一位教授在个人微博账号上提及医院的这一举措,很快得到1 000多条转发,400多个评论。很多热心网友积极地支招献策,很多有识之士也有自己的担忧:"预约看病离我们还很远""就诊还处在护士叫名、诊室门口排病历本的阶段""效率和医疗质量怎么平衡""看病难这问题医生能改善吗"……

然而,当年的"不可能""很遥远"很快就成为现实。全院上百个大大小小的流程因此得到再造或优化。现如今,患者可以通过手机APP、院内自助机、银行网点等多种渠道预约挂号,成为"东单一景"的挂号长龙再也看不到了;门诊报到及叫号系统使患者可以分时段、分区域候诊,不仅节约了候诊时间,还大大改善了就诊环境;引进整盒发药机,启用预调配模式,过去"人等药",现在"药等人";多途径扩展门诊空间,门诊限号保证服务和质量,开设二十余个门诊疑难病会诊中心……现在的北京协和医院,预设综合日门诊量已达18 000人次,却窗明几净,井井有条,人多而不燥,事明而不乱,一系列通过整体规划和

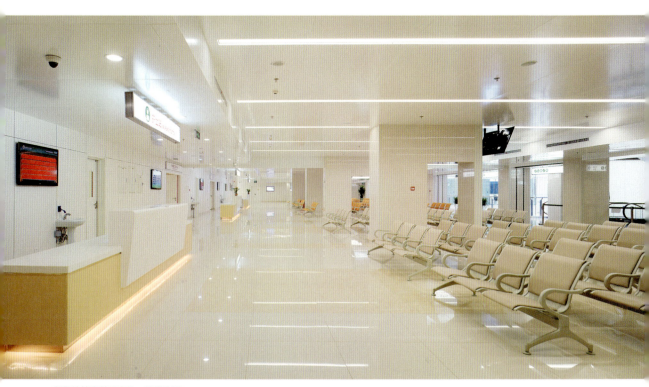

新门诊楼宽敞明亮的一级候诊区

顶层设计才能实现的全流程再造在协和医院成为现实，不仅提高了工作人员的效率，也给患者带来了实实在在的获得感。

一位媒体人这样评价："一个社会，医生是公认的高素质群体，他们不仅有处理复杂疾病的能力，也有处理复杂医患关系的能力。他们善于反思、分析，并不断归纳、总结，探索解决疑难问题的办法。协和医院在踏踏实实地做事。"

此后，协和医院又多次开展"做一天患者"的体验活动，"门诊早值班""门诊志愿者"……每一次管理与服务升级，都离不开协和人自省而专注的目光。协和妇产科宋鸿钊院士曾在一篇回忆文章里这样写道："对于为医者来说，自省不断优化着他的关注领域，专注决定了他的关注深度，慈悲则是背景和色彩。这样，最后产生的不仅是一种清醒的理智，更是医者安身立命的生活方式。"

自省、专注和慈悲，不只是几个协和名医的气质。在整整一个世纪的时间长河中，具有类似气质的医者和管理者们，专注体验着患者的病痛哀伤，用慈悲之心追求思路的清明、心底的善良和心灵的平静，他们用自省和内心对话，发出对医患和谐的渴望与呼唤。

"待同事如家人"

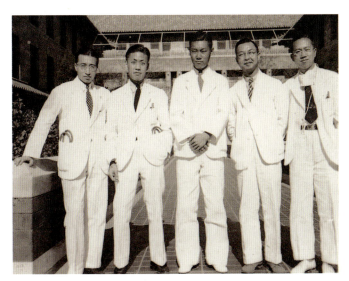

20世纪40年代，协和住院医师合影

时至今日，我们在回顾20世纪之初老协和的辉煌时，常津津乐道于一些协和逸事，比如连外国教授都称赞不已的愉快的"学术和社会"生活。

哈佛医学院教授毕宝德1921年来到协和，被聘为客座教授。他周六上午出诊，周二有3个小时的教学查房，直至一年后回到美国。他对在协和的工作非常满意，曾在《科学》杂志上一篇讲述协和内科的文章中提道："对于许多美国人，中国似乎很遥远……但对于那些知情人来说，北京协和医学院正与世界上最先进的医学院并肩前行。"

吴英恺曾在《话说老协和》一书中撰文回忆了自己的住院医师生活。"一般为双人间，总住院医师一人一间。室内有电话，每人一张中型写字台和一盏台灯。屋内都有壁橱，每人一个五斗柜，屋子中间放着一张躺椅。每人发制服上衣四件，裤子七条，包括内衣、手帕，统由医院洗衣房浆洗。夜间皮鞋放在门外，次晨就有人打油。""住院医师宿舍有文娱室，院内有五个网球场，冬季有滑冰场，小礼堂星期日上午有人做礼拜，有时也有文艺演出。""住院医师的伙食完全由医院供给，一日三餐及两次茶点，质量很高。""只是工作紧张，任务繁重，久不见'天日'，因而面色苍白，当时习惯叫'协和脸'。"

中央人民政府接管协和后，医院仍竭尽所能为职工着想，使其延续愉快的"学术和社会"生活。1978年，协和老门诊楼，也是北京市的第一个门诊楼正式启用，门诊面积扩大了2倍，设施先进，宽敞明亮，大大改善了医生们的出诊环境。"开始那几年，门诊楼平时用来

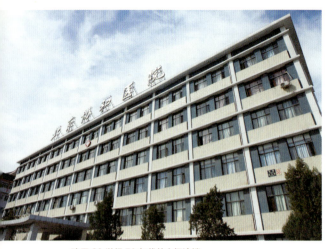

建于20世纪70年代的老门诊楼

接待患者,节假日用来招待职工。什么舞会、联欢会,都在门诊大厅举行。"一位医生回忆道。

三十余年弹指一挥间,老门诊楼已经退出了历史舞台,原址上又盖起了协和转化医学综合楼,这将为协和的科研环境带来革命性的改变。

2011年,正值协和建院90周年之际,医院提出了"待病人如亲人,提高病人满意度;待同事如家人,提高员工幸福感"的办院理念,计划从关爱员工、明确个人职业前景、改善从业环境、提高福利待遇这四个方面进行改革。协和人认为,没有满意的医生,就不会有满意的患者。只有关爱好每一个员工、同事,大家才能以院为家;只有每个党支部建好自己的温暖"小家",医务人员才能将这份温暖更好地传递给患者。

家应该是轻松的,医院以工会为单位,建立了"职工小小家",集阅览、健身、咖啡厅和阳光厅为一体,让员工们在忙碌的医疗工作之余,在小小家中放松心情,享受亲情;家应该是活泼的,医院举办高雅室内音乐会,开办职工影院,举办"我的生活我的家"摄影比赛、家庭亲子越野赛等,让员工家属也作为医院的一分子,体验家的氛围,理解医务工作者的辛苦;家应该是温暖的,医院为400多位75岁以上的离退休老同志,每人安排了1到2位爱心联系人。科里的年轻人定期去家访,及时帮助老前辈解决看病、住院等实际问题,让他们同样感受到亲人的关爱和家庭的温暖。

老协和的医生公寓令人称慕,现今的值班公寓及酒店式服务也是有口皆碑,还给各级人员留院值班提供了便利,从制度上强化了医疗安全。身体是革命的本钱,医院在东单地区寸土寸金的条件下,辟出了800余平方米区域建成职工健身中心,鼓励医护人员前往锻炼身体。民以食为天,医院的职工食堂从早上6:30到晚上22:00都提供餐食,新建"协和1921"主题餐厅和西单院区咖啡厅,每年还通过"协和美食节"推出新菜式、新品类,员工对美食的追求得到了满足,工作起来也就更加愉快、舒心。

医院想方设法提高员工福利待遇,但依然坚守公立医院的公益性,确定了不以"经济

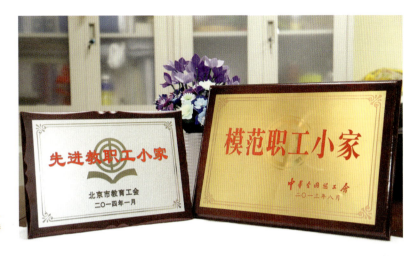

医院以开展"模范职工小家、小小家"建设为抓手,落实"待同事如家人"的办院理念

效益论英雄"的考核导向。以"病人需要什么,绩效就考核什么"为原则,开展综合绩效考核工作,将医疗质量、患者安全、服务品质和专科声誉作为各种考核的核心指标,却从未要求或下达过经济和创收指标。年轻医生说:"在这里,我可以安心做一名纯粹的医生。"

在协和,有一句话:"英雄不问出处"。任何人来到协和,不论出身、背景、经历如何,只要品行端正、能力出众,就一定会脱颖而出。医院搭建各种平台,如内科读图大赛、外科技能大赛、科普能力大赛等,通过"赛马"的方式来选拔人才。协和在全国率先推行 N1~N4 护士晋级体系,N4 级护士相当于专家级别,护士也能成"权威"。在人员招聘、职称晋升、干部换届、基金申请、奖励评选等各个方面,医院都采取透明公开、竞争择优的方式来确定人选。

一位妇产科教授饱含深情地描述着他的"协和家":"我们搀扶老者,牵手同龄,提携后生,一起前行。在这座培养医学大家、培养好医生的熔炉中,我们感恩前辈的培养,感谢医院的关怀,感受人文的气息。这样的熔炉和这样的氛围,注定能炼出好医生。"

2019 年,医院再次提出要重点做好民生工程。"待同事如家人",办院理念并不是悬挂和张贴在医院内的宣传口号,而是实实在在地体现在员工生活和工作的方方面面,真真正正营造家的氛围,提高员工的获得感和幸福感。一位管理学者曾这样评论:"一个好的医院的标志就是两条:病人把最后的希望都留在这个医院,因为那里无法诊治也就死心了;医生都向往去这个医院工作,因为那里是职业生涯的辉煌。协和医院就是这样的一家医院。"

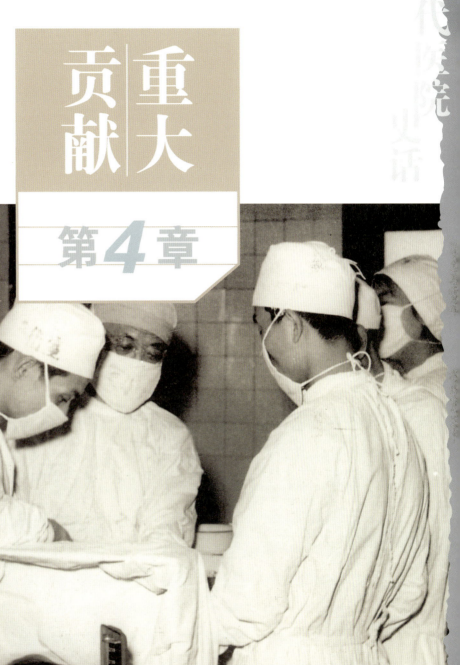

第4章

重大贡献

中国现代医院史话

第一个由中国人命名的疾病

在"老协和"的历史中,有一项成果特别引人瞩目,这就是刘士豪和朱宪彝命名了"肾性骨营养不良"这一疾病。

由于他们把这一类特殊的疾病从骨软化症/佝偻病中区分出来,并施以相应的独特治疗,使得全世界医生对这一疾病的理解和诊治达到了一个新的层次。

有关这一命名的论文,首先在 1942 年 4 月以短篇形式发表于著名国际期刊 Science,次年以 59 页长文的形式发表于 Medicine。

刘士豪和朱宪彝在我国内分泌学史上都是奠基人和开拓者的地位。刘士豪为北京协和

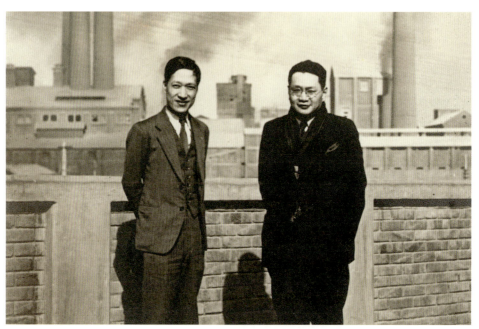

刘士豪(右)与朱宪彝(左)

医学院第2届毕业生，朱宪彝为第7届毕业生，毕业时在各自年级均以总成绩第一荣获文海奖，其天资聪颖可见一斑。刘士豪1941年成为第一个协和毕业生中的协和内科教授，后来曾担任北京协和医学院生物化学系主任，1958年主持成立了我国第一个内分泌专科——北京协和医院内分泌科。此后他在我国率先尝试建立了胰岛素的放射免疫测定法，将临床内分泌学推向一个新的高度。朱宪彝长期跟随刘士豪共同进行钙磷代谢研究，直至1951年去天津创建天津医学院。新中国成立后他将工作重点放到了克汀病的防治中，也是成就斐然。

北京协和医院的平台是刘士豪和朱宪彝得以成功的先决条件。早在1920年，时任协和妇产科主任的马士敦（John Preston Maxwell）就在山西开展了骨软化症患者的代谢研究，因为合并妊娠的骨软化症往往造成女性骨盆畸形，继而导致难产，需要妇产科紧急处理。马士敦于1925年发表《中国的骨软化症》一文，详细阐述了中国骨软化症的诊治状况。当时骨软化症在我国华北地区非常普遍，对育龄期女性造成的影响尤其严重，是一个亟待解决的社会问题，自然也成为北京协和医院临床研究的重点。同期在大洋彼岸的美国，有关钙磷代谢的研究正在哈佛医学院富勒·奥尔布莱特（Fuller Albright）教授的带领下方兴未艾。在20年代中期，北京协和医院成立了代谢病房和代谢实验室，为骨软化症的研究提供了一个达到当时国际先进水平的技术平台。

刘士豪对钙磷代谢的兴趣由来已久。他在医学院学习时就在《中华医学杂志（英文版）》上发表了一篇维生素D治疗骨软化症的病例报告。毕业后他进入北京协和医院内科，先后担任住院医师、总住院医师，再赴美学习、做科研，1930年回到协和即加入韩诺恩（R. R. Hannon）的团队主攻钙磷代谢。其后朱宪彝、王叔咸、周寿恺先后加入钙磷代谢研究团队。1934年韩诺恩离职返美以后，刘士豪成为该团队的核心。从1930年至1942年，这一团队以"骨软化症的钙磷代谢"为题，先后发表了13篇重要论文，对我国当时骨软化症患者的各种状况达到了全面理解的深度。后来钙磷代谢领域的权威帕菲特（A. Parffit）著文指出："北京协和医学院三四十年代有关钙磷代谢的文献构成了现在一切研究的基石。"

协和的钙磷代谢团队采用的主要研究方法是代谢平衡法。该方法要求对患者摄入和排出的钙磷进行精细测量，然后观察不同干预措施下钙磷排出的变化。这样，每例患者的每份膳食都需要营养部提供相同的双份，一份供患者食用，另一份送实验室处理后测试钙磷的精确含量。同时，患者的尿液和粪便也需要分别收集后精确测量钙磷总量。通常每4天为一个代谢期，然后改变治疗措施来观察尿液和粪便中钙磷的变化，再通过这些变

TREATMENT OF RENAL OSTEODYSTROPHY WITH DIHYDROTACHYSTEROL (A.T.10) AND IRON

RENAL osteodystrophy is a generic name for osseous disorders simulating rickets, osteomalacia or osteitis fibrosa cystica, but originating from chronic renal insufficiency. The most important metabolic defect is poor calcium absorption due to large phosphorus excretion by the bowel as a result of renal insufficiency. Yet vitamin D, specific in promoting calcium absorption in rickets and osteomalacia, is singularly ineffective in renal osteodystrophy. This is true in a series of 5 cases in which detailed metabolic studies were made in this clinic. Vitamin D in ordinary therapeutic doses for prolonged periods orally or intramuscularly or in single massive dose by mouth failed to elicit any significant clinical or metabolic response.

This led us to the use of dihydrotachysterol (A.T.10), an irradiation product of ergosterol, first introduced by Holtz[1] in the treatment of hypoparathyroid tetany. Our experience with A.T.10 in 3 cases of osteomalacia[2] indicates that this compound promotes calcium and phosphorus absorption by the intestine and deposition in the bones, contrary to the earlier view[3] that A.T.10 was not anti-rachitic. In view of the favorable effects on osteomalacia, two of our patients with renal osteodystrophy received by mouth A.T.10 in 3 cc daily doses for 5 four-day metabolic periods while on a high calcium and moderate phosphorus intake. In both cases there was an immediate and progressive decrease of fecal calcium. While calcium appeared in significant amounts in the urine in one case, it remained absent in the other. The net retention of calcium at the height of A.T.10 action during the last period of its administration or the following period amounted to 50 per cent. of the intake. This was followed by a corresponding phosphorus gain due to a diminution of phosphorus elimination both in the stool and in the urine. The serum calcium, low initially in both cases, was raised to normal; and the inorganic phosphorus, high to start with, was reduced to normal during the A.T.10 therapy. Thus in remedying the basic metabolic defect underlying the bone disease in renal osteodystrophy, dihydrotachysterol appears to be highly efficacious, similar to vitamin D in rickets and osteomalacia. However, the effect of A.T.10 lasts for 7 or 8 four-day periods after the therapy is discontinued, in contrast to the long-sustained aftereffect of vitamin D in rickets and osteomalacia. Therefore, to secure substantial remineralization of the skeleton in renal osteodystrophy it would be necessary to administer A.T.10 for a prolonged period of time.

Another mode of therapy which we believe to be of interest in renal osteodystrophy is the oral administration of iron salts. It is well known in elementary chemistry that iron combines with phosphate to form insoluble ferric phosphate. That similar reaction takes place in the intestine is indicated by the experimental work[4] showing that iron added to a non-rachitogenic diet of rats produces rickets. Thus iron in large doses is contraindicated in rickets and osteomalacia. However, in renal osteodystrophy with hyperphosphatemia and high concentration of phosphate in the intestine interfering with the assimilation of calcium, the phosphate-precipitating action of iron may be utilized to advantage. Accordingly, the two patients with renal osteodystrophy referred to above were given ferric ammonium citrate 6 gm daily for from 5 to 14 metabolic periods. The most consistent changes were a decline of the serum inorganic phosphorus and an ascending tendency of the serum calcium. The phosphorus balance showed a decline due to an increase of stool excretion of phosphorus. The fecal elimination of calcium was usually diminished, giving rise to favorable calcium balance. This increase of calcium retention is most probably the result of the calcium-sparing action of iron in combining with phosphorus in the intestine. Thus from the standpoint of combating phosphate retention and promoting calcium gain in renal osteodystrophy, iron therapy proves effective.

In view of the present unsatisfactory state of affairs in the therapy of renal osteodystrophy, dihydrotachysterol (A.T.10) and iron seem to be rational and useful items in the treatment of such condition. As far as we are aware, the use of A.T.10 or iron in osseous disorder due to renal insufficiency has not been recorded in the literature. This is a preliminary report, and the detailed data will be published elsewhere.[5]

S. H. LIU
H. I. CHU

DEPARTMENT OF MEDICINE,
PEIPING UNION MEDICAL COLLEGE,
PEIPING, CHINA

[1] F. Holtz, H. Gissel and E. Rossmann, *Deutsche Ztschr. f. Chir.*, 242: 521, 1934.
[2] H. I. Chu, S. H. Liu, H. C. Hsu and H. C. Chao, "Calcium and Phosphorus Metabolism in Osteomalacia." XII. A Comparison of the Effects of A.T.10 (Dihydrotachysterol) and Vitamin D. To be published.
[3] F. Albright, *et al.*, *Jour. Clin. Invest.*, 17: 317, 1938; 18: 165, 1939.
[4] J. F. Brock and L. K. Diamond, *Jour. Pediat.*, 4: 442, 1934.
[5] S. H. Liu and H. I. Chu, "Renal Osteodystrophy: Studies of Calcium and Phosphorus Metabolism with Special Reference to Pathogenesis and Effects of Dihydrotachysterol (A.T.10) and Iron." To be published.

刘士豪和朱宪彝发表在 *Science* 上的文章

化分析患者的病因并提出最佳治疗方案。这一研究方法在钙磷代谢的研究中起到了巨大的作用。

当然，这一方法对数据精确性的要求非常高，这就需要采集数据时的严谨科学态度。有一次，一名住院患者进餐时不小心把一小团米饭掉在地上，刘士豪立即把这一小团米饭捡起，

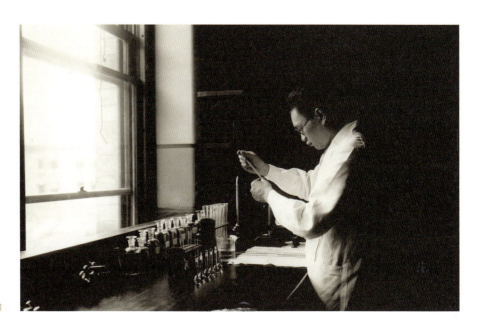

刘士豪在做实验

拿到实验室用天平称量后,通知营养部让患者补餐等量米饭,保证测得的代谢数据可靠。

基于对各种骨软化症患者精确的数据监测研究,刘士豪和朱宪彝发现几例患者与众不同。他们的共同特点是先有肾衰竭再出现骨软化症的表现。如果患者是儿童,出现的临床表现就不仅是骨软化,还有生长速度缓慢、性腺不发育等一系列生长发育障碍。当时,对这类疾病的认识就是用维生素 D 治疗效果不佳,而且这类疾病在命名上十分混乱,有肾性佝偻病、肾性侏儒、肾性性幼稚及肾性纤维囊性骨炎等。刘士豪和朱宪彝认为这 4 种命名均不准确,于是提出一个新词——肾性骨营养不良(renal osteodystrophy,ROD),又称"肾性骨病",后来很快为学术界广泛接受。命名"肾性骨营养不良"的意义绝不仅是它表述准确,更是因为刘士豪和朱宪彝发现这类患者可以用双氢速甾醇治疗。他们以代谢平衡法得到的精确数据无可辩驳地证明了这一点,改变了对这类患者的治疗方法,得到了国际学术界的广泛尊重。

黑热病与协和

20世纪初的中国大地，多种传染性疾病肆虐，来自世界各地的细菌学、病毒学和寄生虫学专家远涉重洋而来。作为现代医学的代表，北京协和医院自建立初期就在传染病的研究和控制上发挥了不可磨灭的作用。时至今日，仍有许多关于中国乃至世界其他地区的传染病知识，是来自东单这个小小的院落。其中，黑热病更是在其历史的记载中与"中国""协和"的名字紧紧联系在一起。

黑热病（kala-azar）是由杜氏利什曼原虫引起的慢性地方性传染病，因患者常常面部灰黑、出现高热而得名。黑热病长期流行于我国长江以北地区，在20世纪二三十年代更是患病者众，一度多达数十万。流行地区包括河北、河南、山东、内蒙古、安徽等地，农村患病率较高，北京周边地区患者也不少，成为当时威胁人们生命健康的一大问题。

协和医院建院后很长一段时间内，黑热病都是内科病房的常见病种。1923年，杨怀德（Charles W. Young）向洛克菲勒基金会提交了对黑热病进行现场研究的建议书，得到资助批准。协和专门成立了研究组，进行了多年的黑热病专项现场研究。不同学科的医师及研究员深入流行区现场，杨怀德、李宗恩先后担任黑热病现场研究组的主要负责人，其他如福斯特（Ernest Carroll Faust）、马歇尔（Marshall Hertig）、阿瑟（Arther Hertig）、钱雅各（James R. Cash）等很多人都曾经在黑热病现场研究组里工作过。

1920年伊始，一名叫福斯特的美国青年远涉重洋，辗转踏上了中国的土地。来中国之前，福斯特是美国伊利诺伊大学的一名动物学系教员。当他进入协和工作时大概也没有想到，未来的9年不仅对于他个人，对协和乃至中国医学都产生了深远的影响。

福斯特一手创办的协和医学院寄生虫学系，在协和早期历史乃至整个中国传染病史中都具有举足轻重的地位。他不仅参与黑热病现场调查，还对中国北部、中部及南部的众多寄生虫病及其生态链进行了深入细致的调查研究。说起当时中国的传染病，绝大多数不能绕过福斯特的名字，这些研究至今仍然是中国乃至世界寄生虫学的标杆。

同一年，后来被公认为"中国热带病学研究创始人"的李宗恩结束了在格拉斯哥大学医学院的学习，而后选择在伦敦卫生与热带医学院继续深造。这所创建于1899年的学院，以在公众健康和热带医学领域的研究而闻名于世。1923年，30岁的李宗恩毕业回到祖国，应聘为协和医学院内科助教，从那时起他与黑热病结下了不解之缘。他主导的与中外不同学科同事联手从事的黑热病研究，被认为是"中外医学科学家携手应用现代科学的方法研究中国流行病的一个成功范例"。

早期黑热病现场的流行病学调查显示，黑热病局限于中国长江以北的区域，患病人群中约70%为20岁以下的年轻人，男性比女性更为常见。李宗恩则通过调查研究和比对，进一步提出中华白蛉可能是黑热病传染媒介的假说。他先是利用人工喂养的装置，证实了中华白蛉可以通过叮咬或被拍打感染人群致病，随后证实中华白蛉的繁殖季节与黑热病的流行时间相一致，而且黑热病小体可在中华白蛉体内成熟并繁殖。根据自己丰富的临床经验，李宗恩总结出黑热病早期的临床表现，具有很重要的临床指导意义。此外，他还确认了第一例黑热病犬及被犬传染的病患，这是首次把中华白蛉、犬和人的黑热病联系在一起，对于黑热病的流行病学研究具有重要的意义。

几乎是在同一时期，对黑热病的病理生理研究在协和也出现了重要进展。1924年，杨怀德和乔斯力恩·斯麦力（Jocelyn Smyly）成功在黑线仓鼠和巨鼠中复制出利什曼病。米兰尼（Henry Meleny）随后对鼠黑热病的组织病理学进行了研究，发现单核吞噬细胞反应是鼠黑热病特异性组织免疫应答。钱雅各和胡正详则发现在黑热病患者色素沉积的皮肤和皮下组织中存在高浓度的利什曼体，进而推断该病也可通过口腔或鼻腔分泌物传播。在诊断方面，杨怀德等人发现患病者巨脾中穿刺涂片和培养发现利什曼小体的诊断阳性率最高，而外周血的诊断阳性率则远低于脾脏穿刺涂片，从而为临床诊断途径提供了新的依据。

1929年，钟惠澜从协和医学院毕业，并留在协和医院内科担任住院医师。1934至1935年，他曾前往亚欧及美洲多国考察研究热带病，并在德国汉堡热带医学与卫生学院短期参加研究工作。1935年再次回到协和后，钟惠澜投入了黑热病的治疗和研究中。他强调热带病临床、现场和实验室三结合的科研方法，即在临床上发现有关病例后，立刻到现场调查，然后把有关材料带回实验室进行检查和研究，并对数据进行分析和综合，得出初步的结论；再把结果用于临床或现场，使结果更加完善。钟惠澜在已有黑热病诊断试验的基础上，进一步提出应用骨髓穿刺检查替代脾脏穿刺检查，寻找利什曼原虫的无鞭毛体（简称"利杜体"）辅助诊断。钟惠澜还与当时的年轻人张乃峥一起首创黑热病补体结合试验（后被称为"钟氏试验"），提供了黑热病早期诊断的无创手段。

尽管杜氏利什曼原虫在 1903 年就已经被确认为黑热病的病原体，但利什曼原虫通过什么途径感染人类一直是个未解之谜。在李宗恩的研究基础上，钟惠澜与冯兰洲合作研究传播黑热病的白蛉媒介，证实中华白蛉是北京附近传播黑热病的主要媒介。钟惠澜自己也不慎在实验室中感染病原体而发病。他结合自己的亲身体会和对其他病例的观察，提出了黑热病早期表现的临床类型。通过患者与病犬的关联性，钟惠澜对犬作为贮存宿主在传播中的作用进行了深入研究并肯定了其重要作用。为了确立犬在黑热病传播中的作用，他的夫人李懿征医师自告奋勇做志愿者，在皮下接种了犬的利什曼原虫。经过 5 个月，李懿征果然发病，只是病状较轻，在她的骨髓涂片中发现了利杜体，有力地证实了犬可以将黑热病传染给人，并发现中华白蛉叮咬犬后对人的感染率远高于直接叮咬人。1939 年，钟惠澜首次阐明犬、人、白蛉三者在黑热病传染环节上的关

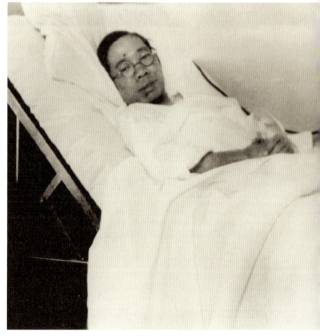

1939 年，为研究黑热病而被感染的钟惠澜在病房

系，推翻了西方学者之前在这方面的论断，为中国黑热病的后续防治和流行控制作出了重要贡献。

1934年，王季午毕业于北京协和医学院。在协和医院完成了住院医师和总住院医师培训后，他受委派前往美国图兰大学热带病与寄生虫学院访问学习，跟随原协和医学院寄生虫学系教授福斯特进行热带病学研究。在协和工作的短短几年中，他在黑热病的研究上崭露头角，并因此享誉世界，被国外同行们称为"Kala-Azar man"，意为"黑热病学家"。

20世纪30年代时，黑热病的诊断主要靠脾脏或骨髓穿刺寻找病原体，操作有一定风险。在协和工作期间，王季午根据利什曼体存在于体内各种含有网状内皮细胞的组织和器官的特点，经过反复试验，证实通过穿刺周围肿大的淋巴结和检查人体周围血液巨细胞可以找到利杜体，从而创始了一种崭新的诊断方法。为此他在《中华医学杂志（英文版）》上发表了题为《血涂片检查黑热病病人利什曼体》的论文。

中国学者对于世界黑热病的另一大学术贡献是率先发现了治疗黑热病的特效药物。王季午通过动物实验，比较了国内外各种锑剂药物的毒性和疗效，证实了新斯锑波霜等五价锑剂为当时最有效的抗黑热病药物。新斯锑波霜即后来的葡萄糖酸锑钠，毒性低而疗效良好，成为黑热病治疗的一线药物，为我国黑热病疫情的防控发挥了巨大作用。

新中国成立后，在广大流行区采取查治患者、杀灭病犬和消灭白蛉的综合治理措施，到1960年基本消灭了黑热病。黑热病患病人数也由1951年时的53万人，至1990年降为360人。黑热病的疫情在一代又一代协和学者的努力下终得控制。

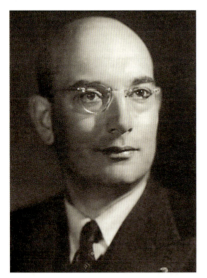

斯乃博（Isidore Snapper）(1889—1973)

斯乃博和心脏病学研究

斯乃博（Isidore Snapper）是北京协和医院第四任内科主任，由于其近乎传奇的经历，在老协和享有盛名。协和1942届毕业生、著名泌尿外科专家吴阶平就曾提及斯乃博在一次毕业典礼中发表的演说"有准备的头脑"对他影响深远。斯乃博在美国医学教育界也声名远播，他的著作《床边医学》所描绘的愿景"医学就在病人床边"迄今仍是医学教育领域的一句名言。

斯乃博是荷兰籍犹太人，1889年生于阿姆斯特丹，在阿姆斯特丹大学医学院学医6年，毕业后去乌特勒支大学医学院附属医院妇产科工作。然而由于学派之争，他备受排挤之下愤而离职，回到阿姆斯特丹，随后赴格罗宁根大学生理学系攻读理学博士。在格罗宁根的研究工作中，他结识了内科学教授范登博格（Van den Berg）并一见如故。在获得理学博士以后，斯乃博就跟随范登博格教授开始了内科医师的职业生涯。

这段时间内，斯乃博和范登博格通力合作，产出了不少成果，最著名的当属临床检验领域的"凡登白试验"（凡登白，即范登博格）。但是很快范登博格赴乌特勒支大学就任内科主任，而斯乃博则返回了阿姆斯特丹大学，跟随他就读医学院时的内科主任佩尔。1919年佩尔病故，指定斯乃博接任内科主任，于是斯乃博在不到30岁时即成为内科学教授。此后10余年内，斯乃博在感染、心血管、内分泌领域均有建树，也凭借过人的才能成为荷兰女王的御医。与此同时，他发展了他的第二职业——足球裁判，每个周日奔赴异地去执法一场荷兰足球甲级联赛。他曾经向儿子解释他兼职足球裁判的理由：一是保持每周的运动量，对身体有好处；二是无论如何判罚都永远不可能同时取悦于主客场球迷，有助于保持一种谦卑心态，以免主任做久了独断专行。

后来，斯乃博向洛克菲勒基金会申请谋求一个美国的职位，得到了热情的回应，并且受邀立即访美。斯乃博夫妇刚刚抵达美国，洛克菲勒基金会就找到斯乃博，提出北京协和医院内科主任刚刚有了空缺，询问他的意向，斯乃博立即同意。于是，斯乃博夫妇很快就再次远行，经过月余周折，终于抵达北京。

斯乃博于1938年就任以后，很快以他的独特风格受到内科医生和医学生的欢迎。他的前任科主任狄瑞德（Francis Dieuaide）是一名非常出色的美国心脏病学专家，为协和作出了巨大的贡献。但他在大查房时的风格是注重学术讨论的氛围，讨论结束后仍然把下一步处理原封不动地交给病房；斯乃博的风格则是直接地表达他的观点，引经据典讲出道理和依据，病房一般按照他的意见执行就可以了。因为他非常渊博，大家往往能够从查房中学到很多，因而斯乃博在协和的名气非常大，并且影响深远。

斯乃博在协和期间著述丰富，多数涉及内分泌、感染、心脏领域，与刘士豪、王叔咸、郁采蘩合作较多，并出版了一本极有特色的著作——《中国给西方医学的教材：北京协和

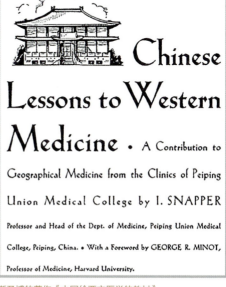

斯乃博的著作《中国给西方医学的教材》

医学院对地域医学的贡献》。其中，斯乃博对于东西方心脏病的比较其影响力持续至今。他的前同事德朗根（De Langen）首先在印度尼西亚注意到当地的患者中很少见到动脉硬化性心脏病，但这种病在欧洲十分常见；然而，在西方客轮上工作的印度尼西亚服务员却容易罹患该种疾病。德朗根同时也注意到了印度尼西亚饮食与西方饮食的差异，以及印度尼西亚当地人的低胆固醇水平，后来在《荷兰医学杂志》上发表了研究结果。斯乃博在北京重复了这一研究，他发现协和医院的心脏病病例中，仅3例因心脏血管供血不足造成胸痛症状。于是，斯乃博以"饮食与动脉粥样硬化：真相与谎言"为题撰文，发表于《美国心脏病学杂志》，引起了广泛关注，为后来心血管疾病的大型流行病学研究打下了良好的基础。

1941年12月，珍珠港事件爆发，侵华日军迅速占领了协和，斯乃博被软禁。1942年初《纽约时报》对《中国给西方医学的教材：北京协和医学院对地域医学的贡献》一书发表书评时写道："当我们看到这本书时，它的作者却是生死未卜……"所幸，在被软禁8个月后，斯乃博夫妇在交换高级战俘时重获自由。此后斯乃博长期在纽约西奈山医学院工作，成为美国医学教育界的领军人物，也是床边教学的重要倡导者之一。

斯乃博一生在荷兰、中国和美国都作出了突出贡献，在协和虽然只度过了3年多的时间，但成果丰硕：他以在荷兰习得的临床视角观察了中国疾病谱的特点，在许多领域，尤其是心血管领域均进行了东西方疾病特点的比较，从而得到了极有价值的科学论断，他对协和的影响代代相传。

保罗·霍奇斯与中国早期放射学的发展

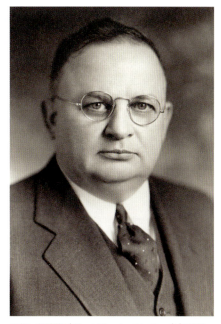

保罗·霍奇斯（Paul Chesley Hodges）（1893—1996），北京协和医院放射科首任科主任

保罗·霍奇斯（Paul Chesley Hodges），1893年1月6日出生于美国印第安纳州的安德森市。1897年，其父亲弗雷德·霍奇斯（Fred Jenner Hodges）工作的瑞哈特医院成功引入X线机，霍奇斯得以见过最早的X线机，这是X线摄影应用的第2年。霍奇斯8岁丧父，14岁便随其姨父威廉·瑞哈特（William Rinehart）学习X线摄影、X线片冲洗，直至大学预科时仍兼职X线技术员。

1911年至1915年在威斯康星大学就读期间，霍奇斯主修生理学。1915年霍奇斯代替指导老师到上海哈佛医学院教授生

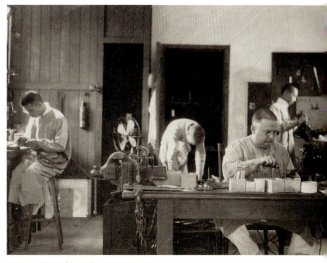

保罗·霍奇斯（左三）在协和放射科

理课一年,在此期间他接管了上海哈佛医学院的 X 线实验室,主动修理并使用 X 线摄影机,与临床频繁接触,这让他重新找回了对于 X 线摄影的兴趣与热爱。在这里,他结识多位后来就职于协和的医学精英,其中包括协和医学院首任校长麦克林(Franklin C. McLean)以及当时上海哈佛医学院耳鼻喉科主任邓勒普(Albert M. Dunlap)。1916 年他获得威斯康星大学生理学学士学位后,继续就读于华盛顿大学,重新投入到 X 线的学习与工作中。

1918 年霍奇斯获得华盛顿大学医学博士学位,随后进入佐治亚州绿叶营放射线学校,成为极少的早年受过正统训练的放射线学专科医师。1918 年初,在北京协和医学院耳鼻喉科教授邓勒普的推荐下,时任北京协和医学院院长的麦克林亲自前往邀请霍奇斯到协和建立放射科并主持相关事务。

霍奇斯接受了邀请,于 1919 年再次来到中国,主持北京协和医学院放射科工作,于 1921 年北京协和医院建院之初即成立了放射科,成为首任主任。直至 1927 年,霍奇斯返回

老协和时期的放射科,荣独山(左二)在拍片

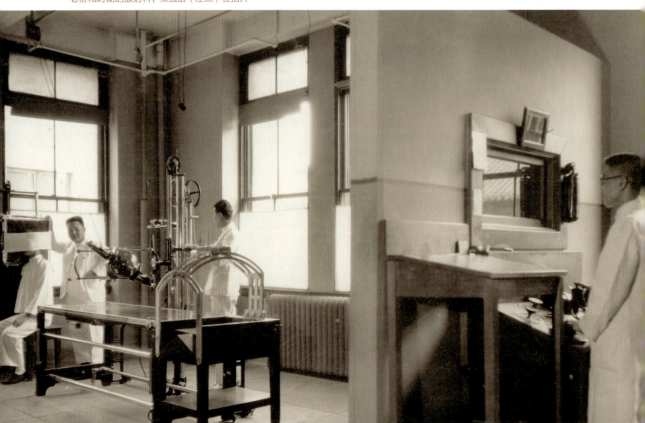

美国，担任芝加哥大学医学院放射科主任。

在霍奇斯到来之前，协和医学院没有固定的放射科医师，仅有一位王和善工程师从事X线工作。霍奇斯在抵达中国之前，便开始了协和放射科的建筑设计、相关器械与耗材采购等工作。初到北京，他使用的还是4年前在上海哈佛医学院修复的X线机，当新的X线机到达后，霍奇斯又制作了摄影和透视的其他组件，正式开始了北京协和医院放射科井然有序的临床工作。

霍奇斯制作的X线机零件设备中，第一件作品是头颅X线机摄影机支架，可以进行复杂角度的调整与摄影。霍奇斯1929年返回芝加哥大学后，在此基础上再做改良，最后形成了商业化的X线球管座架——"Franklin tube stand"，相关研究成果发表于1939年《美国放射学杂志》(*American Journal of Roentgenology*)。

X线片的购买、保存和使用也是一大问题。以前X线软片通过海运由英国运达天津，再经陆运到达北京，运输过程耗时长，经过温度、湿度变化后，X线片品质明显下降。霍奇斯在友人的帮助下，得以直接订到罗切斯特的新制X线软片，以棉线封口的国际空运包裹直达北京，再将软片放入铁桶以石蜡密封，存于医院冷藏室。X线软片质量的提高，直接提升了X线摄影的整体水平。

霍奇斯担任科主任期间，建立了一套管理制度和工作规范。以X线检查及报告的流程为例，临床各科申请X线检查时，必须逐项填写会诊单，内容包括临床病史、重要体格检查及检验资料、临床拟诊、检查部位及目的，放射科可有针对性地进行检查，并作出相应影像诊断。X线检查一般安排在上午，由医生完成，或在医生指导下由护士完成。X线诊断报告由医师用英语口述，由打字员速记后打印，再经医师签发，在中午之前送出。X线诊断报告除给患者外，还需在病案室保留一份副本。此外，他还制订了X线检查报告索引方法，方便放射科及临床医师查阅报告。这些制度和工作规范的建立，保证了放射科日常工作的有序进行。

霍奇斯主持并建立了放射诊断工作规范，使诊断水平得以提升。例如，在心脏X线诊断方面，霍奇斯和同事制定了心脏增大的影像诊断标准。当X线胸片考虑心脏增大或者临床高度提示心脏增大时，通过测定两次冠状位阴影中较大者的面积，矫正散射失真后与成人的心脏标准尺寸表格相对照，如偏差超过标准尺寸10%则诊断心脏增大。

霍奇斯紧跟世界研究潮流，不断将最新的技术、设备引入协和放射科。1924年，霍奇斯在美国路易斯市参观医院时，向埃瓦茨（Evarts Gram）学习了静脉注射含碘造影剂的胆囊摄影术，霍奇斯阅读了大量相关文献后，在协和医院放射科成功将这一技术应用到胆囊疾病的X线诊断工作中。

霍奇斯开展了放射治疗学的相关探索。他运用100kVp的浅表X线治疗机治疗头癣、白喉等疾病；他运用放射性镭的衰变制成氡粒，进行肿瘤的外照射治疗。为适应深部肿瘤的放射治疗需要，1923年至1924年霍奇斯前往德国进行放射物理学习期间，又购置了波谱仪以及200kV的X线球管。

霍奇斯对教学工作非常投入，使得放射科成为协和医学院最活跃的教学中心之一。霍奇斯为医学院本科新生设计了简化的暑期医师课程，还对解剖中的尸体使用X线透视和摄影对比的方法加强解剖学的教学效果；为高年级学生进行放射线诊断学的演讲和病例讨论；为研究生设计了放射线学的住院医师训练，其中包括放射学院的暑期课程，目的是教会他们使用并操作简单的X线装置，制作X线片，并学会解读X线片结果。

洛克菲勒基金会创办协和医学院的初衷，是通过医学改造和影响中国，满足中国在医药卫生方面的需求。霍奇斯在这一宗旨的引领下，开始了对中国各地放射学工作的考察、推广以及改革工作。霍奇斯经过对天津、上海、宁波、绍兴、广州、汕头、青岛、济南等地医院考察发现，放射设备的使用情况不尽如人意，主要存在两方面问题：一是没有专人负责机器的维护与维修，一有故障就长期停用或报废；二是除沿海大城市外，电力供应是普遍存在的问题，很多小城市每天只有晚上供电或供电期间电压不稳，无法保证X线机的正常工作。

于是，霍奇斯建议重新设计适合中国国情的X线机并得到了洛克菲勒基金会的大力支持。1922年他成功设计了一套简单、便携且适用于国内供电状况的X线机系统，其中球管、变压器、电表、开关等均从美国订购，而其余组件包括直流变压器则在当地设计和制造。这样的X线机系统可以在不同供电电压的情况下，输出稳定的110V电压值，从而保证了该系统在全国范围内的适用性。此后霍奇斯陆续制作了11台成品X线机，1922年7月起其中10台被陆续安装于中国的北部、中部、南部等地。

在考察期间，霍奇斯还意识到，不少医院虽然配备了X线设备，但缺乏专业技术人才，成为制约这些医院放射科发展的关键，故而更加坚定了开展暑期培训班的信念。在协和期间，霍奇斯建立了X线学校，自1921年至1927年累计开办培训班6期，教学内容包括X线原理、

X线机的使用与修护、X线片的判读。暑期培训班每期招收来自国内外的医师约50名，累计培训医师近300名，为早期中国放射学科的发展提供了坚实的人才保障。

霍奇斯对于中国放射学的贡献远不止于此，他还培养了一大批后来对中国放射学界产生深远影响的放射学专家，包括谢志光、荣独山、吴静、李果珍、刘玉清、汪绍训、徐海超等。其中谢志光、荣独山和汪绍训3人又分别开拓了中山大学中山医学院、复旦大学上海医学院及北京大学医学部的放射学事业，共同创立了中华放射学会和《中华放射学杂志》，其他高校的大部分放射学创始人又大多出自此三所高校门下，3位专家被后人尊称为"中国放射学界的奠基人"。

霍奇斯在中国工作的8年内，不仅带来了先进的设备，更重要的是相关技术的普及推广与专业人才的培养。基于这些开创性成就，荣独山在《话说老协和》一书中撰文称，霍奇斯教授"应确认为我国放射学专业的创始人"。他对中国早期放射学事业的贡献将永留史册。

中国第一份
肌电图身世之谜

现代医学的起点普遍被认为是从英国医生哈维（William Harvey）1628 年发表划时代的《心血运动论》算起。

此后，伴随着生命科学及其他自然科学的发展，人们对疾病的认识不断深入。同一个症状，其背后的发病机制和病因并不相同。比如肢体无力这一常见的神经科症状的背后，可能是脑部支配运动的"高级司令部"出了问题，医学上称为"上运动神经元病变"；也可能是执行运动指令的"作战部队"有了故障，医学上称为"下运动单位病变"。如何区分这两者，通过神经科医师仔细的体格检查，是能够作出判断的。但进一步深入，下运动单位包括脊髓前角运动神经元、脊神经、神经肌肉接头和肌肉等多个部分，具体是哪里出了问题，仅依靠查体就无法清晰区分了。于是，人们想到用更加精确和客观的仪器进行区分。这种仪器就是肌电图分析仪，通过精细记录神经传导和肌肉运动时的电位与波形，并加以综合分析，最终准确定位出病变部位。

非常有幸，协和老病历里蕴藏着中国肌电图发展历程的最初印记。公开资料显示，肌电图分析仪进入中国大约在 20 世纪 60 年代，国内从 20 世纪 70 年代开始生产肌电图分析仪。然而，一份协和老病历里的检查图，将中国第一份肌电图的历史往前推了 30 年。

事情是这样的：在整理协和老病历准备病历展时，偶然发现了一份神经科住院患者的病历中有一张"奇怪"的检查图。这是一张在心电方格纸上记录的波形，然而又不是心电图，这会是什么呢？仔细研究这份图形，检查单上写着"日期：1935 年 12 月 27 日；性别：女；年龄：28 岁；心电图机编号：5750"等字样，而检查描述中写道：右前臂收缩相肌电图。第一条采自收缩和放松时，第二条采自持续收缩起始时，第三条采自 18 秒的持续收缩结束时。

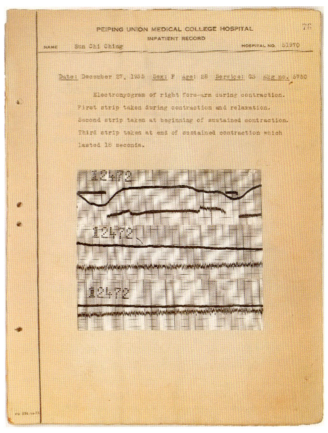

中国第一份肌电图（1935年）

从检查单的记录中可以判断，这是在记录肌肉收缩时肌电活动，包括放松状态和主动收缩状态。因为当时还没有真正的肌电图机，为了研究肌无力患者的肌电活动，从而帮助诊断，老协和神经科的医生开始尝试用心电图机结合表面电极记录肌肉电活动。

原来中国第一份肌电图竟然早在1935年就已经完成，还完整地保留下来。在当时全世界都没有真正的肌电图分析仪时，协和神经科的医生就探索着用心电图机和表面电极来记录肌肉的电活动并用于诊断了。

那么是谁完成了这份肌电图呢？从住院记录中看到，当时的管床医生就是协和神经科第一任国人主任——许英魁教授。许英魁1934年从协和医学院毕业后留在协和医院工作，任住院医师和助教。这个患者正是许英魁做住院医师期间管理的患者，出院诊断是重症肌

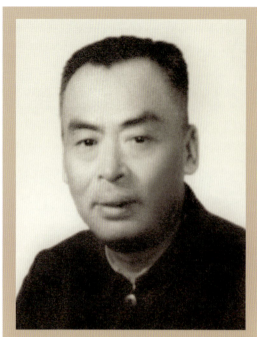

许英魁（1905—1966）

许英魁发表在《中华医学杂志（英文版）》上的论文

无力，这也是中国目前能找到的最早的重症肌无力患者报道。住院期间对患者详细的诊治以及出院后的长期随诊，加深了许英魁对这一疾病的认识，也促成其随后在《中华医学杂志（英文版）》上发表了重症肌无力的论文。

再将目光转回这份珍贵的肌电图，这份1935年的肌电图在世界范围内处于什么地位呢？纵观肌电图检查发展史，1890年法国生理学家艾蒂安－朱尔斯·马雷（Étienne-Jules Marey）首次记录了肌肉收缩时的波形，并将这种波形命名为肌电图。此后肌电图被逐渐尝试用于临床。但由于肌电活动的复杂性和记录的困难性，从20世纪30年代到50年代，肌电图用于患者检测仍在摸索阶段，各个国家多个医院的神经科医师在不断进行着各种尝试和改进。也就是说，许英魁用皮肤表面电极在心电图机上记录的上肢主动收缩时的肌肉动作电位，就是这一时期的一种积极探索，而且处于当时世界最先进水平。

这份宝贵的肌电图和完整的病历记录将中国早期在肌电图方面的尝试和应用推进到世界前沿水平，也充分反映了协和人对医学科学的求知探索精神。

中国第一例食管癌外科治疗诞生记

在北京协和医院病案室里珍藏着一份意义非凡的病案,它记录了中国首例食管癌切除及胸腔内胃食管吻合术的诞生。

这份当时用英文记录书写工整的病案,经历岁月的洗礼,纸张早已泛黄。在手术记录单上,我们依稀可以辨认出主刀医生的亲笔签名——"Wu Y. K.",这正是吴英恺的英文简称。

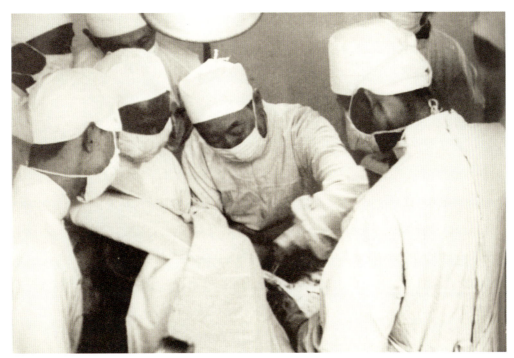

1940年,吴英恺(中)在协和完成中国第一例食管癌切除及胸腔内胃食管吻合术

1940年春天，由这位年仅30岁的外科总住院医师主刀，成功地完成了中国首例食管癌切除及胸腔内胃食管吻合术，拉开了我国食管癌外科治疗的帷幕。

从小立志学医的吴英恺毕业于沈阳小河沿医学院，自1933年6月来到北京协和医院，经历了实习医生、住院医师、主治医师兼讲师三个阶段的学习与实践。严格的外科训练在吴英恺身上打上了老协和优良传统的精神烙印，天资聪慧又刻苦勤奋的他展现出杰出卓越的外科才能，受到了当时外科主任娄克斯（Harold H. Loucks）教授的青睐和赏识。

1939年秋，吴英恺作为娄克斯教授的爱徒，被选入由肿瘤科、病理科、放射科和耳鼻喉科医师组成的食管癌多科协作研究小组。食管癌在中国有较高的发病率，北京协和医院的关颂韬于1937年报道，食管癌占院内所有接诊肿瘤患者的10%，占消化道肿瘤患者的51%。早在20世纪20年代后期，时任外科主任泰勒（Adrian S. Taylor）教授就已经开始尝试食管癌的手术切除治疗，可惜术后患者均未能长期存活，主要原因是严重的术后感染和肿瘤复发。到了20世纪30年代，国内食管癌的治疗方式主要以胃造瘘为主，这种姑息性手术治疗无法达到肿瘤的根治目的，也无法重建消化道的生理功能，患者术后仅能维持几个月的痛苦残生。

这个研究小组成立的初衷就是为了解决当时国内食管癌治疗遇到的问题和不足，为食管癌患者提供更优质的治疗方案。娄克斯教授倡导的多科协作、综合治疗思路，是具有前瞻性和创新性的学术探索，因此也成就了中国食管癌外科治疗的进步，这是协和早期众多具有特色的学术成果中的典范，也是北京协和医院对世界医学界的贡献之一。

老协和图书馆里资料齐全，医生们能够查阅到最新、最全的学术资料。吴英恺在这里查阅了近30年内关于食管癌外科治疗研究的百余篇文献，其中最新的文献报道了1938年美国芝加哥的Phemister、Adams两位医生，以及波士顿的Samuel Marshall医生几乎同时成功完成了世界上最早的经左胸入路食管癌切除胃食管吻合术。这种术式的优点在于患者术后可以经口进食，提高了生存质量。娄克斯教授与吴英恺这对师徒十分振奋，不谋而合地作出了一个伟大的决定——在中国尝试首例食管癌切除胃食管吻合术。

这个历史性的时刻定格在1940年春天。一位50余岁的男性患者在门诊被确诊为下胸段食管癌，肿瘤位置较适合手术切除，因此娄克斯教授决定于4月26日与吴英恺共同完成这次首例尝试。但在手术前一天，娄克斯却因患严重感冒无法实施手术。时任总住院医师的吴英恺打电话请示娄克斯，建议推迟手术，而娄克斯却鼓励他："既然患者已经准备好了，你来做吧。我相信你会做得很好，祝你成功。"

历史的机遇就这样落在了吴英恺身上。

吴英恺迎接了这场挑战，冷静从容地带领手术团队开始了中国首例食管癌切除胃食管吻合术，当天的第一助手由外科总住院医师范乐成担任，马月青医生负责麻醉。

术前周详缜密的手术方案是手术成功的前提。参考之前两例手术的经验教训，吴英恺决定采取左胸入路。

历经7个小时的奋战，吴英恺带领团队最终成功地切除了苹果大小的食管下段肿物，又将胃游离上提至胸腔，在主动脉弓下方用双层缝线对食管和胃进行了端侧吻合。

```
April 26, 1940.
Operation:          Partial esophagectomy; partial gastrectomy;
                    end-to-side esophago-gastrostomy; jejunostomy.
Operator:           Dr. Y. K. Wu
Anesthesia:         Ether - Positive pressure
Anesthetists:       Drs. K. S. Fan and C. Y. Hsueh
```

1940年4月26日，吴英恺完成的中国第一例食管癌切除术病历记录

毕竟是首例，术后吴英恺心里一直忐忑不安，他担心如此长时间的手术患者难以耐受，而且将胃和食管直接在胸腔内吻合，万一愈合不佳导致吻合口瘘，患者自然是凶多吉少。范乐成说："不是有句谚语叫'新手交好运'嘛，我看这个患者一定能恢复。"

"新手交好运"真的应验了，这位幸运的患者在术后第三周顺利出院。

年仅30岁且第一年做外科总住院医师的吴英恺，代表协和医院取得的这一举世瞩目的医学成就，距离世界第一例食管癌切除胃食管吻合术还不到两年时间。

从此，食管癌的外科治疗就在北京协和医院开展起来了，标志着协和食管癌外科治疗达到了国际先进水平。

截至1941年8月吴英恺离京赴美进修深造，娄克斯教授带领的食管癌协作小组共完成11例食管癌切除术，这些珍贵的学术资料由吴英恺整理编写并与娄克斯教授联合署名，先后发表在《中华医学杂志》和《美国胸外科杂志》上，引起国际范围内胸外科同行的关注，

文章至今仍多次被引用。

在温文尔雅的娄克斯眼中，爱徒吴英恺取得这一成就，因为协和医院外科学系保持了从泰勒主任开始就一直秉承的"最高标准"——永不放弃对新理论的尝试和对新技术的追求。娄克斯一直强调，复杂的外科手术是由最常见的基本功组合而成的，外科医生必须熟识生理、病理生理，才能通过不断思考和研究论证将这些操作有序地组合起来，改良出更好的手术操作程序，这样才有可能改善患者以往令人惋惜的生活状况。

中国首例食管癌切除胃食管吻合术的诞生离不开吴英恺坚持不懈的个人努力，离不开娄克斯注重多科协作的先进学术理念，更离不开当时老协和先进的吸入麻醉、抗休克、抗感染治疗等多方技术的支持。

曾宪九与中国的 Whipple 手术

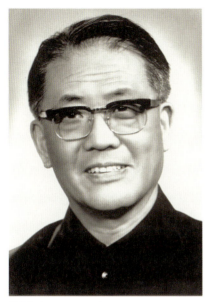

曾宪九（1914—1985）

> Whipple 手术是整个腹部外科中最复杂、难度最大、最具挑战性的手术，没有"之一"。能够独立完成 Whipple 手术，是评价一名外科医生技术是否精湛的标志。
>
> ——美国著名外科学家 John A. Chabot

Whipple 问世，曾宪九初学医

1935 年，就职于哥伦比亚大学长老会医院（现纽约长老会医院）的 Allen Whipple 教授，发表了一篇划时代的论文，报道了运用胰十二指肠切除术治疗壶腹周围癌的方法。虽然当时的手术分两期进行，没有进行胰肠吻合，死亡率和并发症发生率都很高，但该方法开创了壶腹周围癌，尤其是胰头癌治疗的新纪元。原因是除此之外，胰头癌没有其他有效的疗法。

正是在 1935 年，大洋彼岸，21 岁的曾宪九进入协和医学院学习。在校时读书用功，博览群书，因成绩优异而连续 3 年获得奖学金。曾宪九第一次读到 Whipple 教授的论文是在何年，现已无从考证。一位学界闻名的国际专家，一个意气风发的年轻学生，Whipple 和曾宪九恰巧在同一个时间点，分别进入了世界和中国近代医学的视野，各自书写一段历史，

曾宪九与 Whipple 的不解之缘就此结下。

1937 年，漫步在哈德森河畔的 Whipple 教授忧心忡忡，他担心的并不是战事，而是对现有的胰十二指肠切除术不满意，正在思考如何进一步改良。由于没有有效的胰肠吻合方法，患者术后的消化功能严重受损，生活质量很差；而手术还需要分两次进行，一期完成的死亡率高得让人无法接受。这些都深深地困扰着 Whipple 教授。

1938 年，曾宪九进入北京协和医院见习和实习，并最终完成了他的医学教育。

1940 年前后，年过六旬的 Whipple 教授开始大胆尝试一期完成胰十二指肠切除术。1942 年 Whipple 教授发表了他另一篇划时代的论文，文中从术前维生素 K 治疗改善凝血功能、一期完成的手术方式，到术后管理都作了全面的阐述，这奠定了现代胰十二指肠切除手术（后人称为"Whipple 手术"）的雏形。1946 年，Whipple 教授将胰肠吻合方法进行了进一步完善（后人称为"Whipple 胰肠吻合法"）。此后的 70 余年乃至今日，Whipple 手术的主要步骤和方法都没有大的变化，世界各地的无数胰头癌患者都受益于这项手术。Whipple 教授的名字也载入史册，永远被世人铭记。

也正是 1940 年，曾宪九从协和医学院毕业，获医学博士学位，并开始在协和医院工作。1942 年 1 月，协和医院停办，年轻的曾宪九被迫转到中和医院（现北京大学人民医院前身）继续奋斗。1948 年协和复校，才华出众的曾宪九被邀请返回协和医院工作。

牛刀初试，勇攀外科珠峰

1951 年，中央人民政府接管协和，吴英恺被任命为外科学系主任，年仅 36 岁的曾宪九被委以外科学系基本外科组长、外科助理主任的重任。

胰腺的解剖位置特殊，又有重要的内分泌和外分泌功能，这使得胰腺疾病的诊断和外科治疗一直是基本外科最复杂、疑难的领域，也是外科"最难啃的骨头"。当时，国内的胰头癌患者几乎只有"等死"。能做外科手术的医生本就寥寥无几，具有英文阅读和国际交流能力的更是凤毛麟角，连听说过 Whipple 手术的都没有几个人，更不要说独立完成这么高难度的手术了。作为腹部外科手术中的"珠穆朗玛峰"，即使在 70 年后的今日，一名外科医生想独立完成一台 Whipple 手术，都需要数年的学习和准备、反复的观摩和练习、强大的技术实力加上巨大的勇气，才敢放手一搏。在 70 年前，36 岁的曾宪九是下了怎样的决心，做了怎样的准备，鼓起了怎样的勇气，开始向腹部外科的"珠穆朗玛峰"

攀登！

1951年4月，从来没有亲眼见过一例Whipple手术的曾宪九，凭借其高超的智慧、精湛的技艺和惊人的胆识，完成了我国第一例Whipple手术。这台手术分为"切除"和"重建"两个步骤，用胰肠、胆肠、胃肠三个吻合将"胃、肠、胰、胆"四个部位重新连接，恢复消化功能；手术涉及胃、十二指肠、胆囊、胰腺、空肠五个器官，腹腔干、肝总动脉、胃十二指肠动脉、肠系膜上动脉、肠系膜上静脉、门静脉6根主要血管，7名医务人员（4名外科医生、1名麻醉医生、2名护士）奋战了8个多小时。

学会了经典的Whipple手术还不够，曾宪九不断改良这个术式，采用细硅胶管进行胰肠吻合支撑经肠经皮外引流、改良了胃肠Rou-Y吻合方法（后人称为"曾氏半周同步"，至今仍广泛使用）、术后采用肠外营养支持、用药物抑制胰酶分泌减少胰瘘发生、保证吻合口通畅等一系列措施，大大提高了手术成功率。

自己能够完成Whipple手术也不够，为了让更多患者获益，让更多的外科学同道了解并掌握这项技术，对内，曾宪九教授培养了朱预、钟守先等一大批胰腺外科专家；对外，早在1956年曾宪九就公开发表了41例诊治胰腺及壶腹周围癌的手术经验，这是我国第一篇关于Whipple手术的大宗病例报道。他总结出防止Whipple手术后发生胰瘘以及降低手术死亡率的方法，并毫无保留地发表出来，与学生及外科同道们分享。

让更多的外科医生掌握Whipple手术仍然不够，为了让更多的患者实实在在地获益，更重要的是早诊断、早治疗。当时的学术观点认为，出现梗阻性黄疸是胰头癌的早期症状（如今被证实是胰头癌的中晚期症状），他根据自己的临床观察和消化生理研究，提出胰腺癌的最早症状应是胰胆管梗阻引起的上腹部不适、疼痛和食欲减退等症状，而不是传统所认为的梗阻性黄疸。这些早期症状在B超上可产生一系列改变，据此曾宪九提出了"40岁以上患者，如果出现上腹闷胀、疼痛应警惕，尤其若巩膜有轻微黄染，应作胰腺的详查"，并通知到相关各科室，对该类患者进行B超检查，以提高胰头癌的早期诊出率。只有认识早期症状，才有可能发现早期患者并早期手术，从而改变胰头癌手术疗效差的现状，他的这一见解，随后也通过超声和CT观察得到了充分的证实。

桃李成荫，引领多科诊疗

手术的技巧只是"术"，治疗的决策才是外科的"道"，而多科协作的研究和诊疗，或

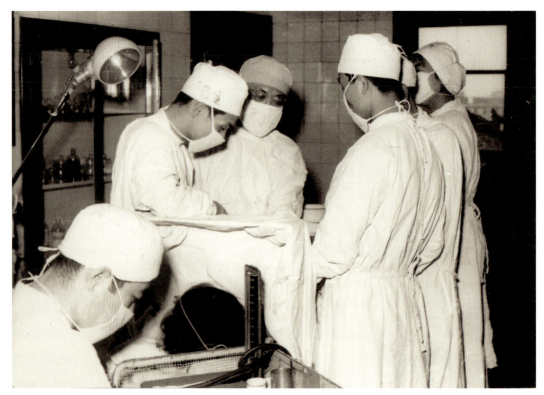
曾宪九（左三）在手术中

可称为医学的"大道"。

在许多患者眼中，能够做Whipple手术的医生都带有一种"大侠"的英雄色彩，手术刀出鞘，纵情一"挥"斩病魔；而在这些能做Whipple的外科医生眼中，曾宪九教授就是那"一代宗师"。然而，胰腺癌的诊治远不是一个Whipple手术就能解决的。必须从机制上研究，才能认识和理解这个病；必须有团队的协作，才能更好地诊断和治疗。术前的诊断需要消化内科，术后的诊断需要病理科，手术中需要麻醉科的配合，术后还需要精细的监护和管理。如果诊断不及时，Whipple手术对于晚期肿瘤也无能为力。只有及时发现癌肿才有手术的机会，而对于Whipple这样超大型手术，如果术中麻醉、术后管理不够精细，即使手术做得再好，也很有可能功亏一篑，甚至危及患者生命。曾宪九教授高瞻远瞩，很早就意识到了其中的"大道"。

"外科医师有他特殊的有利条件，可以通过手术，观察和研究人体的生理机能。要利用这个有利条件,以提高外科医疗质量,发展外科学,更好地为患者服务。"这是曾宪九教授多次讲过的话。

1956年,已过不惑之年的曾宪九教授升任协和医院外科主任,踌躇满志的他开始计划系统地研究胰腺癌及相关疾病,实现他心中的"道"。然而命运似乎是有意地不断考验他的耐心和毅力,他的实验室工作三起三落,1957年、1963年和1966年三次遭受挫折,最后一次停顿长达10年,但他没有灰心。又以花甲之年,带病之躯,第四次重新建立了外科实验室。针对Whipple术后的淀粉酶测定、代谢和水电解质管理等进行了系统的研究并取得了大量成果。

1961年,年轻的罗爱伦来到协和做外科住院医师。不久后,曾宪九找她谈话,建议她选择麻醉科。罗爱伦问:"为什么让我去?"曾宪九语重心长地跟她讲:"最近我与林巧稚大夫一起交流,共同感受到,麻醉近些年来在国外发展得特别快,很受重视,相比之下国内的麻醉发展远远落后于国外。今后外科的发展对麻醉的依赖是很大的,没有麻醉,外科就走不远。很多像Whipple这样的大手术患者会因为麻醉的原因死在手术台上。"在曾宪九、林巧稚两位大师的指导下,罗爱伦选择了麻醉,并经过几十年的耕耘,将协和的麻醉科带到国内领头地位,在国际上也占有一席之地,为高危的Whipple手术保驾护航。

"60年代,每个手术下来,曾主任都亲自拿着标本,来病理科指导我切片。在我们这些年轻医生面前,一点也没有大主任的架子。"协和医院病理科刘彤华院士回忆道。时至今日,Whipple手术后标本的规范取材依然是病理科重要的话题。在曾宪九的启示和帮助下,刘彤华在国际上首先提出早期胰头癌患者有癌组织在胆管周围浸润的"围管现象",为诊治提供了重要的病理依据。

1972年,曾宪九看到患者辗转于多个专科之间的不易,尤其是对于胰头癌这样复杂、隐匿、进展迅速而又致命的疾病,他意识到多学科共同商讨制订最佳诊疗方案的必要性。在曾宪九、张孝骞的支持下,协和医院内科消化组的陈敏章在国内率先引进纤维内镜。在曾宪九倡议下,协和成立了"胰腺协作组",由消化内科、基本外科、病理科和放射科构成,每月固定一个下午在门诊楼举行多学科综合会诊,这是后来多学科协作诊疗(MDT)模式的雏形。多年来,协作组联合诊治了无数患者,为他们提供了便捷的流程、全面的诊疗意见和方案,挽救了无数的家庭。1978年,协作组的研究"内镜逆行胰胆管造影"(endoscopic retrograde cholangiopancreatography，ERCP）获国家科技大会奖。

1978年，曾宪九作出筹备成立加强医疗病房（现称为"重症医学科"，ICU）的决定。在当时，合并了高血压、心脏病的患者被认为无法耐受大手术，危重病医学还是一门新兴的临床学科。1979年4月，曾宪九教授被诊断出肺癌，手术后的他心里只有患者，依然坚持工作。1982年，在曾宪九的支持下，加强医疗病房在协和医院正式建立，陈德昌作为第一任学科带头人，带领着团队，为危重的Whipple手术后患者创造了最佳的恢复条件，使得许多原来认为无法手术的患者获得了机会。

纵然一生中几落几起，曾宪九用自己的坚毅和魅力，用Whipple手术将那一代的人才连在了一起。朱预、刘彤华、钟守先、蔡力行、罗爱伦、陈德昌……一个个响彻医学界的名字，老一代协和人用自己的芳华谱写了大爱的乐章。

在曾宪九教授打下的基础上，协和人继续对胰腺癌的综合诊疗进行了深入的研究。到了20世纪90年代，新一代外科领军人赵玉沛院士带领协和团队，进一步整合多学科资源，建立了胰腺癌诊治绿色通道，规范了诊治流程，为更多患者赢得了宝贵的手术机会。曾宪九一手建立的实验室在相关领域不断创新，多年来取得了一系列成果，造福了无数患者。

攀登珠穆朗玛峰，最大的收获并不是个人登顶的愉悦，而是带出了一支心意相通、长短互补、吃苦耐劳的队伍，以及这支队伍带出的更多队伍。这或许就是曾宪九教授第一次完成Whipple时心中的所想。

附记

关于我国的第一台Whipple手术是否为曾宪九教授所做，一直有争议，一说为杭州广济医院（浙江大学医学院附属第二医院的前身）的余文光教授。经仔细考证：曾宪九的第一台Whipple手术是1951年所做，但直到1956年才发表第一篇论著（41例报道）。余文光的第一台Whipple手术是1953年所做，1954年发表报道。因此，我国第一台Whipple手术为曾宪九完成，第一篇Whipple手术文献报道为余文光发表。

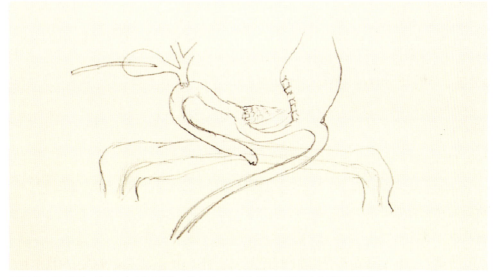

1951年4月18日,曾宪九完成的中国第一例 Whipple 手术病历记录及其中的手绘示意图

宋鸿钊
与绒癌化疗根治研究

> "绒癌的根治疗法及推广"获1985年度国家科学技术进步奖一等奖,主要完成人为宋鸿钊、吴葆桢、唐敏一、王元萼、杨秀玉。

福田公墓位于风景秀美的北京西郊八大处附近,肃静的墓园里安葬着诸多近现代杰出人物,王国维、钱三强、许光达……这里还是很多医学界大师的长眠之地,中国工程院院士宋鸿钊之墓就坐落于此,墓前八个大字"济世华佗,绒癌克星"概括了他一生的卓越贡献。

宋鸿钊出生于1915年,是苏州名门之后。他1937年从东吴大学医预科毕业后考入北京协和医学院,因日军侵华,直至1938年方获入学。1942年协和医学院因被侵华日军占领而被迫关门,宋鸿钊辗转到上海医学院红十字会医院完成学业,之后在上海、苏州等地行医。1948年协和复院后,宋鸿钊回到协和并在妇产科工作。协和医学院为他们这届学生补发了毕业文凭,授予医学博士学位,这是"老协和"的最后一届毕业生。

绒癌属恶性滋养细胞肿瘤,是"绒毛膜癌"的简称,它是一种高度恶性而罕见的妇科恶性肿瘤,绝大多数起源于妊娠时的滋养细胞,具有极强的侵蚀性,往往很早就出现转移,致死率极高,有"凡是绒癌者不能存活,凡是能活者不是绒癌"之说。以宋鸿钊为首的研究者们经过数十年的共同努力,使绒癌从死亡率90%到根治率90%,甚至有了"如果人一生中必须得一次癌,那最好是得绒癌,因为它能治愈"之说。这是在20世纪80年代以前,我国得到国际公认的能够达到甚至领先国际水平的医疗成就之一。

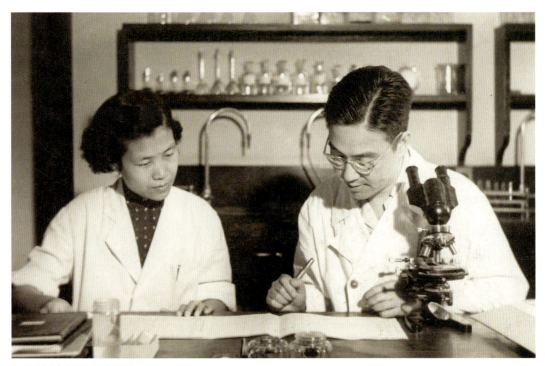
宋鸿钊（右）与同事探讨科研问题

创举：化疗根治绒癌

宋鸿钊对于绒癌的研究始于 1949 年，起初是沿用国际上通用的手术方法，仅有极少数病变局限于子宫的患者获得治愈，转移患者均死亡，之后加用放疗也未能取得改善。宋鸿钊意识到绒癌转移是一个全身播散的过程，手术、放疗仅是局部手段，难以取得满意疗效，于是从 1953 年开始寻找有效的药物治疗方法，先后试用过氮芥、激素、中药等，均未获得满意疗效，直至使用 6- 巯基嘌呤（6-mercaptopurine，6-MP）时才出现了第一丝曙光。

绒癌的滋养细胞来自胎盘，宋鸿钊在动物实验中发现 6-MP 对于胎盘滋养细胞具有破坏作用。6-MP 是当时用于治疗白血病的药物，尚未有用于绒癌的先例。宋鸿钊最初将 6-MP 用于治疗绒癌时沿用的是内科的小剂量、长疗程方案，患者在用药期间死亡。面对失败和随之而来的某些嘲讽与挖苦，宋鸿钊没有放弃，而是征得家属同意为患者做了尸检，结果发现患者的肿瘤已经出现坏死现象，说明药物起了作用。为什么药物有效但患者仍然死亡？宋鸿钊分析认为，可能是由于所使用的药物剂量小、疗程长，导致药物尚未充分发挥效果，而患者疾病就已经进展到了死亡。因此，宋鸿钊开始尝试提高药物剂量并缩短疗程时间。经过认真仔细的观察与调整，终于有患者通过 6-MP 化疗获得了痊愈。

这是人类历史上第一个通过化疗获得治愈的实体瘤。值得注意的是，与此同时，国外也尝试使用甲氨蝶呤（methotrexate，MTX）治疗绒癌获得成功。有趣的是，做出这项开创性成就的研究者中也有一位李姓华人。在绒癌的研究队伍中，从那时到现在，从国外到国内，华人研究者们取得了卓越的研究成果。

在取得初步成绩之后，宋鸿钊继续推进研究。加大药量提高疗效的同时，毒副作用也增加了，有的患者出现了严重的感染，甚至有患者因为毒副作用而死亡。在那个年代，癌症被认为是不治之症，对于已有转移的患者还要尝试治疗，出现了严重并发症，不免引来一些指责与嘲讽。宋鸿钊一方面为患者的不幸而深感内疚，同时又认为既然方法有效就不应轻易放弃，因为不治的话患者必然死亡，至于副作用，则应当想办法研究克服。他仔细分析了每个患者的具体情况，找出患者发生严重毒副作用甚至死亡的原因：有疾病本身的因素，也有工作的失察之处，更有可总结的经验规律。宋鸿钊亲自在病房观察患者、亲自进行血常规检查，逐渐摸索出了患者毒副作用发生发展的规律，对于患者血象的变化进行了细致的观察，描绘出不同类型的血细胞的独特变化曲线，如化疗后白细胞计数的"U"形变化和血小板计数的"V"形变化等。找出原因和规律后，宋鸿钊根据具体情况采取有针对性的措施，使化疗的安全性得到提高，更多的患者获得了痊愈。

随着化疗的开展，新的问题又出现了，有些患者出现耐药情况，肿瘤在有所消退后又再度进展，不能取得满意疗效。宋鸿钊开始探寻新的化疗药物与方案。鉴于 5-氟尿嘧啶（5-fluorouracil，5-FU）与 6-MP 同属抗代谢药物，而动物实验中，5-FU 对滋养细胞有强烈的破坏作用，宋鸿钊决定尝试使用 5-FU 治疗绒癌。刚开始也是沿用治疗其他肿瘤的小剂量静脉注射法，结果副作用大、疗效不佳。面对失败，宋鸿钊依旧仔细分析观察，发现注射较慢的患者副作用小而耐受性好，于是将用药方法改为静脉缓慢滴注，果然副作用大为减轻，之后再提高化疗剂量，结果取得了比 6-MP 更好的疗效，副作用也比 6-MP 小，更多的患者获得了痊愈。

在总结大剂量有效化疗经验的基础上，宋鸿钊又找到了更生霉素（KSM）、溶癌灵（AT1438）、消瘤芥（AT1258）等药物。这些药物，或交替，或联合，降低副作用，克服耐药，使得大多数患者获得了治愈。

乘胜追击，宋鸿钊对剩余的少数疗效不佳的患者进行分析，发现这类患者多属广泛转移的晚期患者。宋鸿钊在总结与分析不同部位转移瘤特点的基础上，又尝试对不同部位的转移瘤进行有针对性、多途径的给药方式。通过局部注射、动脉插管、鞘内注射等措施，使得一些广泛转移的晚期濒死患者也获得痊愈，绒癌化疗根治取得了空前的成功。

患者治愈后，一个新的问题又出现了。由于绒癌起源于妊娠，子宫是原发灶，因此子宫切除在当时是治疗措施的一部分。但是，绒癌患者多数是年轻人，有生育要求，而切除子宫就永远失去了生育功能，极大地影响了患者的生存质量，甚至造成家庭破裂等悲剧。宋鸿钊认为，医生的责任不仅在于挽救患者的生命，还要考虑患者的生活质量，于是决定进行保留子宫的尝试。这个尝试具有很大风险：保留子宫会不会增加复发机会？子宫保留后有没有功能？所生的孩子会不会畸形？这种尝试，既没有可循的经验，也遭到很多人的质疑。

面对这些问题，宋鸿钊没有退缩。他首先通过查阅文献寻找依据，认为绒癌没有遗传性，肿瘤患者化疗后也没有增加日后怀孕时胎儿的畸形率；其次，他证实化疗后患者卵巢具有排

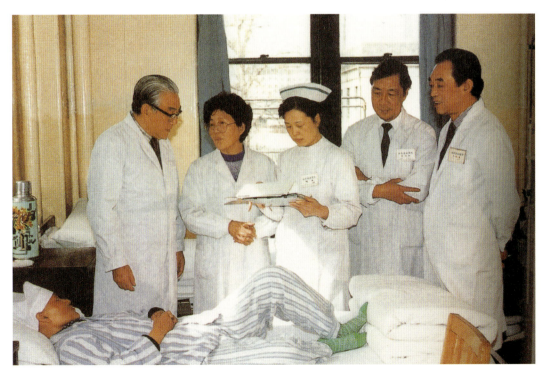

宋鸿钊带领课题组成员查房
左起：宋鸿钊、杨秀玉、张伟、吴葆桢、王元萼

卵功能；再次，有选择地为有生育要求的年轻患者开展了化疗痊愈后保留子宫的尝试，结果发现患者可以恢复月经。经过一系列尝试后，在医患双方的共同努力下，终于有了化疗痊愈后保留子宫获得正常生产的病例。

如今，对于合适的患者保留生育功能已经是绒癌治疗的普遍选择。千万绒癌患者不仅肿瘤得到根治，而且生育的后代也能健康成长。

杰出：成为国际标准

作为协和培养出来的学生，宋鸿钊具有协和人认真、执着的钻研精神，从研究伊始，他就以高标准要求自己，数十年不懈努力，在滋养细胞肿瘤的研究中作出了不朽的贡献。

在滋养细胞肿瘤的化疗方面，宋鸿钊创立的一系列化疗解决方案，从药物选择、配伍到给药途径、顺序、速度，以及对疗效和副作用的总结，得到了国际滋养细胞肿瘤研究界的认可。如今，中国方案已经被列入国际妇产科联盟（FIGO）的指南中，这是中国人对于肿瘤研究作出的世界级贡献。

宋鸿钊另一个开创性的杰出贡献是他对于绒癌分期的研究。宋鸿钊总结了北京协和医院绒癌患者的尸检和手术病例资料，发现了绒癌发生发展的规律：①绒癌起源于妊娠子宫；②由于滋养细胞的侵蚀而扩散至宫旁和阴道；③瘤栓随静脉回流到右心，最终到达肺部终末血管而形成肺转移；④肺转移瘤侵蚀肺静脉回

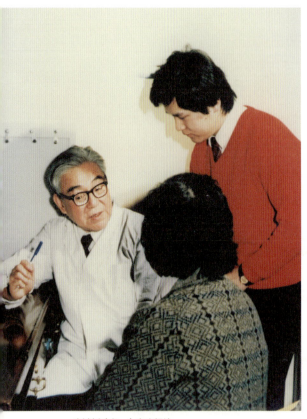

宋鸿钊（左一）在出诊

流到左心，最终到达远处器官，形成转移。总结上述规律，宋鸿钊提出了绒癌的临床分期，将上述阶段分别称为"Ⅰ、Ⅱ、Ⅲ、Ⅳ期"。宋氏绒癌临床分期符合疾病的发展规律，直观易记，在20世纪60年代提出后就被普遍接受，在20世纪80年代被接受为国际标准，至今FIGO的滋养细胞肿瘤分期标准仍然是基于"宋氏分期"。

一个令人感慨的小插曲是，宋鸿钊的成就在20世纪80年代之前并不被国外所知。改革开放后，宋鸿钊出国开会，有外国人提出类似宋氏分期的说法，自诩首创。宋鸿钊拿出翔实资料证明自己早在20世纪60年代就已经基于可靠的临床病理资料提出了解剖分期，据理力争，最终得到了认可。如今，在国际会议上，每当提到绒癌分期，无论中外学者，均会提到这是宋鸿钊提出的方案。

绒癌脑转移属晚期，死亡率极高。宋鸿钊观察、总结了脑转移患者的表现，提出了瘤栓期（有一过性、不易发觉的复视、失神等症状，影像学看不到肿瘤）—脑瘤期（有明显偏瘫、失语等症状，影像学可见肿瘤）—脑疝期（病情基本不可逆转）的绒癌脑转移发生发展规律，指出如能尽早在瘤栓期发现征兆，可以大幅提高患者的治愈率。至今，宋鸿钊对于脑转移规律的这些描述，仍然是不可逾越的经典。

宋鸿钊对于绒癌患者化疗后保留生育功能的研究是非常超前的创举。这一研究始于20世纪60年代，到80年代，宋鸿钊就已经报道了超过500例患者的保留生育功能的研究，这是当时世界范围内的最大宗报道，引起强烈反响，开妇科恶性肿瘤保留生育功能治疗的先河。

宋鸿钊还非常注重治疗经验的推广工作，1972年起在北京协和医院举办40多期绒癌学习班，1978年起在全国各地举办了50多期绒癌学习班，自费编印教材，亲自授课，推广绒癌诊治方法，并帮助建立地区性绒癌诊治中心，使得全国范围内的绒癌治疗水平得到极大提高。

宋鸿钊在绒癌研究领域取得的诸多卓著成就，获得了国内外的肯定：获1985年度国家科学技术进步奖一等奖，同年获选为绒癌研究权威机构国际滋养细胞疾病研究会（ISSTD）主席，并在北京举办了国际滋养细胞肿瘤第四届双年会；1990年获陈嘉庚首届医学奖；1994年当选为中国工程院院士；1995年获何梁何利科技进步奖；1996年被聘为英国（伦敦）皇家妇产科医师学院院士。基于宋鸿钊院士为首的团队对于绒癌的卓越研究，北京协和医院妇产科也因此成为国际知名的滋养细胞肿瘤研究中心。

史轶蘩
与功能性垂体疾病研究

> "激素分泌性垂体瘤的临床及基础研究"获1992年国家科学技术进步奖一等奖,主要完成人为史轶蘩、任祖渊、邓洁英、劳远琇、陆召麟、尹昭炎、王直中、臧旭、金自孟、周觉初、王维钧、张涛、赵俊、李包罗、苏长保。

我国对垂体疾病的记载由来已久。早在隋代的《名医类案》中,就有一则医案记载:"皇甫及者,……,及生如常儿,至咸通壬辰岁年十四矣,忽感异疾,非有切肌彻骨之苦,但暴长耳。逾时而身越七尺,……,明年秋,无疾而逝……。"这应该是我国最早有关巨人症的描述,但当时并未认识垂体,就更不能理解垂体生长激素瘤是巨人症的病因了。

1938年,刘士豪赴英国伦敦Middlesex医院的Caultfield生物化学研究所短期访学。这一阶段的成果后来陆续发表于《内分泌学杂志》和《生理学杂志》,利用实验动物去垂体小鼠,探讨了孕马血清和孕妇尿提取物对其生殖系统的影响。这实际上是功能试验思想的雏形。同时,他还研究了垂体后叶素在水盐代谢方面的作用,在当时也是极前沿的领域。

同年9月10日,北京协和医院神经外科进行了第1例经颅的垂体瘤手术,手术医师是当时的关颂韬副教授。该例手术开协和垂体瘤外科治疗之先河,也达到当时国际先进水平。

然而,时代的发展往往出人意料。在20世纪中叶,各种垂体激素陆续被提纯;1959年放射免疫测定法的问世,使各种垂体激素在体液中的定量测定成为可能并一步步变为现实。令人遗憾的是,自1941年以来,协和历经几起几落,医学发展在某些方面步履维艰。到1978年我们重新打开国门看世界的时候,垂体瘤的诊治和相关科学研究已经与40年前不可同日而语了。

在这百废待兴的历史时期,有一位协和人站了出来,她用10余年的时间将协和垂体瘤的诊治水平重新恢复到国际前沿。她就是著名的协和内分泌科史轶蘩教授,临床内分泌学界第一位工程院院士。

史轶蘩整个中学阶段都在当时著名的教会学校——青岛圣功女中就读,学习成绩极为出众,每年均为年级第一。1946年考入燕京大学理学院医预科,1949年考入北京协和医学院。这期间她因品学兼优,与张之南、刘丽笙、孙瑞龙一起获得国际菲陶菲荣誉学会颁发的金钥匙奖,在8年大学生涯结束时又和张之南、孙瑞龙作为总成绩前三名一起获得优等生称号。

史轶蘩于1954年毕业后即留在北京协和医院内科工作。出于对内分泌的浓厚兴趣,她在轮转内科以后主要追随著名内分泌学家刘士豪教授学习。1958年,在刘士豪教授的领导下,北京协和医学院生物化学系的激素研究组和北京协和医院内科内分泌组合并,成立北京协和医院内分泌科,而史轶蘩即为创科时的第一批成员,当时是主治医师。从此以后,史轶蘩一直是内分泌科的重要成员,在诸多疑难问题,如糖尿病酮症酸中毒、甲亢危象分期和抢救、嗜铬细胞瘤的术前药物准备、甲状旁腺功能亢进症可伴有骨软化等方面提出了自己独到的见解,提高了我国对这些疾病的诊治水平。

到改革开放伊始,史轶蘩年已半百,然而她依然锐意进取,在内分泌科细分专业组时

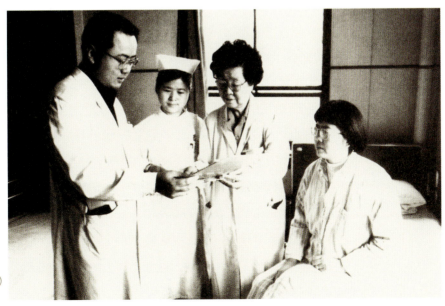

史轶蘩(左三)进行教学查房

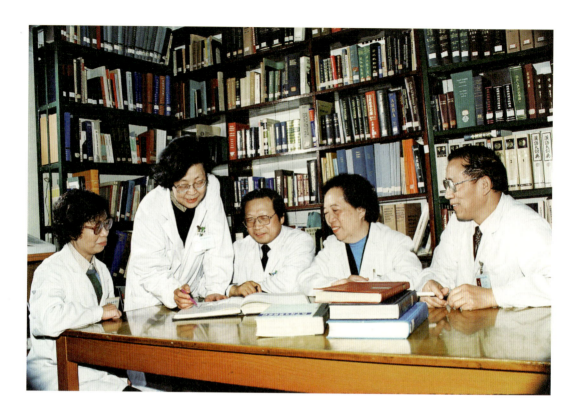

史轶蘩与课题组部分成员在讨论病例
左起：邓洁英、史轶蘩、陆召麟、劳远琇、任祖渊

毅然选择了垂体疾病作为研究领域。她首先敏锐地抓住了垂体疾病诊治的核心——垂体激素测定。

1975年，陆召麟从英国归来，带回来少量生长激素的纯品，但不足以达到常规建立生长激素放射免疫测定法所需要的量。到1977年，经过集体讨论，最终决定试用非常规的静脉注射法代替皮下注射法，结果奇迹般地产生了大量抗体，于是就有了建立生长激素放射免疫测定法最必不可少的试剂。这样，生长激素从此可以精确测定了。史轶蘩于1981年赴美国国立卫生研究院（NIH）进修学习，1983年回国后即大力推进了其他垂体激素及相关靶腺激素放射免疫测定法的建立，使定量化的激素测定在协和得到全面开展。

在方法学建立以后，史轶蘩立即推进的工作就是垂体相关激素的正常值与病理值范围的界定，因为中国人的正常值与欧美人是有区别的，必须要通过实测来建立；如果激素分泌特点属于波动极大的类型，则单次测定的信息是不足以作为诊治依据的,这时候建立功能试验及其正常值设定就必不可少。这就不仅需要患者配合,还需要相当一部分正常受试者。史轶蘩本人,通常都是正常受试者的第一个;需要儿童正常受试者的时候,史轶蘩常常让自己的儿子参加。在她的带领下,全科许多医务工作者均积极参与了该项工作,使中国人的正常值与病理值范围得以确定,功能试验的诊断界值得到了确认。

定量的诊断标准建立了,就意味着对疗效的判断容易了许多。自20世纪80年代起,有关垂体疾病的各种药物治疗就提上了日程。但是,当时中国对于临床药理试验的规范管理尚属一片空白,史轶蘩一方面努力按照国际标准去安排新药的临床试验,另一方面努力帮助建立我国的临床药理规章制度。后来她一度兼任北京协和医院临床药理中心主任,对我国临床药理事业的发展同样功不可没。在临床药理试验的开展过程中,史轶蘩团队在世界上率先发现了生长抑素类似物奥曲肽能够产生胆囊泥沙样结石的不良反应,让国际同行刮目相看。

史轶蘩在临床研究的基础上不断开展相关基础研究,力求临床与基础相结合,基础为临床服务。在发现生长抑素类似物治疗的患者出现胆囊结石以后,史轶蘩陆续设计了一系列实验来探讨胆囊结石为何产生、胆囊是否作为生长抑素的一个新的靶器官等;然后再努力设计更深入的研究探讨如何避免产生该种不良反应以及如何治疗。这些与现在的转化医学思路不谋而合。

史轶蘩的另一大贡献是推动多学科团队的建设。垂体瘤的系列研究,共有9个科室参加,包括内分泌科、神经外科、眼科、病理科、耳鼻喉科、放射科、放疗科、麻醉科、计算机室。眼科劳远琇教授提出并证实"视交叉与垂体分享同一血供"的假说,为垂体瘤引起的视野缺损找到了解剖学和病理学依据,也是重要创新性成果之一。史轶蘩深知只有多科合作才能最大程度地促进学科发展,因此在推动学科间合作方面不遗余力。在一次获得卫生部重点实验室专项经费5万元以后,史轶蘩决定将这5万元全部交给神经外科购买手术显微镜以便开展垂体瘤手术。正因为相关学科的发展能够相互支持,垂体瘤的诊治水平得以不断提高,从而逐渐达到国际先进水平。

1991年,由史轶蘩作为第一完成人的"激素分泌性垂体瘤的临床及基础研究"获得卫生部医药科技一等奖,继而获得1992年度国家科学技术进步奖一等奖。史轶蘩在获奖感言里着重讲了4点:①临床科研工作的艰巨性;②临床科研应提倡协作研究;③临床科研

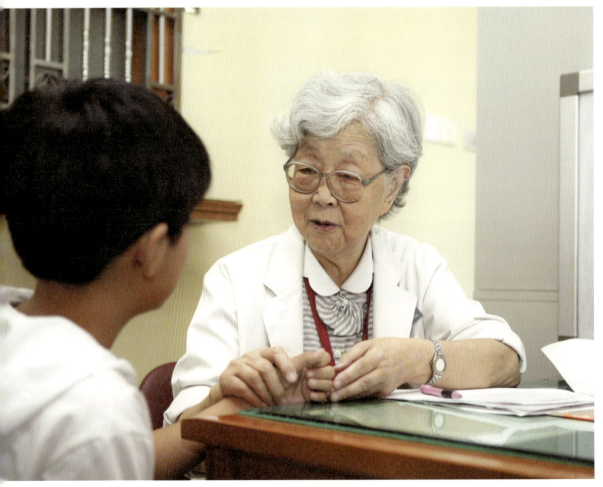

史轶蘩（右）在出门诊

同样要以国际先进水平为目标；④创造性地进行临床科研。这4点迄今为止仍有着现实指导价值。

1996年，史轶蘩当选中国工程院院士，她将我国垂体瘤的诊治由几乎空白的状况提高到国际前沿的水准，当选院士乃实至名归。垂体瘤的诊治代表着协和一个时期的临床与科研风格，而它的影响并非局限在垂体瘤研究领域，对当今整个北京协和医院的科研均有非常重要的指导意义。

中国肠外肠内营养学的发展从协和起步

> 协和肠外肠内营养研究共取得两项重大科研成果。"人工胃肠（静脉营养）的进步"获1989年度国家科学技术进步奖二等奖，主要完成人为蒋朱明、朱预、吴蔚然、何桂珍、杨乃发；"肠粘膜屏障损害和谷氨酰胺、肠内营养、生长激素对其影响"获2002年度国家科学技术进步奖二等奖，主要完成人为蒋朱明、王秀荣、何桂珍、刘跃武、张思源、于健春、马恩陵、杨乃发、舒红。

肠外肠内营养学是适应现代医学需要的重要进展之一。合理的营养支持疗法可有效减少住院患者感染并发症、缩短住院时间、降低死亡率、改善患者生活质量，即"规范应用、患者受益"。

营养支持疗法最早是基于解决外科消化道创伤、功能丧失患者需求而发展起来的。1967年，美国费城医学院附属医院的Stanley Dudrick和Douglas Wilmore等通过大动物模型实验研究和6例临床应用，证实了肠外营养的有效性，研究结果在全美外科大会上发布后引起全世界的重视，开创了静脉（肠外）营养的新纪元。

中国静脉营养的探索应用紧跟国外的步伐，而纵观肠外肠内营养学在中国的发展历史，正是转化医学"3T"模式实践的典范。"3T"模式由美国卫生政策专家Dougherty和医学专家Conway于2008年在JAMA杂志撰文提出，受到医学界的广泛认可。即转化医学可分为T1、T2、T3三个阶段的转化过程，T1转化阶段是从实验室到临床；T2转化阶段是在临床实践中更大范围地研究其临床有效性及患者是否受益；T3转化阶段是除了临床患者是否受益外，还要对成本、效果等指标进行卫生经济评价，推广后改进医疗服务质量，使患者获益。

早在 20 世纪 50 年代，我国现代普通外科学创始人之一、北京协和医院外科主任曾宪九就对"无热源输液"和"外科患者的营养"予以特别关注。他在医学教材中指出，"不能进食患者营养问题是外科基本问题"。1959 年，他从美国哈佛大学医学院 Francis Moore 教授《外科患者的代谢诊疗》一书中汲取"静脉营养"的概念。20 世纪 60 年代初，他在国内探索将"水解蛋白加葡萄糖的不完全的静脉营养"应用于慢性肠梗阻等重症患者。在同一时期，上海第一医学院中山医院吴肇光将"水解蛋白加葡萄糖的不完全的静脉营养"应用于肠瘘患者，取得疗效。吴肇光和曾宪九是中国肠外营养的早期探索者，当时有病案记录，但无文献发表。

1961 年，曾宪九在国内首先建立外科代谢与营养实验室，进行当时的前沿课题研究——体液测量、人体组成和外伤后氮平衡变化，逐渐建立起一系列创新性的测量技术，其中重水稀释法测定人总体水的技术在当时达到国际先进水平，成为全世界拥有该技术的三个实验室之一。1967 年 Dudrick 与 Wilmore 的研究结果发表后，北京协和医院从中学习临床应用经验。以承担外宾医疗工作为契机，协和应用从国外进口的静脉脂肪乳剂、静脉氨基酸、静脉维生素和药剂科配制的微量元素及磷制剂，于 1971 年后开展了比较规范的静脉营养支持疗法。1974 年，蒋朱明、朱预、曾宪九介绍静脉营养的文章《中心静脉插管》和《静脉高营养》刊登在人民卫生出版社出版的《水与电解质平衡》一书中，书中详细描述了两位中国患者接受静脉营养的方法学、代谢平衡表格及治愈过程。1978 年，蒋朱明在曾宪九、吴蔚然、朱预等指导下，在第九届全国外科学术会议上作了《静脉营养治疗外科危重病人》的报告，这是国内第一篇静脉营养临床应用报告，开启了中国静脉营养临床应用时代。1979 年，蒋朱明牵头的课题组发表了《静脉营养与要素饮食应用于肠瘘治疗》，揭示了静脉营养与肠内要素营养的配合应用明显改善肠瘘患者的临床结局，这是 PubMed 收录的我国第一篇肠外肠内营养论文。

这些早期探索，标志着肠外肠内营养学在中国经历了 T1 转化阶段，如曾宪九在 20 世纪 60 年代开启的实验室研究到临床初步应用，逐渐过渡到 T2 转化阶段，即通过更多的临床研究证实肠外肠内营养支持疗法能够改善临床结局，使患者受益。事实正是如此，肠外肠内营养的应用在重症患者的治疗中发挥了积极作用，挽救了许多患者的生命。

1984 年 3 月，黑龙江省尚志市刑侦大队刑警宋强在一次执行公务中被歹徒近距离枪击，子弹从右侧腹腔射进、左侧骨盆穿出，造成肠道 19 处穿孔及断裂。在当地医院接受初步手

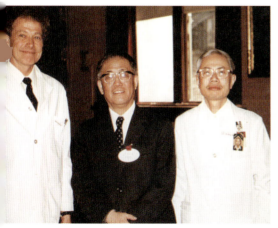

肠外营养学先驱 Wilmore（左）、曾宪九（中）与蒋朱明（右）合影

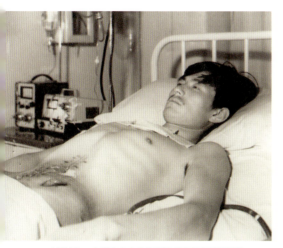

1984年，宋强在北京协和医院基本外科接受救治

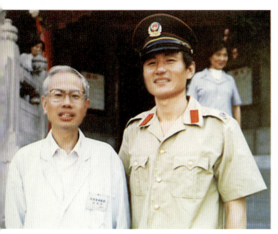

一年半后出院时宋强（右）与蒋朱明（左）的合影

术后，腹腔、盆腔发生严重感染，病情危急。

同年4月5日，宋强被送到北京协和医院，其救治工作受到全院高度重视。在时任外科主任曾宪九的领导下，医院成立以蒋朱明为首的救治组。救治组认为，宋强的弹道周围有热损伤、肠道有断裂伤及19处穿孔，需要通过长时间的静脉营养支持以争取吻合剩余小肠的手术机会。

在一年半的时间里，宋强总共接受了长达370天的静脉营养支持，输入静脉营养液重达1吨以上，先后经历了9次手术，成功保留了1.1米的小肠和二分之一的大肠。特别是在前9个月里，水米不进的宋强完全依靠肠外营养支持。1985年8月，宋强康复出院。身高1.8米的宋强入院时体重只有49公斤，出院时已增至69公斤。宋强的成功救治充分体现了肠外肠内营养技术对呵护患者生命健康的重要性。这一事件引起了当时社会上和医学界的高度关注，媒体曾争相报道。

2009年6月11日，北京协和医院举行了一场充满温情的见面会，时年51岁的宋强回到北京协和医院复查身体。此行，他特意拜访了当年医院专门为他成立的救治组的医护人员，并走访了曾经住过的病房，医患共忆25年前由消化内科、基本外科、药剂科、放射科"并肩战斗"所创造的医学奇迹。

25年过去，当年为宋强主刀的蒋朱明已是白发苍苍，救治组里的年轻护士们也都人到中年，但宋强和协和医院医务人员的真挚情谊始

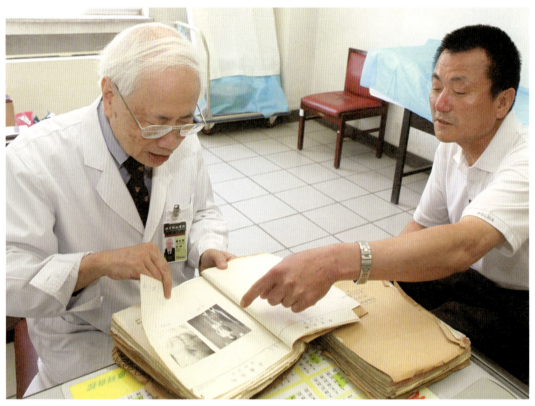

25年后宋强（右）回到协和探望医务人员，蒋朱明（左）翻阅宋强当年病历

终没变，医患双方也一直没有中断联系，蒋朱明还经常对宋强的身体情况进行随访，给予他很多康复方面的指导。宋强的成功救治和25年后体检的良好状况，见证了北京协和医院的综合实力和肠外肠内营养学的临床有效性。

宋强的成功救治只是一个缩影，经过一代又一代学者们前仆后继的努力，北京协和医院肠外肠内营养学的实验室研究和临床应用水平逐步提高，处于国内领先地位。1981年，曾宪九牵头的"完全胃肠外营养临床应用"研究获卫生部科学技术进步奖甲等奖；1989年，蒋朱明牵头的"人工胃肠（静脉营养）的进步"研究获得国家科学技术进步奖二等奖。

在长期的临床实践中，协和的肠外肠内营养学团队逐渐观察到，较长时间使用传统肠外营养（4~6周以上）或大剂量化疗后患者可出现肠源性细菌/毒素移位的临床迹象，如不规则发热和血培养肠道细菌生长等，有的可导致肠源性感染等后果，推测可能与肠黏膜屏障损伤、肠道毒素和细菌移位有关。因此，蒋朱明牵头的课题组于20世纪80年代后期开始进行肠黏膜屏障相关问题的研究，这也是着重于临床疗效研究的 T2 转化阶段。

在国家级和卫生部重点项目等 11 项基金资助下，课题组历时 10 年，建立了稳定的临床可行的测定肠黏膜通透性、血液中内毒素及血液中肠源性细菌 DNA 等方法，并在上述实验室研究的基础上完成了对肠黏膜屏障及谷氨酰胺、生长激素干预方面的实验研究及临床研究。

在实验研究方面，证实了传统肠外营养可导致肠黏膜萎缩、肠黏膜通透性增加及肠道细菌移位率增高的一般性规律；完成了谷氨酰胺双肽量效关系的研究；观察到谷氨酰胺、生长激素等有维护肠黏膜结构和功能的作用，并从基因水平探究了其作用机制。

在临床研究方面，观察到应用肠外营养的患者肠黏膜通透性增高，创伤后内毒素水平增高且增高水平与创伤程度有关；建立了较血培养更灵敏、快速的应用 PCR 检测肠源性细菌 DNA 的方法；并通过多项大样本随机对照研究，观察到谷氨酰胺双肽及重组人生长激素对肠黏膜通透性、氮平衡、免疫及临床预后等方面的有益影响；术后肠内营养可减少肝功能损害、弱化创伤后肠黏膜通透性增高、降低营养药费。值得一提的是，1989 年团队在美国《外科学年鉴》撰文，在国际上首先报道外科手术后肠外营养加用重组人生长激素有助于患者康复，引起国际学术界广泛重视。

这一系列研究成果在 10 余年间通过专业研讨会、学术杂志以及全国学习班进行推广，使该理念在全国部分大城市中得到普及，广大临床工作者认识到谷氨酰胺、肠内营养和适当的生长激素干预可能改善患者的预后。凭借该项"肠粘膜屏障损害及营养素干预"研究成果，北京协和医院再次获得 2002 年度国家科学技术进步奖二等奖。

此时，我国肠外肠内营养学的临床应用已长达 40 年，临床技术日趋成熟，应用领域日趋广泛。北京协和医院在两度荣获国家科学技术进步奖后，探索仍未止步，而是进一步向 T3 转化阶段前行，旨在推广肠外肠内营养的规范应用，优化成本—效果比，改善医疗服务质量，使广大患者获益。

为了提供一个推广肠外肠内营养支持疗法的规范应用、探索新技术、以患者受益为基础的全国性学术交流平台，由北京协和医院基本外科上胃肠组的肠外肠内营养课题组牵头，国内多个学科医师、护士（师）、药师参加，于 2003 年初向中华医学会提出申请，2004 年 12 月 3 日，中华医学会肠外肠内营养学分会（Chinese Society for Parenteral and Enteral Nutrition，CSPEN）正式被批准成立。

2004年12月4日，第一届CSPEN分会常委会组建了"营养风险－不足－支持－结局－成本/效果（NUSOC）多中心数据库协作组"，由组长蒋朱明牵头，开展了中国首个大样本住院患者营养风险发生率和以体重指数为基础的营养不良患病率调查研究。通过前瞻性队列研究，验证了营养风险筛查工具的临床有效性，营养风险筛查也因此被2017版中央医保目录采用为医保支付的基本条件。在当时的卫生部、财政部的经费支持下，中华医学会组织全部"分会"编写指南。CSPEN应用WHO规范，制定了2006和2008版国家级《肠外肠内营养学临床诊疗指南》，在全国范围内推广"规范应用－患者受益"理念。此外，2005年接受全国科学技术名词审定委员会的任务，北京协和医院牵头组织国内专家编写《肠外肠内营养学名词》并于2019年出版，对全国肠外肠内营养学领域的科技名词进行规范。

2018年7月，北京协和医院成立临床营养科，归属于健康医学系，管理肠外肠内营养学相关工作，基本外科上胃肠组仍然在继续开展肠外肠内营养学的转化医学T3转化有关临床研究工作。今后将继续发挥在肠外肠内营养学领域的国内领先优势，提高营养风险筛查、营养不良评定、规范营养干预等基本工作的质量，改进静脉输注和肠内营养输注途径，使更多的患者受益。

肠外肠内营养学在中国的起步和发展践行了转化医学的"3T"模式，也伴随着协和人的奋斗足迹。协和作为国内肠外肠内营养学领域的开创者和引领者，始终坚持守正创新、开拓进取的精神，为人民健康作出了不可磨灭的贡献。

中国的卵巢癌手术始于协和

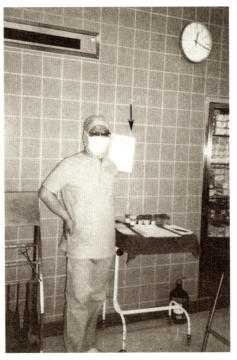

1999年,郎景和赴奥地利萨尔茨堡市立医院访问,医院手术室墙上张贴着卵巢癌淋巴结转移规律图

> "卵巢癌淋巴转移的研究"获1989年度国家科学技术进步奖二等奖,主要完成人为吴葆桢、郎景和、黄荣丽、唐敏一、赵荣国、连利娟。

1999年,时任协和妇产科主任的郎景和教授赴奥地利萨尔茨堡市立医院访问。在手术室,他看到了一张贴在墙上的图,纸已经略显陈旧。这是一张卵巢癌淋巴结转移规律图。郎大夫对这张图实在太熟悉了,因为图的内容出自他的良师益友、北京协和医院妇产科吴葆桢教授之手。那一年,吴大夫去世已经7年。

卵巢癌是妇科肿瘤医生面临的严重挑战,其死亡率长期位居妇科恶性肿瘤之首。卵巢的体积较小,又位于盆腔深处,患癌以后不易被发现,缺乏有效的筛查和早期诊断方法,导致70%以上的患者首次就诊时已经是晚期,存在广泛的盆腹腔种植转移和腹膜后淋巴结

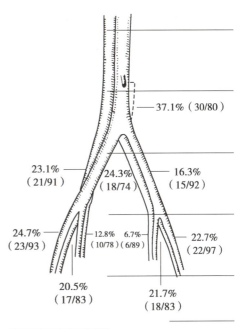

卵巢癌淋巴结转移规律图

转移。所以，在20世纪60年代之前，一旦患者被诊断为卵巢癌，基本上等于被宣判了死刑，5年存活率不超过30%。

面对这一严峻形势，林巧稚大夫领导下的协和妇科肿瘤组开始对卵巢癌展开研究。林大夫曾冒险为一名身患卵巢无性细胞瘤（注：卵巢癌的一种）的16岁少女进行了保留生育功能的手术，谱写了卵巢癌治疗的人性化新篇章。

从20世纪70年代开始，连利娟教授等人集中对卵巢恶性生殖细胞肿瘤进行研究，发现了卵巢恶性未成熟畸胎瘤有向良性逆转的现象，改善了卵巢内胚窦瘤的化疗效果，还对卵巢生殖细胞肿瘤的手术和化疗的治疗策略进行推广。然而，对于更为常见的卵巢上皮癌，治疗效果却缺乏突破性进展，甚至可以说依然束手无策，最重要的原因，是卵巢癌的手术治疗存在很多困难。

卵巢癌的转移方式比较特别，盆腹腔种植是其最主要的转移方式，几乎能累及所有盆腹腔脏器。根据传统的外科原则，多数卵巢癌患者已失去了手术机会。由于涉及的器官多、切除肿瘤的难度大、出血和并发症多，卵巢癌成为手术的雷区，此前国内几乎无人开展。

在协和，就有这样一群敢为天下先的人，向传统的"禁区"发起挑战。1982年，从美国进修回来的吴葆桢教授带着郎景和、黄荣丽等人，大胆尝试开展针对卵巢癌的手术——肿瘤细胞减灭术。之所以没有像其他肿瘤一样称为"根治术"，是因为很多情况下无法将肿瘤切除干净，只能是尽最大努力，切除一切肉眼可见的肿瘤。

由于是在摸索中前进，没有经验可以借鉴，很长一段时间，手术开展得相当困难，有时甚至需要照着国外的手术图谱进行。一台手术下来，七八个小时是常有的事情。但随着对卵巢癌认识的深入，对盆腹腔正常和异常解剖结构的了解，卵巢癌肿瘤细胞减灭术的协和术式逐渐成型，并在全国推广。

协和版卵巢癌肿瘤细胞减灭术包括如下内容：耻骨联合至脐上的切口；留取腹腔积液或腹腔冲洗液；包括盆腔至横膈的全面腹腔探查；大网膜切除；切除肉眼可见原发瘤、转移瘤，以及全子宫和双侧附件的切除；盆腔和腹主动脉旁淋巴结的切除；盆腹腔的多点活检；阑尾的切除；必要时行肠切除或脾切除。

在卵巢癌手术操作中，腹膜后淋巴结切除是最困难、最惊险的部分。但由于卵巢癌盆腹腔广泛种植转移的普遍性和突出性，使人们对卵巢癌的淋巴结转移缺乏研究，对转移规律的了解远不如对宫颈癌的淋巴结转移深入。

于是，吴葆桢教授和郎景和教授等开始了卵巢癌淋巴结转移的相关研究。在对最初 58 例晚期卵巢癌患者进行手术后，他们已经基本发现了卵巢癌的淋巴转移规律。扩大病例数后，证实了这一转移规律。

他们发现，尽管盆腹腔种植是卵巢癌突出的转移途径，腹膜后淋巴结转移也是卵巢癌的重要转移途径，转移率可达 50%；与子宫颈癌的逐级淋巴结转移，即先有盆腔淋巴结转移，再有腹主动脉旁淋巴结转移的规律不同，卵巢癌有同等的机会向盆腔淋巴结和腹主动脉旁淋巴结转移；左侧卵巢癌的腹膜后淋巴结转移高于右侧卵巢癌，转移机会是后者的 10 倍左右。

吴葆桢和郎景和等人还总结了系统性腹膜淋巴结切除的手术技巧，提出手术中需要注意的两个危险解剖三角，并通过全国会议和学习班，向一批又一批同行推广卵巢癌肿瘤细胞减灭术和腹膜后淋巴结切除术。说中国的卵巢癌手术始于协和，一点都不夸张。

郎景和教授说，在切除淋巴结的过程中，稍有不慎就可能损伤血管，发生致命性大出血。

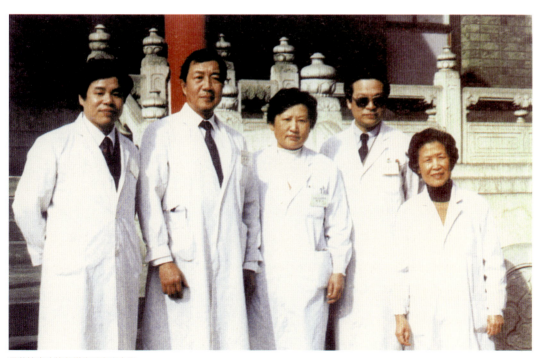

吴葆桢牵头的卵巢癌研究组合影
左起：赵荣国、吴葆桢、黄荣丽、郎景和、连利娟

将腹主动脉周围的淋巴结彻底切除后,你可以想象手穿过动静脉的后方,一把握住这些血管,让你产生"生命在你手中"的神圣感觉……

他们将研究成果发表于国际学术期刊 *Baillieres Clin Obstet Gynaecol*。萨尔茨堡市立医院手术室的那张图,应该就是从这篇文章上复印下来的。

1988年,卵巢癌淋巴结转移的研究获得卫生部科技奖一等奖;1989年,该研究获得国家科学技术进步奖二等奖。

研究并没有停止,郎景和教授等进一步对卵巢癌淋巴转移进行深入研究,通过淋巴造影的方法,从术前影像学而不是术后的病理学来探索卵巢癌的淋巴转移规律,发表了Ⅰ期卵巢癌的淋巴转移规律等多篇文章。

随后,郎景和教授还带领团队开展了卵巢癌淋巴化疗的研究,用脂质体包被化疗药物阿霉素后进行淋巴管注射,以此增加该药物对淋巴结的亲和性和在淋巴结中的浓度,从而提高化疗效果。遗憾的是,这一研究结果未能转化为产品推向市场。数年之后,国外制药公司的化疗药物脂质体阿霉素上市,北京协和医院与这一新型化疗药物的研发失之交臂。

1991年3月,在辽宁汤岗子举行全国妇产科学术大会时,吴葆桢教授和郎景和教授一起做了一台晚期卵巢癌手术,历时8个小时,包括广泛的盆腹腔粘连分解、肠转移切除、大出血等复杂问题的处理,手术录像至今仍是业界"范本"。此时吴葆桢教授已经病入膏肓,但手术后依然接受了两个小时的手术答疑,这是他最后一次实施卵巢癌手术。

1992年3月,也就是卵巢癌肿瘤细胞减灭术提出的第十年,吴葆桢教授因肺癌去世,这是卵巢癌研究领域的损失,也是协和妇产科的巨大损失。2002年3月,吴葆桢教授逝世10周年,郎景和大夫发表《吴葆桢大夫逝世十周年祭》。

……
上天授寿太短,英华正茂夭断。
学贯中西酬壮志,融汇今古总匡达。
调侃风趣愉悦于人,忍耐宽容负重于己。
循循善诱,诲人不倦,良师难得;
耿耿阿直,慷慨不吝,益友何求。

先生为师，为兄，为友，
呕心沥血，仁义彪炳。
先生为国，为民，为家，
肝脑涂地，忠孝两全。
……

吴葆桢大夫虽然离开了，但关于卵巢癌的手术治疗，他留下了很多金句。他说："对于初治的卵巢癌，最大的失误是不做手术！对于复发性卵巢癌，最大的失误是贸然手术！"他说："关于肿瘤细胞减灭术，切除一块，舒服一块，彻底切掉，彻底舒服！"他还说："关于卵巢癌手术的脏器副损伤，一是不要损伤，二是不怕损伤。宁伤十膀，不伤一肠，宁伤十动，不伤一静"……

多少年来，这些金句指引着一代又一代的中国妇科肿瘤医生，在攻克卵巢癌的道路上砥砺前行！

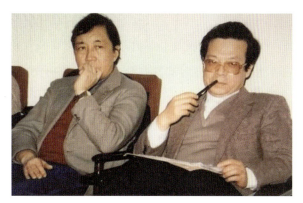

吴葆桢（左）与郎景和（右）合影

胃肠激素及其受体的研究

"胃肠激素及其受体的基础和临床研究"获1993年度国家科学技术进步奖二等奖,主要完成人为陈元方、潘国宗、陈寿坡、陆国钧、周志超、侯雪、孙钢。

中国消化病学奠基人、北京协和医院内科主任张孝骞教授一直以来对胃肠激素及其受体的基础和临床研究投注了大量智慧和心血。

课题组成员在进行激素受体实验
左起:潘国宗、孙钢、陈元方、陈寿坡、陆国钧早在 1962 年至 1965 年，潘国宗做张孝骞教授研究生期间，张孝骞就让他阅读 Babkin 的英文经典专著《胃液分泌生理》，边读边写读书笔记，得以初识胃肠激素。潘国宗学完协和医大研究生课程，张孝骞又为他联系到北京医学院生理教研室王志均教授处接受半年的基础医学训练，让他在国内最好的实验室、在科研实践中、在名师指导之下学习胃肠激素。王志均是我国著名生理学家，中国科学院学部委员（院士），他领导的胃肠激素研究课题当时在国内外均处于领先地位。半年中，潘国宗通过参加王志均的子课题，体验了一项胃肠激素高水平研究，从选题、设计、实验到结果的表达，是怎样走过来的，他是该子课题的论文作者之一。张孝骞认为，学好基础医学才能从事复杂的医学研究和临床工作，对潘国宗的严格要求及全面培养，为他后来在改革开放的年代里从事胃肠激素及其受体的基础和临床研究打下了坚实的基础。

1981 年 2 月，张孝骞在为《中华消化杂志》第 1 卷第 1 期所写的创刊词《我国消化病的回顾和前瞻》里讲道："粉碎'四人帮'以后，迎来了科学的春天，我国消化病学出现了崭新的面貌，无论基础医学或临床医学，都日渐取得可喜的研究成果。胃肠道激素测定的建立填补了长期的空白，胃肠生理的研究又重新活跃起来。""通过基础结合临床的研究，许多消化系疾病的发病机理和防治方案有了新的概念，成批新消化道激素的发现，使人们认识了一些新的临床综合征。"上述论述概括了开展胃肠激素基础和临床研究的意义及作用。

胃肠激素是人体里的一种介质，也是体液和循环中的信使。它可到达各个器官和细胞，针对其靶细胞发挥作用，如对酸的分泌、胰腺的分泌、胃肠的分泌。

胃肠激素由一些氨基酸链接到一起构成肽类。肽链有长有短，如胃泌素有 34 肽、17 肽、最小的叫 5 肽胃泌素，它由 5 个氨基酸链接在一起，使胃酸在胃黏膜的壁细胞分泌。胃肠道有丰富的肽类，肽类也存在于脑组织，所以胃肠激素又被称为"脑－肠肽"。传统的激素，如甲状腺素、垂体激素、胰岛素、肾上腺素等都是通过血液循环释放到不同的靶细胞来发挥它的效能。

20 世纪 60 年代以后，由于科学的进步，胃肠激素的研究有了很大的发展，许多新激素被发现并被人工合成。胃肠激素除释放到血液循环（内分泌），还有神经分泌、旁分泌（释放组织间隙作用于邻近细胞）、外分泌（释放到导管）和自分泌（作用于自身）等方式。胃肠激素肽类的结构很小，用一般的检测方法难以察觉。20 世纪 60 年代美国科学家耶洛

（Rosalyn Sussman Yalow）利用同位素标记抗原-抗体竞争性抑制的方法，可以把血液中的极其微小的激素显现出来，可察觉达百亿分之一摩尔，这种方法称为"放射免疫分析法"。耶洛获得了1977年诺贝尔生理学或医学奖。此后测定胃肠激素均采用这种方法。

20世纪八九十年代，胃肠激素和受体的研究成为国内外消化医学界的热点。张孝骞深知人才培养对于开展科研至关重要，他大力支持潘国宗于1980年至1982年到美国国立卫生研究院做访问学者，研究课题是胃肠激素及受体。潘国宗到美国国立卫生研究院后很快投入到科研工作中，并发表多篇论文。

回国后，潘国宗把自己在美国国立卫生研究院的研究工作向科里作了汇报。张孝骞在1983年1月12日的日记里写道："会后潘国宗报告了在美的研究工作。会后与陈敏章谈话，应该给予鼓励。"他建议内科领导支持潘国宗将美国所学在内科胃肠组开展起来。

从1983年到1992年，潘国宗担任内科胃肠组组长。张孝骞教授、陈敏章教授支持胃肠组把胃肠激素及其受体的基础和临床研究作为学科建设的重要课题来抓。

张孝骞教授身体力行，年近八十亲自担任研究生导师。他还支持胃肠组的医生们出国学习国外最先进的科学技术。从1979年到1988年，内科消化组陈寿坡、潘国宗、陈元方、周志超、孙钢、钱家鸣，先后到美国学习胃肠激素及受体。他们学成陆续回国，开展胃肠激素及其受体的研究，建立起胃肠激素的检测和研究方法。陈寿坡开展胰多肽的研究。潘国宗回国时带回必需的科研用品和试剂，首先在国内建立离体腺泡方法，开展胃肠激素受体的研究。陈元方等完成血管活性肠肽、促胰液素等的测定。从1980年到1992年，胃肠组先后建立了胃泌素、胰多肽、血管活性肠肽、生长抑素、神经降压素、促胰液素、表皮生长因子、胃动素8种胃肠激素的放射免疫测定法（其中6种为国内首先建立），孙钢还建立了一种难度较大的胆囊收缩素的生物测定法。

20世纪80年代，胃肠组研究生虞重坚（导师：张孝骞、陈敏章、潘国宗）、孙钢（导师：陈敏章、潘国宗），博士研究生钱家鸣（导师：张孝骞、潘国宗）、潘国宗、和北医王志均联合培养的（基础）博士研究生鲁立、和北医贾博琦联合培养的（临床）博士研究生张彤，其论文均与胃肠激素和受体有关。组内其他教授也分别招收了研究生，到1991年全组培养了15名以胃肠激素为主课题或相关课题的研究生，13名胃肠激素实验室课题进修生，接受了20次以上的短期进修班或参观学习，为我国胃肠激素事业培养了一批新生力量。

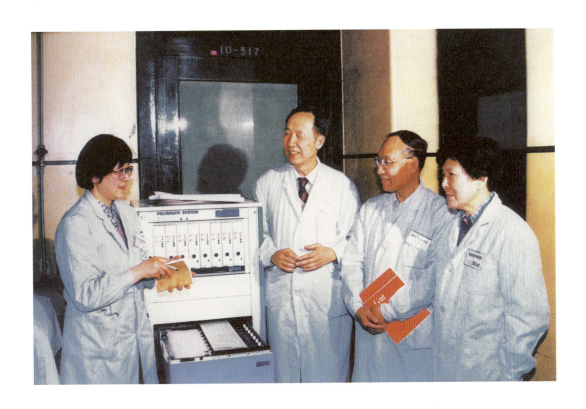

课题组成员共同探讨胃肠激素和胃肠运动功能问题
左起：柯美云、潘国宗、陈寿坡、陈元方

1983年至1991年，内科胃肠组向16个省市、18个医学院校及科研院所的33个兄弟单位，提供了胃肠激素放射免疫所需标记物及抗血清，传授了胃肠激素放射免疫分析的经验和技术，帮助他们建立了胃肠激素放射免疫分析方法。

1987年，在WHO资助和卫生部委托下，内科胃肠组举办了第一次全国胃肠激素和受体学习班，邀请了世界著名的胃肠激素专家前来讲课和示范，介绍了胃肠激素和受体研究的最新进展和技术。1990年4月接受胃肠激素学组委托，北京协和医院内科胃肠组和华西医科大学消化科共同举办了第二次全国胃肠激素和受体学习班，学习班上播放了协和医院内科胃肠组制作的长达120分钟的胃肠激素和受体实验技术录像。这两次学习班为全国培养了众多研究胃肠激素及受体的人才，对促进我国胃肠激素及其受体的研究起到积极作用。

1988年北京协和医院内科胃肠组与北京医科大学消化生理教研室

共同举办了"北京国际脑-肠肽学术会议",会议主席是享誉国内外的著名生理学家王志均,副主席是北京协和医院潘国宗和北京医科大学张席锦。一些卓有贡献的胃肠激素学科奠基人和开拓者以及该领域的国际权威性学者20余人出席会议并在会上作了报告。国际胃肠激素组织的绝大部分领导成员都参加了会议。会议论文共150余篇,其中国内论文占60%。北京协和医院课题组论文共20篇,为国内首位。这次国际会议对推动我国胃肠激素事业发展起了很大的作用。同年,在北京协和医院内科胃肠组的倡议下,中华医学会消化病学分会建立了胃肠激素学组,潘国宗任第一届胃肠激素学组组长,江绍基(院士、上海仁济医院)任副组长,陈元方任秘书。

陈元方、潘国宗、陈寿坡、陆国钧、周志超、侯雪、孙钢等共同开展了胃肠激素及其受体的基础和临床研究。大家主要做了如下科研工作:①建立胃肠激素的研究方法;②胃肠激素生理的研究;③胃肠激素临床和病理生理研究;④胃肠激素及其受体生理、药理的研究,胃肠激素及其受体对肿瘤细胞生长调控作用的研究;⑤促进国内胃肠激素分支学科的发展和胃肠激素领域的国际交流;⑥论著和会议交流。

1982年至1991年,北京协和医院"胃肠激素及其受体的基础和临床研究"课题组在国内外杂志上发表了相关论文58篇。其中首篇论文《血清胃泌素测定的临床意义》发表在《中国医学科学院学报》,作者为虞重坚、张孝骞、陈敏章、潘国宗等。课题组在国外权威杂志发表论文5篇;在国内一级杂志发表文章41篇,其中35篇为科研原著论文;在国内其他杂志或书刊中发表论著12篇;14篇论文在当时最高水平的国际会议上进行交流。

内科胃肠组的科研项目"胃肠激素及其受体的基础和临床研究"取得了以上可喜成果。其中确诊一位入院患者其所患恶性胰岛细胞瘤的病因是水泻综合征的过程,佐证了胃肠激素基础及临床研究的意义和作用。

一位27岁男性患者因腹泻6周、腹痛、腹胀,入住北京协和医院内科胃肠组病房。患者明显消瘦,粪便为水样,血清低钾,检查为分泌性腹泻;超声显示胰头、胰体和肝内有多个占位病变。经病理科刘彤华教授诊断该患者患有恶性胰岛细胞瘤。患者的病因是什么?从临床现象看,分泌性腹泻是重点、难点。运用放射免疫分析法,找到了该患者的病因是血管活性肠肽、生长抑素等胃肠激素和血清素、前列腺素等所致的水泻综合征。这是中国第一例由胃肠激素所致的水泻综合征,论文于1986年发表在美国《胰腺》杂志第1卷第1期,作者为陈元方、刘彤华、陈寿坡、潘国宗等。

国内外之所以要开展胃肠激素及其受体的基础和临床研究,是因为其广泛而重要的作用。

胃肠激素与多发性内分泌肿瘤有关。其中有胰腺内分泌肿瘤、胃泌素瘤、血管活性肠肽瘤、生长抑素瘤等,常为多发性。测定血内激素水平为主要手段。

胃肠激素可应用于治疗。应用生长抑素及其8肽衍生物奥曲肽,可治疗垂体瘤、胰腺内分泌肿瘤、胃肠道出血以及胰瘘、肠瘘等。

受体药理学。受体是细胞上具有识别某种刺激物(激素、介质、药物)的专一部位。1976年英国学者布莱克发现组胺 H_2 拮抗剂可促进消化性溃疡的治疗,使人们对疾病的认识从器官水平跨越到细胞和分子水平,这是一个新的突破,1988年他被授予诺贝尔生理学或医学奖。

张孝骞教授目光独具,十分重视胃肠激素基础和临床研究,一直站在医学基础和临床研究的前沿。1987年张孝骞教授以90岁高龄病逝于北京协和医院。如果他健在,看到1988年"北京国际脑-肠肽学术会议"召开的盛况,看到北京协和医院内科胃肠组在胃肠激素及其受体的基础和临床研究方面取得的可喜成果,看到我国胃肠激素基础和临床研究欣欣向荣的景象,或许他会感到十分欣慰。

刘彤华
与胰腺癌的病理研究

> "人胰腺癌的分子生物特点及反义基因调控对其恶行表型的逆转"获1995年度国家科学技术进步奖二等奖,主要完成人为刘彤华、陈杰、王志永、崔全才、李和伟、李德春、曾春旬、幺崇正、郭洪涛。

胰腺癌作为对人类健康威胁极大的恶性肿瘤,一直是北京协和医院的研究重点之一。自1951年曾宪九教授开展Whipple手术以来,尤其是改革开放以来,协和人对于胰腺癌的基础与临床研究在深度和广度上都得到了长足的进展,取得了一个又一个的成果。其中,刘彤华教授领导的病理研究在其中是重要且独特的一道风景。

刘彤华生于江苏无锡,由于幼年的体弱多病,"治病救人、立志从医"的念头便在她的脑海中萌生。考入七年制的上海圣约翰大学医学院以后,刘彤华原本打算做一名临床大夫,但在新中国成立初期基础医学教师匮乏的情况下,服从国家的安排选择一门基础医学作为自己的专业方向,出于能够接触更多临床患者的质朴愿望,她选择了病理学,并且于1957年到协和医学院病理学系任助教,师从胡正详教授。1969年刘彤华来到协和医院创建了病理科,并一直在这里工作。她率先在国内开展了免疫组化技术;和潘国宗教授合作,推翻了西方医学界对"中国没有克罗恩病"的错误断言;在科研上贡献最大的是胰腺癌的研究。

20世纪70年代末至80年代初,曾宪九教授组建了多学科合作的"胰腺协作组",他自己是负责人,张孝骞是顾问,主要参与者包括基本外科的朱预、钟守先,消化内科的陈敏章、陈寿坡、陆星华,放射科的张铁梁和病理科的刘彤华。这一协作组不仅为胰腺癌的临床研究打下了基础,也促成了刘彤华领导的胰腺癌分子生物学和细胞生物学研究。

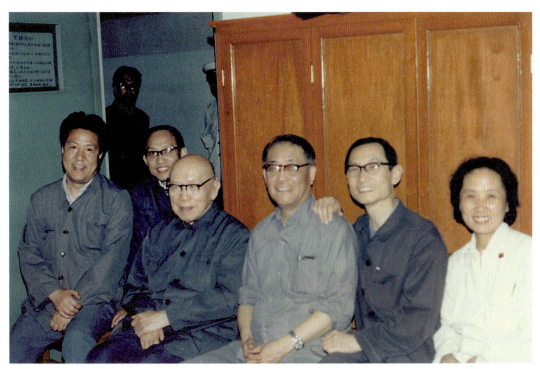

胰腺协作组部分成员合影
左起：钟守先、陈寿坡、张孝骞、曾宪九、陈敏章、陆星华

协作组首先在临床上取得重要进展。病理科与外科紧密合作，曾宪九、刘彤华等人率先在国内开展了术中直视下胰腺肿瘤穿刺或术前经皮经腹腔穿刺胰腺，提高了胰腺疾病诊断的正确率。细针穿刺吸取活检（fine needle aspiration biopsy，FNAB）诊断胰腺病的诊断正确率很高，同时也避免了对胰腺的较大创伤，消除了手术台上取冰冻组织而导致胰漏的危险。该项技术对胰腺癌的意义是不言而喻的。

在临床获得进展的同时，对于机制的研究也是协作组探讨的重要内容。当时，胰头癌侵犯总胆管的病理基础和造成进行性梗阻性黄疸的机制一直是国内外学术界没有完全阐明的问题。当时协和胰头癌手术切除标本较多，经过曾宪九教授提议，刘彤华指导当时还是研究生的陈杰对这些病例进行了全面而深入的研究。到1985年，刘彤华等在国内外首先提出"胰内胆总管环形壁内浸润是胰头癌的一种特殊的生物学行为"。这个研究通过所设计的特殊病理检查方法研究结果，认为胰内胆总管的环形壁内浸润是胰头癌（导管癌）的生物行为之一。同时提出了一个全新的观点，解释了部分胰头癌早期侵犯胆总管造成黄疸的机制，进一步提高了对胰头癌造成进行性梗阻性黄疸机制的认识。黄疸的出现不一定是晚期胰头癌的表现这一发现有助于临床医师、影像医师和病理医师早期诊断胰头癌，也为胰头癌和慢性胰腺炎的鉴别提供了有力的依据。此项研究一方面在机制上取得了突破，另一方面对临床有着重要的指导意义，因此获得卫生部医药卫生科学技术进步奖二等奖。

在此基础上，在刘彤华领导下，北京协和医院病理科于20世纪90年代初又开始了人胰腺癌的分子生物学和细胞生物学特性研究。当时，分子生物学的研究在肿瘤学领域取得诸多进展，深入微观世界，对癌细胞、癌基因、抑癌基因进行详尽的研究，然后针对其特性来寻找治疗肿瘤的突破口；这成为那一时代肿瘤研究的前沿。刘彤华以敏锐的眼光一直活跃在国际前沿，一个个胰腺癌的研究项目均围绕着当时的新思想和新技术来设计和开展。在那个科研经费匮乏的年代，能够建立稳定的细胞系就是非常值得称道的成绩；刘彤华带领病理科团队在先后10年时间内建立了五株人胰腺癌细胞系和裸鼠移植瘤，为以后的一系列研究奠定了坚实的基础。不仅如此，病理科研究团队应用这些细胞系研究了人胰腺癌细胞的分子生物学特点，发现胰腺癌细胞 $K-RAS12$ 密码子突变率高达85%以上，存在 $EGFR-EGF$ 自泌循环以及抑癌基因 $TP53$ 的突变等基因改变，这些成果使人们对胰腺癌细胞的认识更加深入，并且可能成为未来肿瘤治疗干预的靶点；因此这项研究让刘彤华在1993年再次获得卫生部医药卫生科学技术进步奖二等奖。此后刘彤华针对这一系列新发现的特点，设计了针对这些潜在靶点的干预胰腺癌细胞生长繁殖的方案，即用反义寡核苷酸、反义 $K-RAS$、反义 $c-MYC$

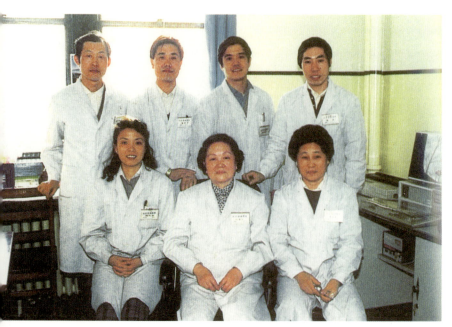

刘彤华牵头的研究组部分成员合影
前排左起：顾长芳、刘彤华、叶盛芳；后排左起：王德田、崔全才、李德春、陈杰

及野生型 TP53 转染胰腺癌细胞，力图将促进癌细胞生长的各种因素尽可能抑制到可忽略的程度。最终发现，这些措施确实在一定程度上可以抑制胰腺癌细胞体内和体外生长，即恶性表型逆转。由于这项工作的前沿性和潜在的重大意义，该项目获得了 1995 年度国家科学技术进步奖二等奖。

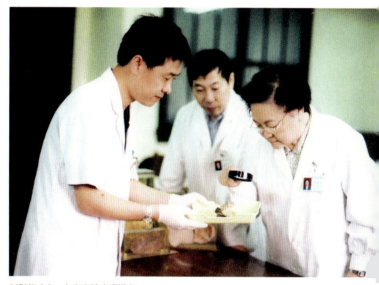

刘彤华（右一）在查验病理标本

在后续的研究中，一方面，刘彤华带领病理科对胰腺癌的发病机制进行了不断深入的探索；另一方面，针对在机制研究中发现的潜在治疗靶点，刘彤华带领研究组尝试对胰腺癌进行实验性基因治疗的研究，并且几十年一直坚持不懈，攻克一个又一个难题，向着目标不断前进。针对先前发现的 EGFR-EGF 自泌循环，他们将反义 EGFR 及其配体同时导入胰腺癌细胞，因为反义 EGFR 可在一定程度上阻止 EGFR 的活性，从而抑制胰腺癌细胞增长；针对胰腺癌细胞的 TP53 突变，他们将野生型 TP53 导入有该种基因突变的胰腺癌细胞，以使野生型 TP53 发挥作用；均可以获得显著的抑制胰腺癌细胞生长和裸鼠移植瘤生长的效果。另一种基因治疗的方案是：将药物敏感基因（自杀基因）HSV-TK、CD、TP 分别导入胰腺癌细胞，再给予相应的前体药物，可以显著杀伤胰腺癌细胞。以 Survivin 为靶基因设计合成的 DNAzyme 以及针对 K-RAS 基因 12 密码子突变设计的小分子 siRNA 等均能有效地抑制胰腺癌细胞的生长。研究还证实黏着斑激酶的磷酸化水平与胰腺癌对化疗药物的敏感性有关。刘彤华及其研究组在以往研究的基础上，不断分析总结，充分利用先进的分子生物学技术，从多个层面对胰腺癌进行研究。由于在胰腺癌病因学和基因治疗学领域的杰出贡献，1999 年，刘彤华被增选为中国工程院院士。

在长期研究分子生物学和细胞生物学的基础上，刘彤华率先在国内提出了靶向治疗需要靶向诊断的概念，通过分子病理的手段在治疗之前评价各种靶分子是否存在，拓展了病理学的发展方向，提升了病理医生在疾病诊治过程中的地位。协和医院病理科于 2006 年及

2007年相继开展了胰腺癌、肺癌、结肠癌等病理标本的 *EGFR*、*HER-2* 等的免疫荧光原位杂交（FISH）检测以及 *K-RAS*、*EGFR* 等的基因突变检测，筛选出适合靶向治疗的肿瘤患者，使这一先进治疗方法变得更为精准，也与国际前沿的肿瘤诊治思路完全一致。

刘彤华领导的胰腺癌分子生物学和细胞生物学的研究不仅在当时是十分辉煌的，而且对北京协和医院病理科的影响亦非常深远。近年来，北京协和医院病理科在刘彤华的研究基础上进一步开展了胰腺癌的RNA双干扰、胰腺癌化疗耐药性等方面的研究。课题组应用蛋白质组学、microRNA芯片等技术筛选出了一些胰腺癌组织中特异性表达的蛋白质及microRNA分子，在胰腺癌的分子诊断与靶向治疗中具有重要的应用前景，受到国内外同行的广泛关注。而这一切，与刘彤华院士及胰腺协作组的长期努力是分不开的。

射频消融技术治疗快速性心律失常

"射频消融治疗快速性心律失常仪器及临床应用研究"获1995年度国家科学技术进步奖二等奖,主要完成人为吴宁、蓝志强。

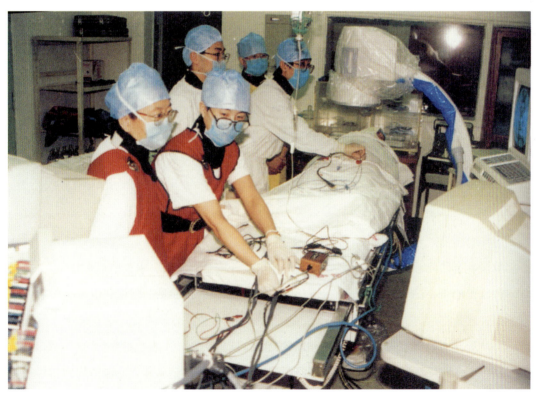

吴宁(左一)带领心内科医护人员为患者做射频消融

北京协和医院曾经收到过一封感谢信，内容如下。

吴宁教授您好：我是1991年在本院因为预激综合征做射频消融的患者小莫，术后至今已26年了，治疗效果非常好，我代表全家向您表示衷心的感谢！并祝您身体健康，长命百岁。

2015年1月23日

一位患者，铭记了一位医生26年；一位患者，感谢了一位医生26年。

信中的患者小莫是不幸的。心脏正常的跳动，需要有"电源"（起搏点）和"电线"（传导系统）。一个正常的心脏，自带储备充足的电源，自带完整而唯一的电线，电流一通，心脏一跳，通畅而和谐。然而，"小莫"们生下来就比常人多了一根心脏电线（心脏异常传导径路）。这根多出来的电线平素潜伏在心脏不同的角落里，一旦和正常的那根电线形成往复循环的快速电活动，心脏就会被快速而无休止地电激动，突然狂跳不已——可怕的"快速性心律失常"噩梦就降临了。没有人知道噩梦何时会突然降临，没有人知道噩梦在一生中还会来多少次，一些患者甚至因噩梦而永远不会醒来——快速性心律失常蜕变为心室颤动，导致患者猝死。

由于这些异常"电线"潜伏的位置和特点不同，快速性心律失常有很多种，最常见的包括预激综合征、房室结折返性心动过速和房室折返性心动过速。

在20世纪80年代中期之前，快速性心律失常的治疗是一个挑战。通过静脉注射抗心律失常药物，或许能短暂终止心律失常发作，但无法根治；一些心电领域的先驱们，还试图通过外科手术去切断那根"电线"，但一不小心，正常的"电线"也会被损伤，造成心脏停跳或心动缓慢，不得不植入永久性起搏器。如果是一位年轻的患者，终生背负一个起搏器，这是怎样的感受？

有没有办法能够将那根多余的、可恶的"电线"安全、有效、永久地掐断？

办法是有的，医生们需要一种新的"手术刀"——射频能量。将振荡电流产生的射频能量通过导管在心脏异常传导径路处释放，利用其热效应，令异常径路的细胞组织凝固性坏死，从而永久性地切断异常电路，根治快速性心律失常。射频能量安全性好，不刺激、心脏痛苦小、可反复使用。1985年，美国医生Huang率先将射频引入心脏的异常传导径路进行消融并获得成功，1986年德国学者报道首例射频消融旁路治愈房室折返性心动过速。

1989年起，欧美等发达国家将射频消融治疗快速性心律失常大规模应用于临床。

从此，不再需要反复注射药物治疗快速性心律失常。心脏电生理径路定位技术、心脏导管操作技术和射频技术相结合，心脏电生理学从诊断医学向治疗医学转变，一个全新的介入心脏电生理学的时代到来了。

1991年上半年从美国归来的吴宁教授立即着手在国内开始快速性心律失常的研究和临床试验。但当时国内并没有现成的射频能量发放仪器，吴宁教授决定亲自研制射频消融仪。

"KYKY-RFG Ⅱ"，这是一串值得历史铭记的字符，它是中国最早一代射频消融仪之一。吴宁教授永远不会忘记和中国科学院科学仪器技术发展有限责任公司顾英教授如何协作解决了射频消融仪实时监测人体阻抗变化的数字显示、如何利用温度导管检测消融部位的温度波动、如何同时显示消融功率和时间。研制参与者之一北京协和医院心内科邓华，20余年后依然能清晰地回忆起那些饲养实验动物、解剖、制作病理切片、评估消融效果的辛劳科研的日日夜夜。

射频消融仪研制成功后，吴宁教授在协和医院电生理导管室进行了100余例射频消融治疗快速性心律失常的手术，获得圆满成功。北京协和医院心内科和其他兄弟医院及单位一道，为心脏介入电生理学在中国的蓬勃发展奏响了序曲。

患者小莫或许并不知道，自己见证了中国医学史上一个时代序幕的开启。

1995年，北京协和医院与另外两家兄弟医院一起，因"射频消融仪治疗快速性心律失常的临床应用研究"获得国家科学技术进步奖二等奖。2008年，吴宁教授因其在心律失常射频消融领域的突出贡献被授予"中国心脏介入终身成就奖"。

时光流转，吴宁教授当年的弟子蓝志强、王勋章、焦镇已经成为美国著名心脏电生理专家，邓华、程康安也成为国内心脏电生理界著名专家。北京协和医院心内科和广大医学同道一起，在吴宁教授开启的新时代中积极拼搏，不断开拓，从射频治疗室上性心动过速开始，一步一个脚印地攀登，逐步征服房性心动过速、心房颤动、室性期前收缩、室性心动过速等一个又一个高峰，造福越来越多的老百姓。

只是患者小莫并不知道，他衷心感谢的吴宁教授，已经在2012年永远地离开了。

今天，当心内科医师在心脏介入导管室中自如地操作心脏导管，在三维电解剖辅助定位标测技术的帮助下精准找到那些可恶的"电线"，通过五彩斑斓的电脑荧屏监控射频能量释放的功率、温度、时间、阻抗，小心翼翼又轻松快捷地切断它们的时候，应该铭记那段历史。

患者小莫是幸运的，他来到了协和，遇到了吴宁教授，也见证了历史；吴宁教授是幸运的，她亲手开启了一个时代，并且亲眼看到这个时代的大潮奔涌向前；协和是幸运的，在那个历史的时刻，站在了潮头，竖起一个标杆，一座里程碑，并有望开拓一个新的时代。

协和心内科电生理组学术气氛非常浓厚。即使在手术期间，教授们也常常热烈讨论，仔细鉴别诊断，随机应变制订最优治疗策略，即使是新入门的专科医师，也不怕各抒己见。一旦找准病灶，开始射频放电，导管室里立即变得鸦雀无声。大家都紧盯荧屏，那些跳动的数字——功率、温度、阻抗、时间，可能都是患者瞬息之间的生命密码！万万不可轻率！

"射频的时候不许说话！"

大家都知道，这是吴宁教授当年定下的规矩。

内分泌性高血压的探秘之路

> "内皮素的基础和临床研究"获1998年度国家科学技术进步奖二等奖,主要完成人为曾正陪、唐朝枢、朱文玲、周爱儒、曹伟标、牛大地、金征宇、汤健、孙梅励。

1939年,时任北京协和医院内科主任的斯乃博(Isidore Snapper)教授在例行查房中注意到一名13岁发热患者的血压波动,记录的血压变化曲线呈现出阵发性发作模式。经验丰富的斯乃博立即意识到这可能是一种特殊类型的高血压,即1886年初次报道的肾上腺性高血压-嗜铬细胞瘤。他和北京协和医学院毕业的刘士豪教授(当时的内科襄教授)一起开创了在北京协和医院进行内分泌性高血压的诊治研究。

斯乃博来协和以前长期担任阿姆斯特丹大学医院内科主任,他渊博的知识和循循善诱的教学风格,很快得到了协和同事的尊重与认可,也成就了他在中国的事业,发现并临床诊断了北京协和医院首例也是中国首例嗜铬细胞瘤患者。

十余年后的1955年,在无外国教授指导的情况下,协和人尝试进行第一次手术治疗嗜铬细胞瘤。当时由于麻醉后患者血压很快下降,导致不能维持而未能成功切除肿瘤,但总结该例手术过程却为日后诊治嗜铬细胞瘤积累了重要的经验。此后在数例嗜铬细胞瘤患者的手术麻醉时均出现类似的状况,但已有准备的协和人经联用多种药物治疗将血压控制到可耐受手术的程度并加快手术速度,从而使手术获得成功,患者安返病房。但新的难题又出现了,当时几乎每例患者在术后的血压都难以维持,有的患者虽然成功切除了肿瘤,却在术后数天溘然长逝。协和人在不断总结经验、寻求原因,发现切除肿瘤后血压急剧下降与患者血容量减少有关,1968年一例患者术后经过补充血容量和多次积极抢救后度过了危险期,平安出院。

20世纪70年代初,国外研究提出嗜铬细胞瘤患者手术前应服用α肾上腺能受体拮抗剂进行术前准备,当时的内分泌科主治医师史轶蘩于1973年率先在国内使用α受体拮抗剂给嗜铬细胞瘤患者进行术前准备，使患者围手术期的血流动力学达到平稳状态，大大提高了嗜铬细胞瘤患者的手术成功率，减少术中、术后死亡率，取得了良好的疗效。史轶蘩教授在国内首次建立由内分泌科先用α肾上腺能受体拮抗剂药物对嗜铬细胞瘤患者进行充分术前准备后再转泌尿外科做手术的诊疗模式，一直沿用至今并已在国内广泛应用。

原发性醛固酮增多症是 1955 年由美国医生 Jerome W. Conn 首先发现并以他的名字命名的另一种内分泌性高血压。1957 年上海瑞金医院报道了国内首例醛固酮分泌瘤的原发性醛固酮增多症；1962 年北京协和医院内分泌科在刘士豪带领下诊断了国内第二例原发性醛固酮增多症，并对该患者进行了包括尿醛固酮测定等非常详尽的代谢研究。内分泌科周学瀛教授至今提起此事，还很自豪地说："虽然我们发现的是国内第二例原发性醛固酮增多症，但我们的激素检测做得非常全面！"

由于放射免疫等一系列新测定方法的建立，内分泌学的学术研究方法由定性发展为定量，对中国最先成立内分泌科的北京协和医院来说，面临的最重要任务就是要在国内建立多种激素测定的新方法及确定中国人的正常值参考范围。1981 年，孙梅励、郭芝生、高素敏、满开兰、张祖俊、刘书勤、池芝盛成功建立了血浆醛固酮的放射免疫测定法，"血浆醛固酮放射免疫测定及临床应用"于次年获得卫生部科学技术进步奖二等奖。

1980 年，协和医大八年制毕业生曾正陪调回北京协和医院内分泌科，在池芝盛、史轶蘩两届主任的指导和培养下，她选择了从事内分泌性高血压的临床与基础研究，担负起承上启下的重担。曾正陪出生于医学世家，耳濡目染，16 岁时就确定了学医的志向，以优异成绩考取了当时国内唯一一所八年制医学学府——北京协和医学院（当时称中国医科大学）。1980 年她回到北京协和医院以后，在上级医师的指导下，经历几年的临床磨砺，成长为内分泌科的青年中坚力量。

1987 年，曾正陪作为访问学者被医院公派赴日本东京女子医科大学内分泌研究所学习。当时心血管活性肽研究正是方兴未艾之时，而心钠素则是该领域研究的热点之一。曾正陪在导师的指导下用动物实验证明了心钠素在"钠逸脱"中的重要作用，并于内分泌基础研究领域的国际著名期刊 *Endocrinology* 上发表了第一作者的文章。

1988 年，日本学者率先从猪主动脉内皮细胞中发现了新的激素——内皮素（endothelin，ET），曾正陪在日本立即开始研究 ET 与肾素-血管紧张素-醛固酮系统（renin-angiotensin-aldosterone system，RAAS）的关系，并于 1989 年回国后继续进行 ET 与高血压、糖尿病及

RAAS 关系及调节作用的研究。她和同事们的系列研究证实了外源性 ET 可升高正常大鼠的血压；糖尿病患者血浆 ET 水平增高，糖尿病伴高血压或血管并发症患者 ET 水平明显升高，在国内首次报告了糖尿病患者 ET 水平可反映内皮细胞的损伤程度。1992 年，曾正陪教授作为第一作者在国际内分泌权威期刊《临床内分泌代谢杂志》(*The Journal of Clinical Endocrinology & Metabolism*) 上发表了重磅论文。以翔实的数据证实，ET 可以刺激正常人肾上腺皮质组织分泌醛固酮，但不刺激原发性醛固酮增多症腺瘤分泌醛固酮；ET 对人肾上腺及醛固酮腺瘤分泌醛固酮激素有不同作用。该文发表当年即被国外文献引用 18 次。之后，她带领学生们进一步研究证实体外原代培养的正常人肾上腺细胞可分泌 ET；醛固酮瘤组织中 ET 受体下调，而在嗜铬细胞瘤组织中 ET 受体上调。从组织、细胞和受体水平分别对 ET 与肾上腺、肾上腺肿瘤及肾上腺分泌激素之间的关系进行了系列研究，证实了 ET 在原发性醛固酮增多症、嗜铬细胞瘤的发病中有重要的病理生理作用，并在国际和国内多个会议上报告。

曾正陪与北京医科大学唐朝枢教授等合作，共同承担并完成了"血管活性多肽、内皮素、降钙素基因相关肽（CGRP）和血管活性肠肽（VIP）在心肌缺血、高血压发病中的病理生理作用"的"八五"国家科技攻关计划。"内皮素与心肌缺血及高血压的基础与临床研究"先后获得 1997 年卫生部科学技术进步奖一等奖和 1998 年度国家科学技术进步奖二等奖。曾正陪作为国内内皮素早期研究者之一，在内皮素研究这一新兴领域作出了突出的贡献。

多年来，曾正陪教授一直承担着内分泌性高血压临床一线繁重的诊治工作，并带领北京协和医院多学科团队在提高原发性醛固酮增多症、嗜铬细胞瘤和副神经节瘤 (pheochromocytoma and paraganglioma，PPGL) 等疑难疾病的诊治水平方面做了大量工作，使北京协和医院在该领域的国际舞台上占有领先的学术地位。

北京协和医院于 1962—2014 年收治住院原发性醛固酮增多症患者 2 000 余例，现在每年均诊治 100~200 余例。曾正陪教授团队对这一患者群体进行了大量的临床研究，结果表明原发性醛固酮增多症患者存在胰岛素抵抗；糖调节受损的比例增多、血清脂联素水平降

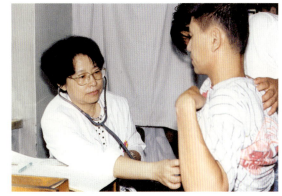

曾正陪（左）在出门诊

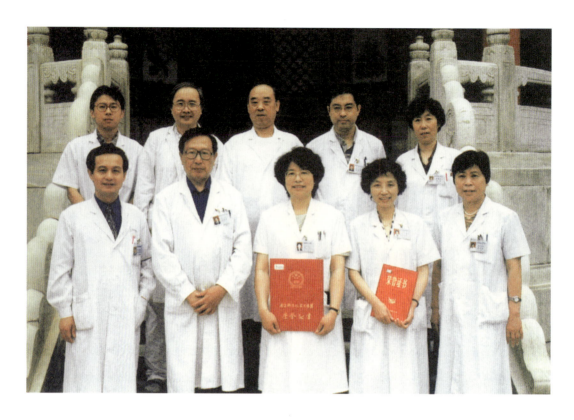

曾正陪牵头的研究组获奖后合影
前排左起：李汉忠、臧美孚、曾正陪、朱文玲、孙梅励；后排左起：李明、金征宇、关炳江、左文宝、杨堤

低；原发性醛固酮增多症的亚型中，特发性醛固酮增多症患者的胰岛素抵抗程度高于醛固酮瘤和原发性高血压患者；在散发型和伴有家族遗传类型的肾上腺腺瘤和增生的原发性醛固酮增多症患者有高发比例的 KCNJ5 基因突变。近年来先后提出可选择醛固酮—肾素活性比值（ARR）切点为 40（ng·dl^{-1}）/（ng·ml^{-1}·h^{-1}）作为原发性醛固酮增多症的初筛切点；卡托普利试验（Captopril challenge test，CCT）服药后 ARR>40 对原发性醛固酮增多症的诊断效率明显优于醛固酮的抑制率、原发性醛固酮增多症患者肾素活性上升率明显低于原发性高血压患者、坐位 CCT 可代替卧位在门诊广泛开展。上述研究结果为指导和提高原发性醛固酮增多症的筛查、确诊和治疗水平提供了有力依据。曾正陪教授 2018 年在首次于中国北京举办的国际高血压大会上报告了原发性醛固酮增多症在北京协和医院的诊治情况，获得了国外学者们的高度评价。

北京协和医院 1939—2018 年共诊治 1 600 余例嗜铬细胞瘤（pheochromocytoma，PCC）/副神经节瘤（paraganglioma，PGL）患者，现每年均诊治 100 余例。2003 年成功诊治了国内首例心脏 PGL，至今共诊断了 18 例心脏 PGL。曾正陪教授团队还率先在国内进行了 PCC/PGL 患者的基因学及表观遗传学研究，证实在年轻、恶性、家族聚集发病、伴多内分泌腺瘤病患者中进行相关基因检测可帮助了解其遗传学背景、肿瘤良恶性及发现有高风险的家族成员并进行早期诊断和治疗。她一直不遗余力地推动 PCC/PGL 的多学科协作诊疗，她常常说："嗜铬细胞瘤作为罕见、复杂和疑难性疾病，必须要多学科协作，发挥不同学科的优势。"在她的提议和组织下，2003 年建立了以内分泌科牵头的全院十多个学科联合的疑难复杂 PCC/PGL 诊治协作组，坚持对疑难复杂的病例进行术前多学科会诊讨论，形成规范化诊治流程，保证了手术和治疗的成功。在团队的努力下，北京协和医院成为目前国际上诊治 PPGL 和心脏 PGL 患者例数最多、难度最大、成功率最高的单中心。2004—2006 年曾正陪教授作为课题负责人牵头主持了国内多家单位参加的"十五"国家科技攻关计划——"中国继发性高血压的早期诊断、干预和治疗研究"，为推动和提高我国内分泌性高血压的诊治研究及水平作出了不懈努力。2009 年，中国高血压联盟在修改新一版《中国高血压指南》时，在刘力生教授提议及指导下首次增加了"内分泌性高血压"等继发性高血压的内容，曾正陪作为高血压联盟理事参与了指南修订并负责撰写了"内分泌性高血压"部分。

2016 年她作为通讯作者代表中华医学会内分泌学分会肾上腺学组撰写《中国嗜铬细胞瘤和副神经节瘤诊断治疗的专家共识》，对国内 PPGL 的诊治规范化起到了很好的作用。

曾正陪教授多年来培养的硕士、博士研究生在学期间均从事内分泌性高血压的研究，毕业后多人已成为当地的学术带头人。曾正陪教授团队的工作也逐步得到了国际认可，本人多次担任国际学术会议主席。

因为曾正陪教授多年来在嗜铬细胞瘤和原发性醛固酮增多症的诊断治疗和遗传学发病机制方面做了大量深入的系列研究，对提高中国在该领域的诊治水平作出了重要贡献，中国高血压联盟授予她"2015 年中国高血压突出贡献奖"。

北京协和医院在几代人的不懈努力下，对内分泌性高血压的临床与基础研究跨越了近 80 年的历史。漫长的探索之路，凭着不畏艰难的信念和为患者解除疾病痛苦的初心，北京协和医院逐渐发展壮大的多学科协作团队，将为我国内分泌性高血压的诊治迈向国际前沿发挥重要的作用，为中国继发性高血压的防治作出更大的贡献。

镌刻协和烙印的《现代内科学》

> 《现代内科学》获1999年度国家科学技术进步奖二等奖，主要完成人为方圻、朱元珏、史轶蘩、吴宁、郭玉璞、牟善初、姚磊。

在北京协和医院教学楼五层的胡应洲图书馆中，珍藏着不少国内外医学典籍。其中有一套橘色封面的精装图书，上下两册厚达20厘米，在书架上林立的图书中引人瞩目，其书页因长久的使用有些泛黄斑驳，翻开扉页，会发现协和医院名誉院长方圻在1995年12月亲笔书写的文字。这套图书，就是以北京协和医院为主编单位、方圻为主编的《现代内科学》。

1991年，人民军医出版社31岁的编辑姚磊提出了编写出版一部有特色的、经典的高级

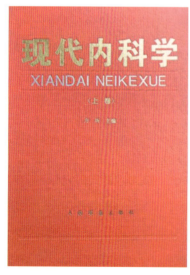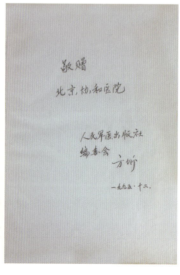

《现代内科学》封面及扉页上的主编方圻赠书题字

综合性大型内科学专著《现代内科学》的初步选题方案。当时的姚磊虽年轻，却有着策划组编多部大型医学学术著作的丰富经验。他在对 20 世纪 80 年代以来我国大型医学图书出版情况进行考察研究并对图书需求进行调查分析后，提出了编写一部内科学大型参考书的构想。

姚磊提出的策划依据主要包括以下几个方面。

一是在我国广大医学工作者中存在对新的、有特色的大型内科学专著的需求。我国是人口众多、医学工作者众多的大国，然而长期以来国内内科学大型参考书的品种却很单调，读者几乎没有选择的余地，已出版的同类书籍有其局限性，如内容偏向于大而全、深度不够等。这与美国等国家拥有多种不同风格、层次的著名内科学大型参考书的状况相比，差距很大。

二是内科学参考书的读者面较宽，读者参考学习的必要性较强。内科学作为医学科学中最重要的临床分科之一，处于临床学科的基础地位，学术进展十分活跃，近年涌现并发展起来许多先进、复杂的诊断治疗新技术，需要加以系统、详细的总结介绍。

三是编写和出版内科学参考书的基本条件成熟。北京地区是我国医学最发达、人才最集中的地区，拥有不少国家重点医疗单位和国内最著名的医学家，技术力量十分雄厚，具备编写大型内科学参考书的实力。同时，针对内科学大型参考书品种少的现状，出版社面临开展工作的良好机遇，也具备出版大型参考书的机制和经验。

从一开始，出版社就为本书确立了高标准的定位：拥有科学准确性和权威性；具有高度的先进性，很好的编写与出版质量；有鲜明的特色，能走向全国，在海内外形成影响，可与世界上一些国家的优秀内科学著作媲美。因此，当时计划在北京地区组织一批国内一流的医学专家编写本书，并将本书列为人民军医出版社"八五规划"期间的重点出版工程。这样一项庞大的工程，需要由主编单位行政部门出面承担编写任务，以支持和保障编写工作的顺利开展。北京协和医院因具有人才和技术的强大综合实力，成为最合适的主编单位，时任北京协和医院荣誉院长、德高望重的方圻教授受邀成为主编。

方圻教授通过院内外广泛邀约，逐步组建起了以北京协和医院为主、涵盖全国一流专家的编委团队。5 位副主编分别为呼吸内科专家朱元珏、内分泌科专家史轶蘩、心内科专家吴宁、老年医学专家牟善初、神经内科专家郭玉璞，除牟善初来自解放军总医院外，其余 4 位均来自北京协和医院；32 位编委中，有 27 位来自北京协和医院；参与编写的作者共 166 位，

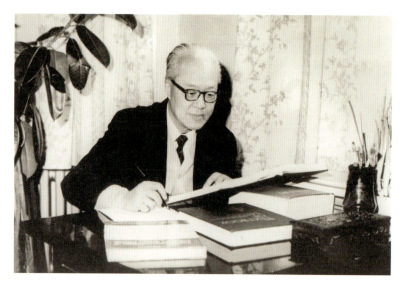

方圻在伏案工作

其中北京协和医院占89位。因此，本书从诞生之日起就打上了深深的协和烙印。

"严谨、求精、勤奋、奉献"的协和精神渗透到了这本书的骨血里，流淌在每一个文字中，这从其编写过程中就可见一斑。方圻作为主编，为本书的编写付出了大量心血。为了编好这本书，先后召开编写工作座谈会十余次，研究了国外的著名内科学经典著作。他根据内科各亚专业方向，除邀请5位副主编外，还分别邀请了各亚专业领域的知名专家作为专业组长，如感染内科李邦琦教授、血液内科张安教授等，负责该亚专业内容的把关，方圻和纪宝华则共同为心内科章节把关。王子时作为当时的两位编委会秘书之一，除负责一定的事务性工作外，也作为心内科教授参与部分章节内容的编写。回忆起20多年前的事情，令他记忆犹新的是方圻教授对内容一丝不苟的严格要求。当时没有电脑，靠的是在稿纸上手写码字，他将写好的初稿交给方圻教授审核，方圻教授会对书稿逐字逐句仔细修改。每次修改后，王子时教授就怀着敬畏之心重新在稿纸上誊抄一遍，如此反复两三遍。对他而言，写书的过程也是学习提高的过程。协和一贯的严谨治学态度，确保了这部书的高质量。

协和人的勤奋和无私奉献精神使得这项大工程进展得异常顺利。据副主编郭玉璞教授回忆，最初方圻教授向他提及编写这套书的计划后，他回科室征求意见，大家都十分支持，参与热情很高，各专业领域的资深教授们很快便确定了分工编写方向。在编写过程中，为了使书中知识观点跟得上现代医学的发展，需要查阅大量的国内外最新资料；为了使配图具有自主版权，需要从协和的图库中寻找或拍摄大量的图片，但对于勤思敏学、善于积累的协和人而言，这些问题都能迎刃而解。在郭玉璞教授的印象里，由于有日常积累的基础，写书算不上是困难，貌似只是一项波澜不惊的常规工作。本书从正式启动编写工作后，大约用时2年左右就完成了初稿撰写、审稿、修改、校对等全过程。编者们齐心协力，不负所托，共同完成了一部多达500万字（3 831页）的鸿篇巨制。

《现代内科学》的内容分为两大部分。在第一部分总论中，对与临床医学有关的基础学科作了详述，为临床进展及临床基础研究奠定基础。在第二部分各论中，按系统对临床疾病的发病机制、诊断及治疗作了详述。总论部分共10篇。其中绪论篇谈了医学模式、临床思维、诊断与治疗的进展以及医学伦理。总论又安排了遗传、免疫、激素、肿瘤、老年医学、临床药理、临床流行病学、现代诊断技术以及与内科相关的现代生物学共9篇。这些领域或是最近形成，或是进展很快，即使从事内科多年的医师，也需要进行学习或知识更新。各论部分共12篇，分别叙述各个系统的疾病，包括感染性疾病、循环系统疾病、呼吸系统疾病、消化系统疾病、血液病、内分泌疾病、营养与代谢性疾病、肾脏与泌尿系统疾病、风湿性疾病、遗传病、神经系统疾病以及急性中毒。在每篇的前几章为各系统疾病的总论，介绍该系统疾

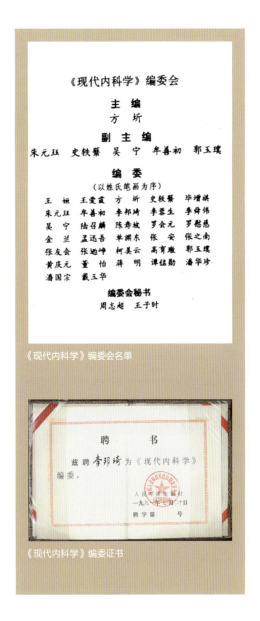

《现代内科学》编委会名单

《现代内科学》编委证书

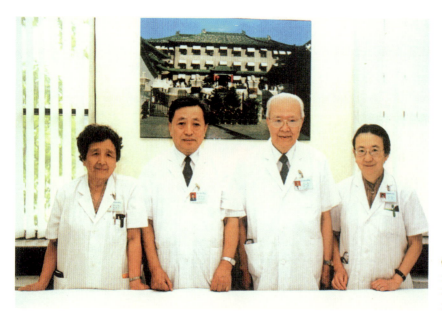

《现代内科学》主编和部分副主编合影
左起：朱元珏、郭玉璞、方圻、吴宁

病的共同特点、症状体征、诊断方法及治疗手段，使读者对各系统疾病有更深的了解。

作为一部既有理论知识又有实用价值、基础理论与临床实践相结合的内科学领域重要参考书，《现代内科学》一经推出，就广受好评和欢迎，这充分体现在其销量上。本书于1995年8月出版，10月起在市场上销售，第一次印刷的6 500套很快脱销。随后又进行了3次加印，先后共发行2万多套，成为内科医师案头必备的重要参考用书，有的人甚至至今仍在使用。

这部集科学性和先进性于一体、具有重要影响力的巨著，正如其责任编辑姚磊在策划时所预想的那样，为我国的医学事业和出版事业作出了特殊贡献，并因此获得了全国优秀科技图书奖一等奖和国家科学技术进步奖二等奖，这也是北京协和医院历史上获奖荣誉最高的图书。

全身感染与多器官功能障碍综合征的解决之道

> "全身感染与多器官功能障碍综合征的临床与基础研究"获2002年度国家科学技术进步奖二等奖,主要完成人为陈德昌、刘大为、马遂、杜斌、潘家绮、邱海波、孙东旭、马朋林、张海涛、朱立。

多器官功能障碍综合征(multiple organ dysfunction syndrome,MODS)是指机体在遭受严重创伤、休克、感染及外科大手术等急性疾病过程中,有两个或两个以上的器官或系统同时或序贯发生功能障碍,以至不能维持内环境稳定的临床综合征。

人类对MODS有了主观认识仅有半个世纪。1967年,外科医师Ashbaugh发表论文《成人呼吸窘迫综合征》,发现肺外疾病可以诱发肺部以及其他远距离器官功能衰竭。1973年,Tilney等发现腹主动脉瘤破裂患者手术后,在原始受损害的器官以外,可以引发序贯性的、多个远距离器官功能障碍。1977年,Eiseman等学者首先提出了"多器官功能衰竭(multiple organ failure,MOF)"的概念,后于1991年由美国胸科医师协会/危重病医学会修正为"多器官功能障碍综合征(MODS)"。MODS不是几个单器官功能衰竭的数学累加。学者们曾假设,在严重创伤或者严重感染等情况下,有一种触发机制,致使原来健康的器官也会像多米诺骨牌那样一个一个地倒下,这种假设成为重症医学发展的"起飞点"。

重症医学在中国起步于改革开放的年代。时任北京协和医院外科主任的曾宪九教授早在20世纪50年代初就有意愿创建一所休克病房,但受历史条件限制未能实现。他敏锐地觉察到,20世纪60年代以来,重症医学在全球范围内逐渐发展形成可观的规模,新的概念相继问世，某些生理或病理生理学的实验室技术也进入临床实践。新概念与新技术结合，必将推动学术的发展。因此，他认为协和医院建设现代化重症监护病房（intensive care unit，ICU）刻不容缓。1979年，他委派陈德昌到法国巴黎第五大学Cochin医院学习现代重症医学知识，两年后陈德昌回国。1982年，曾宪九果断决定创建外科ICU。1984年，参照国际先进的学术理念和组织模式，协和建立了中国第一家规范化的综合性ICU，有7张床位。这个新成立的临床专科被曾宪九亲自命名为"加强医疗科"，陈德昌被任命为首届科主任。

曾宪九之所以不遗余力地推动ICU的建设，是因为这符合他一贯的学术思想，即把基础研究的最新成果应用于临床，促进临床医学的发展。早在1961年，曾宪九就建立起外科代谢与营养实验室，实验室在20世纪60年代和80年代两个不同阶段的研究，为危重患者机体反应和器官功能支持等课题打下了基础。在曾宪九以临床问题为导向、注重创新思维和实验求证精神的影响下，陈德昌形成了与之一脉相承的善于临床思考、勇于研究探索的学术风格。在他的带领下，协和ICU创建伊始，就利用医院得天独厚的学术资源和疾病资源优势，着手进行危重患者机体反应和生命支持等方面的课题研究。

当时的ICU以收治严重感染患者为主，严重感染是经常遇到的、棘手的临床疑难问题。在全球范围内，严重感染也是患者主要的病死原因之一。陈德昌曾撰文介绍当时的研究背景："细菌及其产物可造成全身炎症反应与代偿性抗炎症反应失衡，导致广泛组织破坏，引起MODS。20世纪90年代以来，采用抗炎症介质治疗的多中心临床试验相继失败。四个器官序贯性发生功能衰竭者死亡率100%，需要基础与临床医学更深层次合作，以提高治疗水平，改善预后。"简短、理性的论述中透露出的信息却不容乐观：感染所致MODS是危重患者死亡的重要原因，也是国际医学界共同面对的研究难题。这个临床难题便成为协和ICU团队的研究课题。

1982年至1999年间，协和ICU共收治危重患者3 760名，其中MODS患者800余名，由严重感染诱发者占MODS的60%，这在当时为国内最大宗的病例。以此为基础，协和ICU团队对全身感染和MODS进行了系统的基础和临床研究，使MODS的治疗水平处于全国领先、国际先进水平。

在临床研究方面，确立了重症医疗的指导思想和目标。强调早期诊断和早期积极复苏治疗的重要性；明确重症医疗的目标在于支持重要器官功能，以赢得时间，为病因治疗创造条件，防止发生多器官功能衰竭。

第 4 章 重大贡献

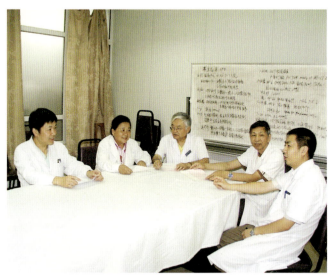

陈德昌牵头的研究团队成员
左起：刘大为、潘家绮、陈德昌、马遂、杜斌

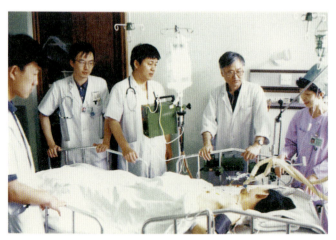

陈德昌（右二）、刘大为（右三）等床旁讨论病例

研究团队在国内率先开展了对感染性休克血流动力学与氧输送的研究，以指导复苏治疗。如1982年起应用肺动脉漂浮导管进行床边血流动力学动态监测，1987年把氧输送与氧耗等参数列入血流动力学监测项目，1988年应用胃张力计监测胃黏膜pH反映组织氧合状态。于是，形成了一整套在血流动力学、氧输送、胃黏膜pH参数指导下的输液复苏方案，明显提高了治疗水平和存活率。

研究团队在国内率先对院内感染致病菌进行流行病学监测和分析，认识了当时医院获得性感染的特点和严重性，结果发现革兰氏阳性球菌的比例已经从16%增至40%左右，分析了最常见的致病菌种类，可指导经验性抗生素治疗，防止患者早期死亡。

研究团队对感染性休克的输液复苏与心血管功能支持性治疗进行了探讨。1982年起，在血流动力学参数指导下进行积极的大量输液，及时纠正早期低血容量。在全国率先研究多巴胺和多巴酚丁胺的血流动力学效应，取得良好效果。通过测定感染性休克后期经食管超声心动检查和右心室射血分数，指导输液治疗和正性肌力药物的应用。总结感染性休克治疗的临床经验，认为治疗关键在于早期纠正低血容量，提高氧输送，避免持久性氧债，并有效控制或清除感染灶。最终使感染性休克病死率从66%下降至44%，达到国际先进水平。

研究团队对呼吸机相关性肺损伤进行了实验研究，为保护性肺通气策略的实施提供了依据。以此为前提，对1991年至1996年的216例急性呼吸窘迫综合征患者进行分析，结果显示直接死于顽固性低氧血症者仅占12.7%，多数死于感染性休克或其他肺外脏器功能衰竭。经综合治疗，使急性呼吸窘迫综合征病死率从最初的55%~60%下降至40%左右，与国际先进水平接近。

研究团队自1984年起率先对MODS伴急性肾衰竭的患者应用持续性血液滤过术，同时可以有效地保证营养支持与输液复苏治疗，避免失衡综合征，挽救了部分患者的生命。

在基础研究方面，研究团队自1992年起，先后把"细胞因子在感染及器官损伤中的作用及治疗探讨""肝脏巨噬细胞在感染诱发多器官损伤中的作用"等立题研究并取得一定成果。通过十余年的临床实践，发现临床上全身感染患者对治疗反应存在个体差异：全身感染严重程度相似的患者，只有部分患者会发生多器官功能衰竭，而有些人对治疗的反应良好，病死率较低。因此，团队于1998年起对"细胞因子IL-1家族基因多态性与全身感染"进行研究，并且选择全身感染患者及健康志愿者各60名，比较性地研究了细胞因子IL-1基因多态性与全身感染易感性、全身感染程度及预后的关系。结果发现，基因IL-1A或IL-1B等位基因2与IL-1RN等位基因2同时出现时，病死率极高（80%），可能是全身感染的高危遗传学标志；等位基因1/1基因型纯合子则有保护作用（病死率为0）。该研究为在基因水平防治严重感染提供了依据，有助于筛选高危患者，以进行相应的预防。有关论文发表在美国危重病医学会专业期刊 *Critical Care Medicine* 上，该杂志主编、著名危重病学家Joseph E. Parrillo为此论文亲自撰写专题述评，称赞这一对多个基因多态性与全身感染类型及疾病严重程度关系的比较研究有独到之处，对进一步开展遗传异质性与全身感染关系的研究具有重要意义。同行点评认为，本研究代表了20世纪90年代以来对严重感染研究的新发展，在国际上处于前沿。

时至今日,重症医学领域仍在相关疾病的发病机制、诊断标准和治疗方案等方面进行探索,新概念的更新、新进展的取得令人鼓舞。作为中国重症医学的奠基者和开拓者,协和重症医学科不仅将重症医学理念较早地、系统地介绍到了中国,还在此后的30多年间,一直引领着这个新兴学科的发展,将这颗幼苗呵护为参天大树。

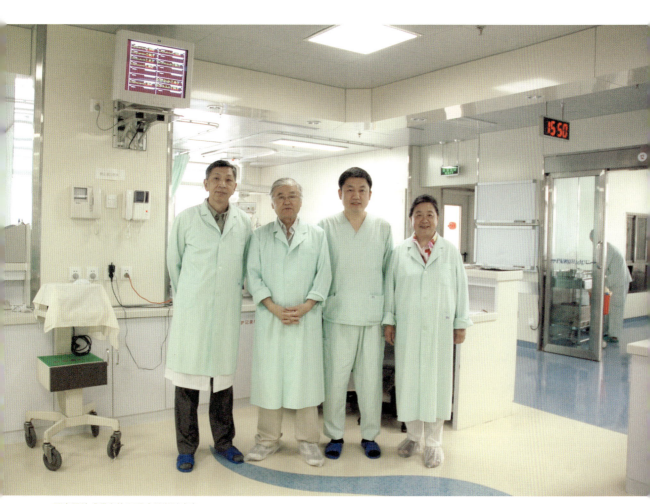

研究团队成员在协和重症医学科病房
左起:马遂、陈德昌、刘大为、潘家绮

构筑强健骨骼的拓荒者

> "原发性骨质疏松症的临床和实验研究"获2002年度国家科学技术进步奖二等奖，主要完成人为孟迅吾、徐苓、林守清、周学瀛、余卫、邢小平、秦明伟、夏维波、田均平。

20世纪初，我国佝偻病、骨软化症肆虐，严重影响国人骨骼健康。当时针对国人骨骼健康的严峻问题，北京协和医院刘士豪教授和朱宪彝教授带领的团队率先开启了我国骨骼和钙磷代谢研究之先河。1930年至1942年，这一团队在骨软化症领域的研究成绩斐然，不仅奠定了我国骨骼代谢研究的基石，也助推了国际钙、磷代谢和代谢性骨病临床与研究水平的提升。

随着社会经济发展和人民生活水平的提高，我国逐渐步入老龄化社会，骨骼疾病谱发生了悄然变化。与人口老龄化息息相关的疾病——骨质疏松症的患病率迅猛增加，成为国人骨骼健康面临的新挑战。早在20世纪80年代，孟迅吾就敏锐地觉察到骨质疏松症的危害，她意识到这种疾病可能引发患者身高变矮、骨骼疼痛、轻微外力下骨折、活动能力下降、生活质量受损等一系列问题。在当时，我国骨质疏松症的诊断及防治尚处于空白状态。孟迅吾开始了针对骨质疏松症发病机制、诊断和治疗漫长而艰难的探索。

孟迅吾1957年毕业于上海第二医科大学医疗系，在北京协和医院获得了系统性临床技能培训。1981—1983年，孟迅吾到美国哈佛医学院麻省总医院内科任访问学者，师从Neer RM教授，认真学习了临床工作和科学研究的思维，向Holick MF教授学习了血清25OHD和1,25(OH)$_2$D的检测方法，向Segre GV教授学习了甲状旁腺激素的检测技术，这两种激素对于调节骨骼代谢至关重要，其检测方法的建立对于提高骨骼疾病的诊断水平具有重要价值。孟迅吾还于20世纪90年代到美国哥伦比亚大学Helen Hayes医院骨骼研究中心学习，向Lindsay R、Dempster DW和Shen V教授学习骨组织计量学和骨生物力学性能的相关知识。

国外的生活孤寂而清贫，孟迅吾每天泡在实验室，针对骨质疏松症建立了去卵巢大鼠模型，系统性完成了甲状旁腺激素类似物治疗骨质疏松症的动物实验研究，研究论文当时就发表在骨代谢领域的顶级期刊——美国《骨与矿盐研究杂志》(Journal of Bone and Mineral Research)，这为后来促骨形成药物治疗骨质疏松症奠定了坚实的基础。孟迅吾教授还重视向国外专家、同道学习，在骨组织计量学领域具有丰富研究经验的美国盐湖城大学 Webster Jee 教授的指导下，孟迅吾回国后带领学生金小岚、夏维波很好地掌握了此项技术，能够准确地测量骨密度、骨微结构、骨转换率及骨矿化情况，显著提高了我国对骨质疏松症等疾病的科学研究水平。

孟迅吾不仅精于骨质疏松症的动物实验研究，她更关注于疾病预防、诊断与治疗方面的临床研究。20 世纪 90 年代，骨质疏松症的诊断缺乏有效的技术手段，孟迅吾与放射科余卫、秦明伟等采用双能 X 线骨吸收测量仪，在国内最早建立了腰椎和髋部骨密度的测量方法，并建立了国人骨密度的正常参考值，使得骨质疏松症的诊断取得突破；与妇产科徐苓合作，完成了我国最早的骨质疏松性骨折的流行病学研究；与内分泌科周学瀛、邢小平、夏维波共同进行了骨质疏松症的机制研究，建立了血清甲状旁腺激素、25OHD、1,25(OH)$_2$D、骨转换生化指标的检测方法，提高了骨质疏松症的鉴别诊断水平。孟迅吾不满足于疾病诊断取得的进展，一直致力于寻找疾病的有效治疗药物，与妇产科林守清，内分泌科邢小平、夏维波、李梅等，在国内最早开始了钙剂、维生素 D、雌激素、降钙素、双膦酸盐类、甲状旁腺激素类似物等多种药物治疗骨质疏松症的动物研究和临床试验，发现上述多种药物有助于增加骨质疏松患者的骨密度、降低骨折风险，极大地提高了我国骨质疏松症的药物治疗水平。

多年的潜心研究，终于凝结成累累硕果。孟迅吾带领的多学科团队完成了我国椎体和髋部骨折的流行病学调查；从动物实验研究探讨了骨质疏松症的发病机制；调查了维生素 D 受体等多种骨质疏松候选基因与骨密度和骨转换生化指标的相关性，初步揭示了骨质疏松症的遗传学风险因素；建立了我国骨质疏松症的诊断标准；在国内首先建立了重要的骨代谢调节激素甲状旁腺素和 25OHD 的检测方法；前瞻性探索了多种骨质疏松治疗药物对国人的安全性及有效性。由于孟迅吾带领的团队对骨质疏松症的全面研究不仅具有开创性，使得骨质疏松症的早期预防、精准诊断和有效治疗取得突破，而且对于强健国人骨骼、提高国

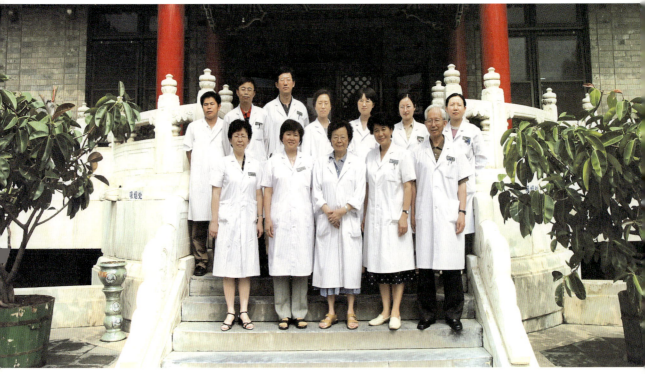

孟迅吾牵头的课题组部分成员合影
前排左起：邢小平、林守清、孟迅吾、徐苓、周学瀛
后排左起：刘怀成、夏维波、秦明伟、田均平、胡莹莹、王鸥、姜艳

人生活质量意义重大，其团队完成的"原发性骨质疏松症的临床和实验研究"于2002年荣获国家科学技术进步奖二等奖。

一花独放不是春。由于我国人口众多，社会老龄化进程加速，作为老龄相关的疾病——骨质疏松症患病率迅猛增加，必然会成为我国面临的重要公共健康问题之一。1988年的一次学术会议为国内学者认识骨质疏松症开启了一扇窗。当时由中华医学会内分泌学分会代谢性骨病学组伍汉文、孟迅吾、尹潍与华西医学院的梁荩忠、杨定焯等教授牵头组织在成都召开学组会议，骨质疏松症成为本次会议的讨论热点。这次会议的学术交流和碰撞，使大家意犹未尽，相见恨晚。自那时起，与会同行就萌生了构建一个供不同专业同仁交流平台的想法，这就是成立"骨质疏松和骨矿盐疾病分会"思想的萌芽。

1993年，孟迅吾与解放军总医院的刘建立，北京友谊医院的罗先正，北京医院的黄公怡，北京协和医院的周学瀛、徐苓和林守清等教授积极组织，成立了北京医学会骨质疏松专业委员会并召开了第一次学术会议。同期在这些专家的推动下，上海、四川、江苏、陕西等地的学术组织也相继成立。地方学会的活动如点点星火，呈燎原之势，全国性的学术组织呼之欲出。

骨质疏松症的研究受到了党和政府的高度重视，先后被列为"九五""十五"和"十一五"科技攻关课题。为了推动骨质疏松症的防治，卫生部老年卫生工作领导小组专家委员会于1998年成立了"骨质疏松防治组"，在此基础上建议成立中华医学会骨质疏松分会。时任中华医学会秘书长的宗淑杰对此高度重视，多次召开医学会常务理事会议，征求有关学科的意见。医学会领导要求建议专家陈述分会成立的必要性和可行性。为此，建议组专家两次赴医学会陈述。第一次由孟迅吾、刘建立、罗先正和朱汉民等教授亲自到医学会陈述，但医学会常务理事会并未马上通过。直至2000年一个大雨倾盆的夏日，孟迅吾、朱汉民、黄公怡、周学瀛和徐苓等教授一起冒雨来到中华医学会，再次详细陈述了成立骨质疏松和骨矿盐疾病分会的理由和必要性，得到了医学会领导的肯定。2001年医学会正式报批科协成立"中华医学会骨质疏松和骨矿盐疾病分会"。2001年4月，全国同仁怀着激动的心情，齐聚北京，一起见证了中华医学会骨质疏松和骨矿盐疾病分会的诞生。现在回想起学会成立的情景，很多专家依然激动不已。分会选举出第一届委员会委员共37人，选举孟迅吾教授担任首届主任委员，朱汉民教授、刘建立教授和罗先正教授被选为副主任委员。中华医学会骨质疏松和骨矿盐疾病分会的成立，标志着我国骨质疏松和骨矿盐疾病领域的临床和研究工作迈向了一个新的阶段。

中华医学会骨质疏松和骨矿盐疾病分会每年举办一次中青年学术论坛、一次全国性学术会议，每两年与美国Webster Jee教授领导的国际华人骨研学会合作，在国内举办一次国际骨质疏松和骨矿盐疾病学术会议。成功的学术会议搭建了骨质疏松领域优质学术交流的平台，大力推动了骨质疏松相关知识和技能的普及与运用。不仅如此，在孟迅吾等多名教授的不懈努力下，2008年分会创办了学术期刊《中华骨质疏松和骨矿盐疾病杂志》，孟迅吾担任首任杂志主编，目前该杂志入选中国科技核心期刊、北大核心期刊，成为本领域学术交流的重要园地。

时光飞逝，光阴荏苒，孟迅吾教授如今已是白发苍苍的耄耋老人，长期的拼命工作和不规律的生活，使她的健康受到严重威胁，她前后罹患两种癌症，正当同事们在为她的健

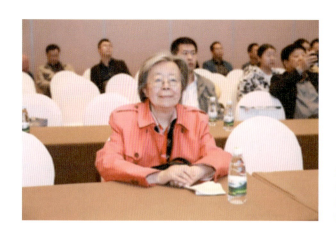

2018年,孟迅吾参加第九届国际骨质疏松和骨矿盐疾病会议

康忧心忡忡时,她却在术后第三天,不顾虚弱的身体,躺在病床上与大家讨论工作安排与进展。也许上苍被她的勤奋和坚强所感动,孟迅吾教授奇迹般地战胜了肿瘤,以八十多岁高龄组织国内外多名学者撰写书籍——《协和代谢性骨病学》。在2018年于苏州举办的第九届国际骨质疏松和骨矿盐疾病会议,2019年于南昌举办的第十一次中华医学会骨质疏松和骨矿盐疾病中青年论坛,孟迅吾教授依然活跃在学术会议中,这充分体现了她对骨质疏松事业难以割舍的深情。

　　回眸往事,心潮澎湃。孟迅吾教授是我国抗骨质疏松道路的拓荒者,她把美好的青春年华献给了国人强健骨骼的事业,用柔弱身躯、坚强意志,孜孜不倦、潜心钻研,在我国骨质疏松和骨矿盐疾病领域的研究中谱写了辉煌的一页。

特发性脊柱侧凸协和分型的诞生

> "特发性脊柱侧凸的系列研究及临床应用"获2005年度国家科学技术进步奖二等奖，主要完成人为邱贵兴、翁习生、仉建国、王以朋、沈建雄、叶启彬、李书纲、吴志宏、林进、田野。

2018年6月1日至3日召开的国际脊柱侧凸研究协会（Scoliosis Research Society，SRS）世界性区域会议暨第十四届北京协和医院骨与关节外科发展论坛上，协和骨科团队报告了特发性脊柱侧凸的协和分型（PUMC分型）。在发言结束后讨论环节，来自美国约翰·霍普金斯医院的Paul Sponsellor教授、美国路易斯维尔大学的Steven Glassman教授、英国伯明翰皇家骨科医院的David Marks教授站到了提问的麦克风前（前两位分别是SRS学会的现任和前任主席），对PUMC分型的相关学术问题展开了深入的讨论。在脊柱侧凸矫形手术这个最引人注目的专业领域，"协和声音"再一次引起了国际学术界的高度关注。

人体脊柱中间及周边有着复杂的神经和丰富的血管，曾经是外科手术的禁区。脊柱侧凸俗称脊柱侧弯，是危害青少年健康的常见问题，可以导致外观畸形、影响心肺功能、造成背部疼痛，严重者甚至引起下肢瘫痪。

矫正脊柱畸形的手术，一个小小的疏忽，就可能导致患者瘫痪甚至死亡。因此，脊柱侧凸矫形手术一向被认为是脊柱外科乃至骨科的"皇冠上的明珠"。在这个国际学术的制高点打上协和印记的，就是特发性脊柱侧凸的PUMC分型。

PUMC分型的提出者是北京协和医院骨科邱贵兴院士。40岁出头的邱贵兴当上北京协和医院骨科副教授后，开始在脊柱外科领域初露锋芒。在骨科领域，脊柱外科被公认为是最具风险、最具难度的，不少人在重压下中途改行，但是他坚持了下来，从未言弃。

20世纪80年代前，我国仅有零星的脊柱侧凸手术矫治病例，且治疗水平与世界先进水平差距甚大。为攻克脊柱侧凸这一脊柱外科难题，1986年，在时任主任吴之康教授的支持下，年逾40岁的邱贵兴远赴加拿大，师从国际著名脊柱外科专家、世界脊柱侧凸学会前主席Armstrong教授，重点学习脊柱畸形的矫治和脊柱外科领域的新技术、新方法。学成回国后，邱贵兴应用当时最为先进的Harrington、Luque等新技术治疗了大量脊柱侧凸患者，与协和的老师和同事一起开启了我国脊柱侧凸的规范化治疗。

然而，Harrington、Luque等技术均只能进行二维的平面矫正，但脊柱侧凸是一种立体的三维畸形，有的患者术后矫正了侧弯，但在矢状面上造成了平背畸形，甚至影响了患者的行走功能。20世纪80年代末，法国的Cortrel和Doubusset提出了更为先进的三维矫形技术，邱贵兴及时引进这种在国际上刚刚兴起的技术，在国内加以推广应用，更新了脊柱侧弯的矫形理念，使疗效大幅提高。

脊柱侧凸的分类有特发性、先天性、神经肌肉型等多种类型，而特发性脊柱侧凸在临床上最为常见，所谓"特发"指的是靠目前的医学手段不能找到明确病因。特发性脊柱侧凸又分为3个年龄组：婴幼儿型（0~3岁）、少儿型（3~9岁）和青少年型（10~18岁）。其中青少年型最为常见，约占特发性脊柱侧凸的80%。

数十年来，国外有不少医生试图揭示脊柱侧凸发生、发展的规律，进行分型的研究，然后进行针对性的手术，此举被视作脊柱侧凸尤其是不明原因的特发性脊柱侧凸治疗成功的关键，不过一直收效甚微。直到1983年，美国人King和Moe才首次对脊柱侧凸进行了真正意义上的手术分型。但是这种分型是建立在Harrington和Luque的二维矫形基础上的，且只有5种分型，不够全面。依据这种分型进行手术，术后出现了许多脊柱失代偿的病例，不少失败病例甚至出现畸形加重。2001年美国人Lenke提出新的分型，初步体现了三维矫形理念，较为全面，但未包括脊柱在横断面上的旋转扭曲特点，且该分型共有42型，十分复杂，记忆困难，可操作性较差。

邱贵兴曾谈及当时开展脊柱侧凸研究的动因，"King分型和Lenke分型依据的分别只有400余例和300余例脊柱侧凸矫治病例，而且在大查房时讨论和回顾脊柱侧凸的手术病例时，我们发现上述两种分型都存在不足，而协和医院骨科自20世纪80年代以来已经积累了3 000多例脊柱侧凸矫治经验，我就想，为什么不根据协和多年的经验研究创立我们中国人自己的分型呢?"有了这个想法后,说干就干!在邱贵兴的带领下,协和骨科建立起国内第一个脊柱侧凸数据库,收录了 3 000 余例资料。研究团队对 1 245 例资料完整病例进行了仔细研究,经过多年的努力之后,邱贵兴带领研究团队于 2001 年提出新的特发性脊柱侧凸分型——"协和分型"(PUMC 分型)。

根据协和骨科的经验和研究,邱贵兴等人总结出了特发性脊柱侧凸的三个重要规律,即脊柱弯曲的数量最重要,不同部位弯曲的三维畸形各有特点,弯曲的柔韧性很重要。因此,与国际惯用以侧凸部位分型的思路迥异,"协和分型"首创先以脊柱弯曲的数目进行大的分类,然后根据脊柱不同部位的三维立体畸形特点再分出亚型。"协和分型"共分三大型 13 亚型,既符合临床特点,又简单实用。按照这个分型方法,不仅可以指导手术术式,而且还可提供手术矫形融合的范围,方便普及推广和实际应用。经国际同行临床验证证实,"协和分型"与 King 分型对比,所导致的脊柱失代偿引起的手术失败率明显降低,由 13.2% 降低至 2.7%。

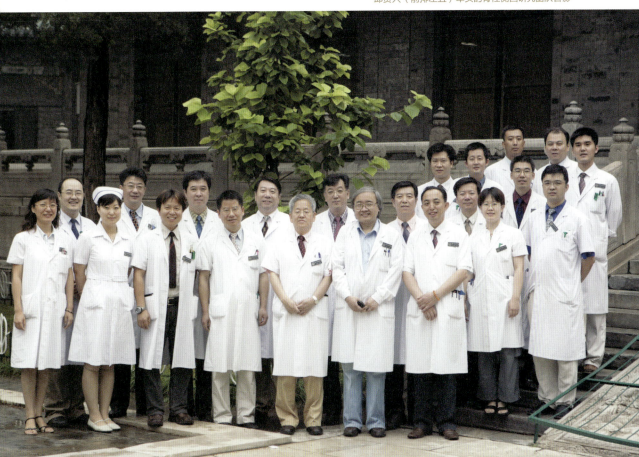

邱贵兴(前排左五)牵头的脊柱侧凸研究团队合影

2005年，该研究成果发表在国际骨科领域最权威的 Spine 杂志。论文发表后，"协和分型"引起了国际学术界的高度重视，邱贵兴教授多次应邀在国际学术会议上发表学术演讲，先后在日本、韩国骨科年会，亚太骨科年会及美国脊柱外科年会等重要学术会议上作大会报告，向世界传授脊柱畸形矫治的协和经验，获得了国际学界的高度评价。2006年初，特发性脊柱侧凸系列研究荣获国家科学技术进步奖二等奖。2007年，邱贵兴当选为中国工程院院士。

协和骨科并没有止步于此。邱贵兴院士及其团队又与国内外多家单位合作，继续开展先天性脊柱侧凸的病因学研究。采用先进的比较基因组杂交芯片技术，在国际上首次解析了先天性脊柱侧凸患者的全基因组拷贝数变异，发现散发先天性脊柱侧凸患者的基因组16p11.2区域内存在大片段的DNA缺失，并将缺失区域内的 TBX6 基因确认为致病基因。在机制探寻中发现，TBX6 基因的缺失、无义或移码等不同形式的无效变异本身还不足以导致先天性脊柱侧凸，通常需要联合一个常见的 TBX6 亚效等位基因来共同致病。进一步分析病例的临床特征发现，此类突变所致的脊柱畸形在临床表型上具有高度的一致性，因而

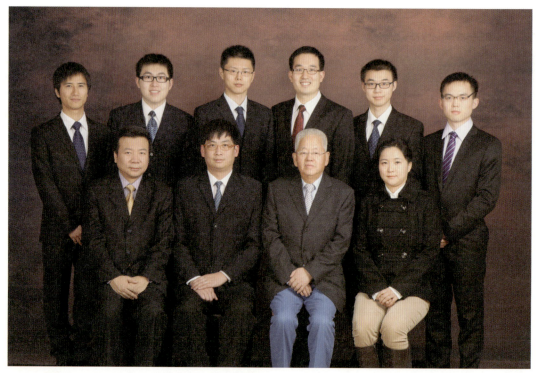

邱贵兴（前排左三）牵头的先天性脊柱侧凸的病因学研究团队合影

研究团队发表于《新英格兰医学杂志》的文章

首次提出了 TBX6 相关性先天性脊柱侧凸这一概念。该研究以原创性论著（original article）形式，于 2015 年 1 月 7 日发表在世界顶级医学刊物《新英格兰医学杂志》上。

这一系列开创性科研成果的取得，得益于邱贵兴院士所坚持的创新精神。邱贵兴院士提出：创新不等于发明，创新不一定与技术有关；SCI 文章、专利不等于创新，转化后才算创新；创新要转换为现实生产力，没有产生经济和社会效益的论文、发明、专利等，不应称作创新。

协和骨科重视营造浓厚的学术氛围。科室要求患者的治疗方案必须经全科讨论决定，必须在手术当日早会上汇报手术准备情况，任何人不得随意更改手术方案；通过建立健全术后影像学资料回顾的方式对手术质量进行监控，保证了医疗安全，使年轻医师的业务本领得到迅速提高。

邱贵兴常说，一个人的力量是有限的，只有全科的医生都强了，这个科室才能强大。因此，他十分重视科室的梯队建设和年轻医生的培养，给他们创造各种机会，派他们出国深造，同时他作出表率，言传身教，将自己的手术技巧传授给年轻医生，并根据每个人的特点，为他们选择不同的专业，让他们"各有所长"，他根据每个人的特点和情况，在严格管理和培养下，让年轻人尽早独立管理病房、独立主刀手术。邱贵兴在培养年轻人的同时，处处强调以患者利益为重，尤其体现在大查房制度上，每个患者手术前，主管大夫必须报告术前的详细计划，经大家充分讨论后拟定正式手术方案，才能执行手术，不能擅自决定。术后必须将患者手术后的恢复情况及 X 线片向全科汇报，逐个病例总结成功经验或失败教训，这样对全科，尤其是年轻人都是一个很大的促进。

目前，协和骨科不仅有邱贵兴院士这棵"大树"，还有一片"森林"——十几位教授、副教授个个身怀绝技，无论是脊柱外科、创伤骨科，还是骨关节、骨肿瘤疑难重症，他们都可以独立诊治，治愈了大量的骨科疑难重症患者。正是在大家的努力下，协和骨科得到了全面发展，2007 年获评"国家重点学科"。

子宫内膜异位症的新学说

> "子宫内膜异位症的基础与临床研究"获2006年度国家科学技术进步奖二等奖,主要完成人为郎景和、李亚里、朴允尚、沈铿、王雁玲、刘珠凤、孙大为、冷金花、朱兰、谭先杰。

子宫内膜异位症是妇产科领域的常见病和多发病,累及10%~15%的育龄女性,所导致的痛经、不孕和盆腔包块等问题,严重影响了女性的健康和生活质量。子宫内膜异位症病变广泛、类型多样,可以累及输尿管、膀胱、肠道等重要器官,引起这些器官的功能衰竭,甚至可以远处转移至盆腔以外的部位,因此被称为"难治之症"。尽管在病理形态上子宫内膜异位症是个良性疾病,但它引起的病变和症状如此明显,且极具侵袭性和复发性,故又被称为"良性癌"。有人说,它是一个"让你痛苦,折磨你,又不让你死的幽灵"。

1886年,子宫内膜异位症被首次命名。1925年,Sampson提出了著名的"经血逆流种植学说",成为解释子宫内膜异位症发病机制的经典理论。自1986年以来,全世界每3年举办一次国际性子宫内膜异位症学术会议,对该病的重视显示了其普遍性和重要性。

经典的子宫内膜异位症定义是子宫内膜在子宫腔以外的地方生长。实际上,经血的逆流是个普遍的"事件",可达70%~90%,但子宫内膜异位症在育龄女性中发病率是10%~15%,因此传统的经血逆流理论只是揭示了一个生理现象,解释了子宫内膜异位症发生的途径,但并不能阐释真正的发病机制。

子宫内膜异位症的病因一直让人迷惑不解。1998年,在加拿大魁北克举行的第6届子宫内膜异位症世界大会上,学者们提出诸多理论:子宫内膜异位症是遗传性疾病、免疫性疾病、炎症性疾病、因出血引起的疾病、器官依赖性疾病、激素依赖性疾病……如此繁多的学说,表明人们对其认识仍然不清。

我国对子宫内膜异位症的研究起步较晚，1998年之前，《中华妇产科杂志》仅发表过3篇与子宫内膜异位症相关的论文。有限的研究多集中在北京协和医院，主要是对子宫内膜异位症的病因进行了流行病学调查，并对子宫内膜异位症的临床问题进行了总结，提出了新型妇科急腹症——卵巢巧克力囊肿破裂。

1998年，北京协和医院妇产科郎景和教授牵头承担了国家自然科学基金重点项目《子宫内膜异位症发病机制的研究》，从此拉开了全面研究子宫内膜异位症发病机制和临床治疗的序幕。经过十多年的努力，中国在该领域的研究居于世界领先水平。

子宫内膜异位症的发病机制众说纷纭，关键在于科学解释、模型建立及临床循证。虽然经血逆流很普遍，甚至内膜种植亦不少见，但因何得以生长、出血，发生病变呢？为什么有的经血能够导致子宫内膜异位症，而有的则不致病呢？

针对这些关键问题，妇产科子宫内膜异位症研究团队展开了大量研究，课题组通过对该病发病环节中的关键分子进行研究后提出，子宫内膜细胞必须以黏附（attachment）、侵袭（aggression）和血管形成（angiogenesis）之"3A模式"，完成在异位的"三生"（生根、生长和生病）过程。"3A模式"从分子水平较好地解释了子宫内膜异位症的发病过程，是对Sampson学说的重要补充，是子宫内膜异位症发病机制的重大突破。

他们还发现，子宫内膜异位症患者和正常女性的在位内膜之间，与上述"3A"有关的分子的表达有差异，表明两者黏附、侵袭和血管形成能力有差异，深入的研究表明根本原因是基因表达的差异。由此郎景和教授提出子宫内膜异位症发病的"在位内膜决定论"，这是对Sampson学说的重大修正，解释了90%的经血逆流、仅10%~15%的子宫内膜异位症发病率这一现象，在国内外学术界引起了强烈反响。

这些研究成果先后获得2004年北京科学技术奖一等奖和2006年度国家科学技术进步奖二等奖。

2006年以后，妇产科子宫内膜异位症研究团队将研究重点从探索子宫内膜异位症的发病机制转移到将"在位内膜决定论"转化为临床实践，提出了"源头治疗学说"的子宫内膜异位症新型防控策略，即通过改变在位子宫内膜的生物学和组织学特性来预防和治疗子宫内膜异位症。

随后，妇产科子宫内膜异位症研究团队牵头成立全国子宫内膜异位症协作组，先后制定了中国《子宫内膜异位症诊断和治疗规范》《子宫内膜异位症长期管理中国专家共识》。

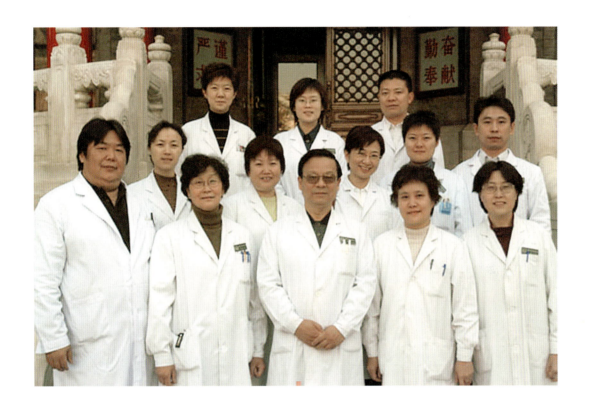

郎景和牵头的子宫内膜异位症研究团队合影
前排左起：孙大为、王友芳、郎景和、刘珠凤、郭丽娜；中排左起：朱兰、许秀英、冷金花、王含必、谭先杰；后排左起：邓姗、戴毅、李华军

规范提出，子宫内膜异位症治疗的目的是减灭和去除病灶、缓解和消除疼痛、改善和促进生育、减少和避免复发。需要根据年龄、症状程度、妊娠的希望、病变程度、过去的治疗来展开个体化治疗。

经过十余年的发展，协和医院妇产科逐渐成为国内外最大的子宫内膜异位症诊治中心，每年门诊量10万余人次、手术量1 500余例次，腹腔镜手术和保留生育功能的保守手术成为主流。对卵巢子宫内膜异位囊肿、深部浸润型子宫内膜异位症、腹壁子宫内膜异位症、会阴子宫内膜异位症、输尿管子宫内膜异位症及罕见类型子宫内膜异位症都进行了广泛研究，提出了被国际认可的深部浸润型子宫内膜异位症协和分型。还在国内最早报道不典型子宫内膜异位症，并对子宫内膜异位症恶变进行了研究，在世界上首次报道了子宫内膜异位症的肉瘤变。

这些研究成果不仅先后获得恩德斯医学科学技术奖一等奖（2008年）、中华医学科技奖三等奖（2011年）、华夏医学科技奖一等奖（2012

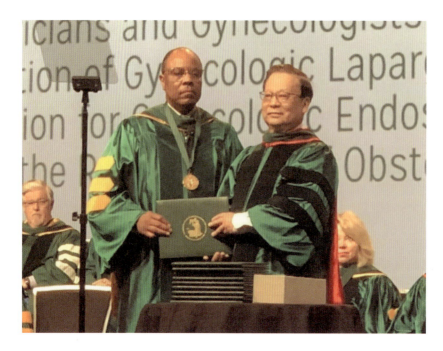

郎景和当选美国妇产科学院荣誉院士

年)、北京市科学技术奖二等奖(2012年)、首届妇幼健康科技奖一等奖(2015年),还被世界上越来越多的同行认可。世界子宫内膜异位症协会决定,由中国承办2020年第14届世界子宫内膜异位症大会。

基于在子宫内膜异位症研究方面的巨大成就和在妇产科领域的其他重要贡献,郎景和教授于2011年当选中国工程院院士,成为北京协和医院妇产科继林巧稚院士和宋鸿钊院士之后的第三位院士。2018年,郎景和院士先后当选美国妇产科学院荣誉院士和英国皇家妇产科学院荣誉院士。

尽管在子宫内膜异位症的研究领域成绩斐然,但妇产科子宫内膜异位症研究团队并未故步自封。他们清醒地认识到,关于子宫内膜异位症,还有很多问题悬而未决,治疗效果亦不尽如人意。郎景和院士说:"虽然时间过去了一个世纪,伟大的医学教育家奥斯勒说过的话仍不过时:'如果你懂得了子宫内膜异位症,你就懂得了整个妇科学!'"

揭示中国痴呆和帕金森病的真相

"帕金森病和痴呆流行病学及干预、控制研究"获2008年度国家科学技术进步奖二等奖,主要完成人为张振馨、何维、张俊武、洪震、屈秋民、唐牟尼、李辉、魏镜、冀成君、张晓君。

随着世界人口老龄化的日益加速,痴呆和帕金森病等老年疾病已成为全球性的重大公共健康问题之一。在目前世界上老年人口最多的中国,痴呆和帕金森病患者人数已超过千万。

但在十几年前的国际学术界,认知并非如此。"中国是世界上帕金森病最少的国家,

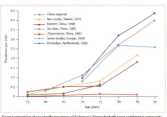

张振馨等发表于《柳叶刀》的中国帕金森病患病率文章

也是痴呆低危地区”，这个结论曾被WHO引用长达25年之久。直到2005年，分别发表在《柳叶刀》（*Lancet*）和《神经病学文献》（*Archives of Neurology*）杂志上的两篇关于中国帕金森病和痴呆亚型患病率的文章如投入平静水面的石子，引起国际学术界的波澜。

这两篇研究都是由北京协和医院神经科张振馨教授领衔的“帕金森病和痴呆流行病学及干预、控制研究”课题组完成的。自20世纪90年代起，课题组历时13年，完成了临床医学和流行病学相结合的家庭病房式帕金森病和痴呆患病率调查。调查通过全国13个中心的跨学科协作、63位以教授为主的神经精神科医生的参与，对中国4个不同地区代表性城市（北京、上海、西安、成都）的182个居委会4.2万余名55岁以上老人进行了6年3次随访，这是当时世界上样本量最大、历时最长、方法最新的调查。

调查结果显示，中国65

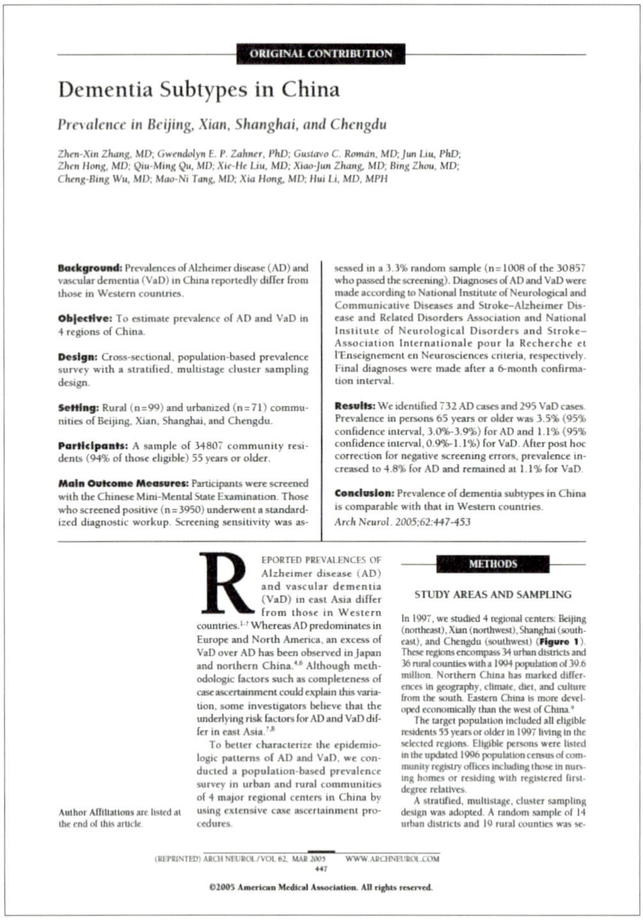

ORIGINAL CONTRIBUTION

Dementia Subtypes in China

Prevalence in Beijing, Xian, Shanghai, and Chengdu

Zhen-Xin Zhang, MD; Gwendolyn E. P. Zahner, PhD; Gustavo C. Román, MD; Jun Liu, PhD; Zhen Hong, MD; Qiu-Ming Qu, MD; Xie-He Liu, MD; Xiao-Jun Zhang, MD; Bing Zhou, MD; Cheng-Bing Wu, MD; Mao-Ni Tang, MD; Xia Hong, MD; Hui Li, MD, MPH

Background: Prevalences of Alzheimer disease (AD) and vascular dementia (VaD) in China reportedly differ from those in Western countries.

Objective: To estimate prevalence of AD and VaD in 4 regions of China.

Design: Cross-sectional, population-based prevalence survey with a stratified, multistage cluster sampling design.

Setting: Rural (n=99) and urbanized (n=71) communities of Beijing, Xian, Shanghai, and Chengdu.

Participants: A sample of 34807 community residents (94% of those eligible) 55 years or older.

Main Outcome Measures: Participants were screened with the Chinese Mini-Mental State Examination. Those who screened positive (n=3950) underwent a standardized diagnostic workup. Screening sensitivity was assessed in a 3.3% random sample (n=1008 of the 30857 who passed the screening). Diagnoses of AD and VaD were made according to National Institute of Neurological and Communicative Diseases and Stroke–Alzheimer Disease and Related Disorders Association and National Institute of Neurological Disorders and Stroke–Association Internationale pour la Recherche et l'Enseignement en Neurosciences criteria, respectively. Final diagnoses were made after a 6-month confirmation interval.

Results: We identified 732 AD cases and 295 VaD cases. Prevalence in persons 65 years or older was 3.5% (95% confidence interval, 3.0%-3.9%) for AD and 1.1% (95% confidence interval, 0.9%-1.1%) for VaD. After post hoc correction for negative screening errors, prevalence increased to 4.8% for AD and remained at 1.1% for VaD.

Conclusion: Prevalence of dementia subtypes in China is comparable with that in Western countries.

Arch Neurol. 2005;62:447-453

Author Affiliations are listed at the end of this article.

REPORTED PREVALENCES OF Alzheimer disease (AD) and vascular dementia (VaD) in east Asia differ from those in Western countries.[1-7] Whereas AD predominates in Europe and North America, an excess of VaD over AD has been observed in Japan and northern China.[4,6] Although methodologic factors such as completeness of case ascertainment could explain this variation, some investigators believe that the underlying risk factors for AD and VaD differ in east Asia.[7,8]

To better characterize the epidemiologic patterns of AD and VaD, we conducted a population-based prevalence survey in urban and rural communities of 4 major regional centers in China by using extensive case ascertainment procedures.

METHODS

STUDY AREAS AND SAMPLING

In 1997, we studied 4 regional centers: Beijing (northeast), Xian (northwest), Shanghai (southeast), and Chengdu (southwest) (**Figure 1**). These regions encompass 34 urban districts and 36 rural counties with a 1994 population of 39.6 million. Northern China has marked differences in geography, climate, diet, and culture from the south. Eastern China is more developed economically than the west of China.[9]

The target population included all eligible residents 55 years or older in 1997 living in the selected regions. Eligible persons were listed in the updated 1996 population census of community registry offices including those in nursing homes or residing with registered first-degree relatives.

A stratified, multistage, cluster sampling design was adopted. A random sample of 14 urban districts and 19 rural counties was se-

(REPRINTED) ARCH NEUROL/VOL 62, MAR 2005 WWW.ARCHNEUROL.COM
447

©2005 American Medical Association. All rights reserved.

张振馨等发表于《神经病学文献》的中国痴呆亚型患病率文章

岁及以上人群中，帕金森病的患病率为1.7%，痴呆的两种亚型阿尔茨海默病和血管性痴呆的患病率分别为4.8%和1.1%。若以美国2000年人口年龄构成进行标化计算，帕金森病的患病率则达到2.1%；阿尔茨海默病和血管性痴呆的患病率分别达5.9%和1.3%。用标化后数据进行国际间比较，揭示了中国人帕金森病和痴呆患病率、痴呆亚型分布比例均与国际水平无差异。此前的研究数据显示，中国帕金森病患病率仅为本次调研数据的1/13，阿尔茨海默病患病率甚至低于血管性痴呆。因此，该研究结果的公布，修正了长期以来关于我国帕金森病和痴呆患病率低的错误结论，否定了患病率在东西方国家之间有种族差异的推测，完全颠覆了既往的认知，中国已经成为帕金森病和痴呆患者较多的国家之一。

为什么患病率数据与此前差异巨大？早在20世纪90年代初，张振馨教授对北美、欧洲、非洲以及亚太十几个国家和地区关于这两种疾病的调研方法进行分析之后，就敏锐地意识到，患病率地区间差异巨大的原因很有可能出在流行病学调查方法及统计学方法上。为此，课题组在调查模式上一改既往单纯以横断面入户调查为基础的常规模式，创新性地使用了横断面入户调查加前瞻性随访的模式，通过入户随访、三级查房明确诊断，首次应用不同中心调查员交叉编组设计、加权法调整随机多级整群抽样误差等措施，使研究结果的准确性处于国际领先水平。

研究论文的发表引起国际高度评价。WHO官员指出，中国该项流行病学调查结果对其他发展中国家以及世界阿尔茨海默病和血管性痴呆患者数量的评估具有重要意义。美国学者Rocca教授在《柳叶刀》杂志上发表述评《中国帕金森病患病率》，赞扬该研究解决了国际争议。英国伦敦精神病学研究所知名精神流行病学专家Prince教授在《柳叶刀》杂志上发表专论《中国老年人面对的定时炸弹》，评价"该研究是高度标准化的，方法好、样本量大，是中国至今最全面的痴呆患病率的调查，结果对中国乃至全球都十分重要"。

课题组还进行了一系列机制研究。由于帕金森病和痴呆等神经变性病有漫长的病理发生期，课题组利用北京协和医院特有的病例资源优势进行出生队列研究，发现儿童和青春期营养环境可影响老年认知功能。在查阅大量中国医学古籍后，发现早在公元前2000年的《黄帝内经》中就有关于帕金森病症状及治疗的描述，这一发现将帕金森病起源时间从1817年提早了近4 000年，对西方学者关于"帕金森病是工业化产物"的假说提出了有力挑战。课题组在对关岛19个省土壤和饮水的多种元素含量和发病率相关性进行分析后，提出了"高铁才是神经变性病的可能病因"学说，这一发现推翻了诺贝尔奖得主有关神经变性病的"高铝低钙"学说。此外，还发现中国传统的饮茶习俗和运动是降低阿尔茨海默病发病率的有利因素。

课题组在调研的基础上还对疾病进行了防治干预。调研发现，在20世纪90年代，中国帕金森病和痴呆卫生服务存在"一高三低"的状况，即高患病率、低知晓率、低诊断率和低治疗率。例如，中国医师和民众对帕金森病和痴呆的知晓率仅为52%和48.8%，痴呆老人就诊率为23.3%，治疗率仅为21.3%。为此，课题组将防治的核心力量由预防医学人员转换为临床医生，针对危险因素开展早发现、早诊断、早治疗的三级预防策略，建立了以临床医生为核心的多方位（内容、方式）、多层次（神经、精神、心理和老年科医务人员及照料者、媒体、政府、医药公司）、多水平（国际、全国、省市和医院）群防群治干预模式，这种全新的干预模式较欧盟2007年推荐的类似模式早了7年。北京协和医院在全国成立了首个记忆和运动障碍中心，并陆续带动建立10个痴呆中心和40个记忆门诊。课题组建立了早期诊断相关量表的常规模型，引进国际最新知识，实现对神经科、精神科、老年科医生的再教育，解决了临床的早期诊断难题。通过组织医生进社区、举办大型宣传义诊活动，吸引媒体广泛参与健康传播，取得卫生管理决策部门的支持等，实现了"全面动员共同应对痴呆挑战"。

在新干预模式下，经过课题组多年卓有成效的工作，中国帕金森病和痴呆的知晓率、就诊率、治疗率低的现状有了很大程度的改善。数据显示，2006年与1999年相比，我国7个城市居民治疗的平均比例明显增长，帕金森病患者使用国际推荐的多巴胺受体激动剂治疗的人数在7年内增加了8.5倍，北京阿尔茨海默病的治疗比例增长了3.9倍，我国沿海城市居民早治疗的平均比例超过20%。这些地区的治疗率已从落后提升到和发达国家相当的水平。

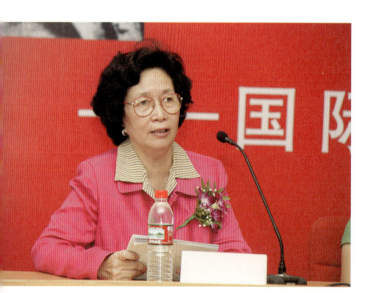

2006年，张振馨在国际阿尔茨海默病日100周年活动上发言

"帕金森病和痴呆流行病学及干

预、控制研究项目"为国家制订中长期发展规划提供了急需的流行病学资料和科学依据。我国在2002年已把痴呆列入精神卫生领域重大疾病加以防治，并列入国家"十五""十一五""十二五""十三五"科技规划和"863""973"计划项目中。该研究提高了我国在帕金森病和痴呆疾病研究领域中的国际学术地位和影响力。课题组独创了国际领先的以临床医生为核心的多方位、多层次、多水平的干预模式，2006年版美国帕金森诊断参数和中国帕

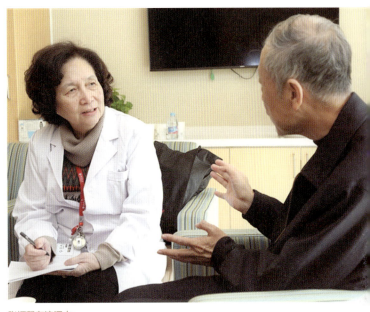

张振馨在流调中

金森病诊疗指南均收载了其随访确诊方法。因贡献卓著，该项目荣获2008年度国家科学技术进步奖二等奖。

然而，对帕金森病和痴呆这类神经系统变性疾病的探索远未止步。北京协和医院神经科正进一步在分子水平上探讨发病机制和筛选生物标志物，以更精准地进行预防和治疗。目前北京协和医院正带领全国8个省市医护工作者进行"阿尔茨海默病分子生物标志物队列研究和延缓疾病进展的新药临床研究"。"最终，我们试图从分子、基因、神经回路与网络、脑的功能与结构等层面上精准地识别无临床症状的早期患者，进而在出现脑组织损伤前进行早期预防与治疗。"张振馨教授期望，在相关研究机构的协同合作下，早日寻找到真正提升此类疾病防治的办法，让更多老年人受益。

"癌中之王"胰腺癌的综合诊治

> "胰腺癌综合诊治方案的基础研究与临床应用"获 2008 年度国家科学技术进步奖二等奖,主要完成人为赵玉沛、廖泉、张太平、陈革、郭俊超、戴梦华、刘子文、胡亚、蔡力行、朱预。

胰腺横卧在第 1、2 腰椎水平的腹膜后,她默默无语,却与人类的健康休戚相关。胰腺癌,被称为"癌中之王"。在所有恶性肿瘤中,胰腺癌整体生存率最低,死亡率逼近发病率,绝大多数患者确诊后 1 年内死亡。胰腺癌还被称为"医学的顽固堡垒",因它难诊断、治疗效果差,许多医生即便尽了最大努力,仍然收效甚微。

蜀道高绝,可以令人拊膺长叹,但同样可以激起勇者豪迈的斗志。北京协和医院一直把胰腺癌作为攻坚克难的重点之一,自 1921 年建院以来收治胰腺癌患者超过 5 000 例,使确诊患者术后 5 年生存率达到 20% 的国际先进水平,在胰腺癌临床及基础研究领域取得了世界瞩目的系列成就。

一把手术刀拨开胰腺的隐秘面纱

人类对胰腺的认知相对较晚,直到 1935 年,美国外科医生 Whipple 成功分期实施了胰十二指肠切除手术,人类才真正探索出胰腺外科手术的基本方法。自此,整个腹部外科领域最复杂、难度最大、最具挑战性的 Whipple 手术成为评价外科医生技术水平的重要标志。胰腺的神秘深深地吸引着协和外科曾宪九。1951 年,37 岁的曾宪九完成了中国第一例 Whipple 手术。

胰腺外科的兴起给胰腺癌患者带来希望,手术效果却并不理想,世界范围内手术并发症高达 60%，死亡率接近 25%。曾宪九提出，胰胆管梗阻引起的上腹部不适、疼痛和食欲减退等症状才是胰腺癌的最早症状，而不是当时普遍认为的梗阻性黄疸。20 世纪 70 年代，曾宪九将胰腺癌患者集中到同一病房，固定手术医师，并成立"胰腺协作组"，树立了中国开展疑难疾病多学科协作诊疗（MDT）模式的典范。系列做法大幅度降低了胰腺癌手术死亡率。1984 年，协和实施了 51 例 Whipple 手术，仅 1 例死亡，协和与世界同时步入胰腺外科手术低死亡率时代。针对胰腺外科最常见、最致命的手术并发症胰瘘，协和最早提出了"胰断端空肠端端吻合套入法"，使术后胰瘘的发生率在 1984 年就下降到 9.1%（2/22），此后这项手术改进被胰腺外科医师广泛采用，成为胰肠吻合的主流方法之一。

提出"胰腺癌高危人群"和"胰腺癌诊治绿色通道"概念

1982 年，赵玉沛以实习医师的身份来到协和，第一站就是曾宪九教授开创并领导的胰腺外科，他的心从此驻留在胰腺外科不曾远离。胰腺癌患者手术后的一段时间内需要禁食，同时需要放置胃管以起到减压作用。在 20 世纪 90 年代，针对胰腺术后并发症胃排空障碍的治疗，临床普遍采用经鼻胃管，这无疑使患者感到十分痛苦。赵玉沛想了个新办法——术中经空肠胃造瘘术，从小肠逆行插管到胃里，使患者术后的康复速度和生活质量极大改善。一个小的改良，解决的却是患者的大问题。

20 世纪 90 年代，随着人民生活水平的提高，全球胰腺癌的发病率和病死率逐年上升。因早期诊断困难（80% 的患者发现时已处于晚期）、手术切除率低（约为 20%），胰腺癌患者的预后仍然不容乐观。1998 年，赵玉沛团队综合国内外流行病学资料，首次提出了胰腺癌高危人群的概念，即年龄超过 40 岁，排除肝、胆、胃肠等疾病，伴有非特异性腹痛、腹胀及不明原因消瘦、食欲下降的患者；有癌症家族史，有酗酒史和急、慢性胰腺炎的患者；无肥胖并产生胰岛素抵抗的糖尿病患者。

胰腺癌的鉴别诊断一直是临床难点，即使发现了病变，对其性质的判定依然困难。胰腺癌进展迅速，许多患者在看门诊、做检查期间就丧失了最佳治疗机会。针对这些情况，1998 年，赵玉沛团队在国内首次提出并建

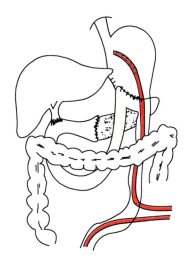

经空肠胃造瘘术示意图

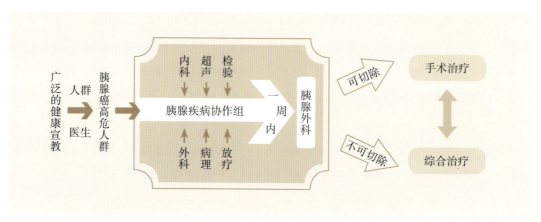

胰腺癌诊治流程图，中间部分为绿色通道

立"胰腺癌诊治绿色通道"，与消化内科、超声医学科、检验科、病理科、放射科等大力合作，规范了诊治流程，实现了协和医院胰腺癌高危患者一周内完成所需检查，明显缩短了确诊时间。

明确胰腺癌高危人群、建立诊治绿色通道的做法，使协和胰腺癌手术切除率在2年里由原来的29%提高到了35.5%。协和的诊治流程经过多次大会交流和全国巡讲，获得了国内同行认可，并向全国普及和推广。2007年，"胰腺癌高危人群"被写入中华医学会外科学分会制订的《中国胰腺癌诊治指南》和卫生部《胰腺癌诊治国家行业标准》。

走在术前评估的前沿

早期就诊并不等于盲目手术。开展术前可切除性评估对减少不必要的开腹、合理利用医疗资源、减少患者痛苦和提高手术切除率都具有重要意义。数十年来，协和积极运用现代诊断技术，一直走在胰腺癌术前科学评估的前沿。

1973年，协和消化内科陈敏章从日本引进消化内镜技术，在国内首先开展内镜逆行胰胆管造影术（endoscopic retrograde cholangiopancreatography，ERCP）。20世纪70年代末，刘彤华等率先在国内开展细针穿刺细胞学检查（fine needle aspiration biopsy，FNAB）诊断胰腺疾病。20世纪80年代初，协和已在临床普遍使用B型超声技术，B超成为当时胰腺癌评估的首选诊断方法之一。20世纪90年代，协和消化内科内镜中心在国内率先开展超声内镜（endoscopic ultrasonography，EUS）技术。2004年11月13日，中国首台超高速64层螺旋CT落户北京协和医院，协和首先利用腹部增强CT薄层扫描技术对术前胰腺癌患者进行可切除性评估，更清楚地显示胰腺癌的局部进展和转移，准确性超过 90%，CT 迅速成为首选评估方法。

步入 21 世纪，检查手段的发展提供了新的评估途径，如何选择和运用这些方法，提高诊断率、评估水平成为关键。赵玉沛团队分析和整合胰腺癌常用评估方法，建立了以腹部增强 CT 胰腺薄层扫描为基础，结合 EUS、正电子发射计算机体层显像（positron emission tomography and computed tomography，PET/CT）及腹腔镜探查等先进手段的术前可切除性评估体系，取得了非常好的社会和经济效益。该评估体系一直沿用至今。

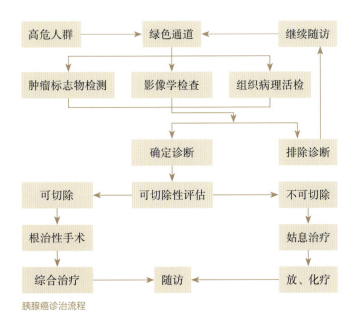

胰腺癌诊治流程

有预见性的合理切除

胰腺癌的特点是淋巴转移早，传统 Whipple 手术的切除范围往往未能切净癌灶。20 世纪 80 年代，国际对于扩大切除范围尚无确切意见，有淋巴结扩大清扫、受累血管联合切除和区域性或全胰腺切除三大类观点。协和提出，门静脉侵犯不应是手术禁忌，可部分切除后进行血管重建；应扩大胰钩部的切除范围；不同意对所有胰头癌进行盲目的全胰切除。1995 年，赵玉沛团队借鉴国际最新的循证医学证据，提出中国胰腺癌根治术的合理切除范围，特别是淋巴清扫的范围，得到国内多数学者的认同并推广至全国。

1978年，国外首先提出保留幽门的胰十二指肠切除术（pylorus-preserving pancreatoduodenectomy，PPPD），成为胰腺癌手术治疗的一个重要进展。协和在1982年就开始探索PPPD手术，并严格把握手术适应证，当肿瘤已经侵犯十二指肠或第5、6组淋巴结时应选择胰十二指肠切除术而不保留幽门。通过对照试验，协和在1995年就给出了保留幽门病例的术后生活质量明显优于传统手术的临床证据。

优化综合治疗方案

胰腺癌需要综合治疗，手术只是治疗手段之一，任何一种单一治疗手段的疗效都有限。协和关注放疗、化疗等辅助治疗手段，改善患者的生存期和生活质量。

化疗不能显著延长患者平均生存期，主要原因是出现耐药。协和团队于20世纪90年代在胰腺癌化疗药物与胰腺癌细胞凋亡的关系、化疗药物敏感性测定等方面进行了研究，建立了胰腺癌三种耐药细胞株，筛选出胰腺癌多药耐药中的差异表达基因，建立了与胰腺癌多药耐药相关的总体基因表达改变图谱。协和团队从1996年起开始关注血胰屏障对化疗药物通透性的影响，在"九五"国家科技攻关计划"胰腺癌介入治疗的应用研究"课题支持下探索动脉灌注给药模式改善化疗效果。

放射治疗主要应用于早期胰腺癌患者术后的辅助治疗，不能接受手术的局部进展期患者的根治性治疗，以及晚期转移患者的姑息性治疗。对胰腺癌放射生物学特点的缺乏了解限制了放疗临床应用效果。协和团队近20年对胰腺癌放射敏感性、不同剂量射线对胰腺癌的杀伤作用、不同照射模式对胰腺癌放射敏感性的影响等进行了大量研究。在国内外首次成功诱导了耐放射胰腺癌细胞株，证实了 *S100A2* 与胰腺癌细胞放射敏感性显著相关。

在上述研究成果的支撑下，协和团队联合运用新辅助（术前）化疗、辅助（术后）化疗、联合放化疗和介入治疗等措施，不断优化胰腺癌综合治疗方案。

布局全国胰腺癌诊治平台

21世纪以来，赵玉沛教授成长为协和乃至全国胰腺外科新一代领军人。他牵头"十一五"科技支撑计划"胰腺癌综合治疗技术体系的研究"，组织国内16家大型医疗中心联合开展胰腺癌的临床研究和病例登记，让中国胰腺癌临床研究迈上新台阶。在卫生部临床学科重点项目"中国胰腺癌诊疗现状流行病学调查及规范化诊治方案的推广应用"中，赵玉沛引

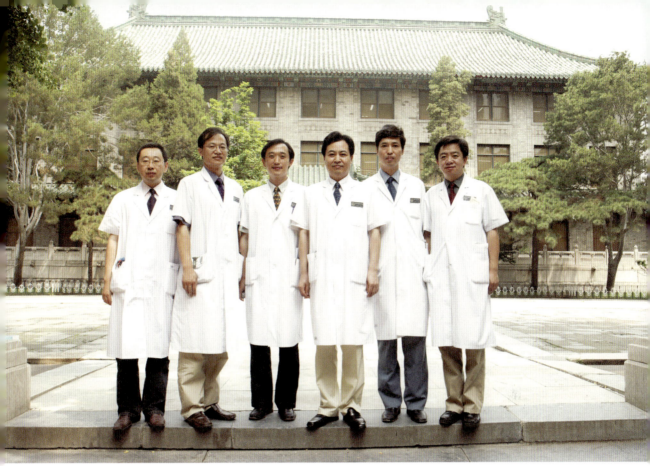

赵玉沛牵头的胰腺癌研究团队合影
左起：郭俊超、戴梦华、廖泉、赵玉沛、张太平、刘子文

领全国胰腺外科同道，建立了国家级数据和病例资料平台，完善了胰腺癌标本库的建设。这些工作为开展大规模临床和基础研究提供了必备条件。

2007年，赵玉沛教授牵头的"胰腺癌综合诊治方案的基础与临床研究"获中华医学科技奖一等奖。次年，该项目获得国家科学技术进步奖二等奖。

2007年，中华医学会胰腺外科学组历时3年讨论制定的《胰腺癌诊治指南》正式发表；2010年，《美国国立综合癌症网络胰腺癌临床实践指南（中国版）》被正式引入中国；2011年，中华人民共和国卫生行业标准《胰腺癌诊断》出版，中国的胰腺癌诊治进入标准化阶段。

中国胰腺疾病多学科协作先驱

2010年5月11日，北京协和医院成立疑难胰腺疾病会诊中心，这是赵玉沛团队继承并扩大曾宪九创办的"胰腺协作组"，对开展跨学科协作诊疗活动的组织运作模式的有效探索，标志着我国第一支胰腺疾病多学科协作团队的形成。至今，协和已完成以胰腺癌为主的多种胰腺疾病诊治上千例，既方便了患者就医，同时又促进了胰腺疾病专业化医师队伍的成长。

胰腺癌的多学科协作诊疗模式已得到国内外胰腺病专家的一致推崇。胰腺癌多学科诊疗模式能够打破以往以治疗手段分科的体制，建立以病种分类的新体系，通过多学科的交叉协作，可以最大程度地发挥医院的学科优势，为胰腺癌患者提供最优化的治疗方案，带来最佳的治疗效果。MDT是对胰腺疾病诊治规范的升华，从更高层面上推广了胰腺疾病的诊治指南，并结合了个体化治疗的优势。

　　2011年12月，因在胰腺疾病领域作出的重大贡献，赵玉沛当选为中国科学院院士。

医学研究探寻根治手段

　　解决胰腺癌预后差难题的唯一方法，是开展科学研究。20世纪80年代，曾宪九教授与消化内科、病理科等密切合作，对胰腺癌的早期围胆管浸润的组织学特性等进行了大量的基础医学研究，提出了独创见解。20世纪90年代，国际学术界关注到 $K\text{-}RAS$ 基因突变与胰腺癌的关系，协和基本外科、病理科、消化内科等积极探索 $K\text{-}RAS$ 基因突变在胰腺癌诊断中的意义。20世纪90年代至21世纪初，赵玉沛团队建立了胰腺癌细胞发生、发展过程的动物模型，全程模拟了胰腺癌形成过程，在国际上首次观察了胰腺癌细胞早期形态学变化。在国际上首次提出了胰腺癌细胞起源的新观点，首次证实胰腺腺泡细胞、胰岛细胞和导管细胞共同参与了胰腺导管腺癌的起源。首次发现了4个与胰腺癌发生关系密切的分子标志物，为胰腺癌早期诊断和治疗的研究提供了新线索。

　　21世纪初，转化医学新概念兴起。赵玉沛院士迅速察觉到转化医学为探索胰腺癌发生机制及早期诊断带来的新曙光，开始筹谋高质量医学研究的顶层设计。2010年9月，北京协和医院转化医学中心成立。2017年6月，北京协和医院转化医学楼奠基。重新配置的专业队伍、国家级的研究平台，汇集多学科、多领域力量，协和人重新审视胰腺的基础解剖及生理，再次向胰腺癌的根治发起挑战。

　　时至今日，胰腺癌仍未攻克，学者们的探索仍在继续。在这条漫长而艰苦的路上，协和人勇往直前，他们以"综合诊治"为武器，向着"21世纪医学的顽固堡垒"不断发起挑战。

始终走在国际前沿的胰岛素瘤研究

> "胰岛素瘤诊治体系的建立与临床应用"获2016年度国家科学技术进步奖二等奖，主要完成人为赵玉沛、张太平、廖泉、戴梦华、邢小平、金征宇、李方、杨爱明、刘子文、蔡力行。

在众多腹腔脏器中，人们对胰腺的认知要晚于其他器官。胰腺的解剖位置很深，有人把胰腺称为"隐士"器官，即使对很多医生而言，胰腺的解剖和功能也会显得比较陌生，胰腺疾病通常难以诊治。胰岛素瘤是最常见的功能性胰腺神经内分泌肿瘤，常引起反复的低血糖发作，导致患者永久性的中枢神经损伤，甚至丧失劳动能力，诊断治疗难度极大。

1936年5月，美国医学期刊《临床研究杂志》（*Journal of Clinical Investigation*）发表了一篇由中国人撰写的病例研究报告，题目为《伴低血糖和高胰岛素血症的胰岛细胞腺瘤：1例报告并手术移除肿瘤前后的血糖和代谢研究》。这篇长达12页的论文，报告了中国确诊的第一例胰岛素瘤病例，它的作者是来自北京协和医院的刘士豪、娄克斯、周寿恺和陈国桢。文章阐明了胰岛素瘤诊治中的若干问题，在实验室手段非常有限的20世纪30年代，具有很大的参考价值。

病例报告的是一位意识丧失和惊厥发作4年余的中国籍男性患者，他的门诊首诊医生是朱宪彝教授。朱宪彝当时是由刘士豪领导的钙磷代谢团队成员之一，他对该患者的诊断是"hypoglycemia syndrome（低血糖综合征）"。1934年11月23日，该患者住进了北京协和医院。入院后，刘士豪等确认了患者低血糖的诊断，并尝试了一系列方法对症治疗以维持血糖。在病例摘要中详细描述了患者发病时的临床特点，这段病史描述全面而详细，在目前看来也堪称典范:"患者于1930年4月夜间被唤醒时意识模糊,3小时后进餐缓解。1930年9月未进早餐致昏迷,家人发现其大汗,进食后苏醒。1931年3月骑自行车运动后双腿僵硬,感觉虚弱,进餐缓解。某次未进晚餐入睡后次日凌晨4点惊醒伴昏迷、谵妄、梦游、大声喊叫。此后症状发作频繁,每1~3个月1次。1934年2月患者出现全身阵挛性惊厥伴昏迷,其后每夜发作,通常在凌晨2点到4点。经患者妻子介绍,其每次发作以打鼾中断、凝视、做鬼脸开始,抽搐动作由下肢及上肢,由轻微至猛烈,有时咬舌,每次持续数分钟,其后的相对稳定期可诱导其进餐碳水化合物食品,可缓解。发作间期一般情况好,有近记忆丧失,体重增加,食量明显增加。"

1935年1月2日,协和当时的外科主任娄克斯为患者做了剖腹探查术,在胰体部发现一枚直径2.5厘米的肿瘤。采用从牛胰腺提取胰岛素的方法,刘士豪等将部分肿瘤标本研磨、过滤,用其提取液通过动物实验进行了胰岛素的生物学测定,最终明确诊断该患者得的就是胰岛素瘤。这是国内首例关于胰岛素瘤的病例报告,也是当时世界范围内成功通过手术根治的前十余例胰

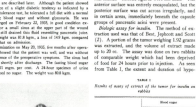

1936年,刘士豪等发表在美国《临床研究杂志》上的文章

岛素瘤病例之一。

胰腺疾病的诊断和治疗一直是外科最复杂、疑难的领域，但中国现代基本外科的重要奠基人、北京协和医院外科老主任曾宪九教授，却一生都把胰腺外科作为自己医学研究的重点和协和外科研究的重点。

20 世纪 70 年代，曾宪九带领基本外科与内分泌科、病理科等协作，对胰岛素瘤和胰岛细胞增生的组织学鉴别、分泌多种肽的胰岛素瘤细胞学特征等进行了基础研究，通过基础与临床相结合，制定胰岛素瘤的诊断标准。在定位诊断上，曾宪九结合国外文献，建立了快速胰岛素测定法，通过术前血管造影、超声、经皮经肝门静脉分段取血测胰岛素，术中细针穿刺细胞学检查、门静脉分段取血快速测定胰岛素和血糖等一系列措施，准确定位肿瘤部位、准确判断肿瘤是否切净。曾宪九在大量实验研究中发现，手术中对胰腺操作过多、创面过多缝合而致的坏死，是胰岛素瘤术后胰瘘产生和经久不愈的主要原因。为此，他提出在胰岛素瘤摘除方法上采用紧贴肿瘤的"肿瘤剔除"、避免过多伤及周围胰腺、创面尽可能避免缝扎、用网膜覆盖创面、适当引流等措施，大大减少了术后胰瘘并发症的发生率，缩短了胰瘘闭合时间。1979 年，由曾宪九教授领衔的"胰岛素瘤研究"荣获卫生部甲等科技成果奖。

世界现代外科代谢研究的奠基人、美国哈佛医学院教授穆尔曾作出这样的评价："曾教授报告了世界上胰岛素瘤的最大病例组之一""他运用了最尖端的现代技术，使临床诊断极其准确，死亡率和并发症很低，治愈率高""他是一位卓越的外科学家"。

20 世纪 90 年代以来，新一代外科领军人赵玉沛院士带领协和外科团队，在曾宪九教授建立的胰腺疾病诊治协作组的基础上，进一步整合多学科资源，使协和医院对胰腺疾病的诊治和研究始终保持在国际先进水平。

由于肿瘤隐匿，胰岛素瘤的定性和定位诊断非常困难。协和在国内率先开展了以经典 Whipple 三联征筛查为基础的糖代谢相关定性检验，使胰岛素瘤的定性诊断准确率提高至 96.3%；国内最早应用多排螺旋 CT 灌注成像技术，使胰岛素瘤的定位诊断率从 71% 提高至 95% 以上；国内最早将奥曲肽显像用于恶性胰岛素瘤的术前定位、分期及复发监测，使恶性胰岛素瘤检出率提高至 85.7%。协和还是国内最早将 ^{68} 镓分子探针用于 PET/CT 检测胰岛素瘤的医疗机构，这一创新技术同时解决了胰岛素瘤的定性与精准定位等诊断难题。此外，协和对超声内镜、微创手术中超声探查、数字减影血管造影、经皮经肝门静脉插管、选择性动脉钙刺激试验及术中细针穿刺等技术的应用及完善，破解了多发胰岛素瘤的漏诊等难题。

协和在国内率先开展了腹腔镜胰岛素瘤摘除术、机器人辅助腹腔镜胰岛素瘤摘除术，并保持国际单中心病例数最多。机器人辅助手术的应用，扩大了微创手术的适应证，缩短了手术耗时，明显减少了胰漏发生。协和建立了一整套胰岛素瘤围术期准备、血糖监测、手术方式及并发症防治的临床路径及诊治规范与策略，在多发性胰岛素瘤、恶性胰岛素瘤、合并MEN-1型胰岛素瘤及术中探查阴性等难题上取得了开创性成果。协和创建的以手术为核心，覆盖多种诊疗方法的综合诊治体系，使胰岛素瘤的手术治愈率提高到94.9%，误诊率由2000年前的54.1%降至2000年后的32.6%，术后胰腺炎发生率从13.3%降至1.7%，术后胰漏发生率从27.4%降至14.4%，围术期死亡率从2.7%降至1.1%。

为了完善中国胰岛素瘤临床病例资料，协和先后开展了三次全国性的胰岛素瘤病例调查，填补了我国在该病流行病学资料上的空白。2010年起，协和成立胰腺疑难病会诊中心，采用多学科协作模式积累胰岛素瘤诊治经验，牵头制定了中国胰腺神经内分泌肿瘤的诊治指南，通过人才培养、技术推广和指南巡讲，把先进的诊疗技术及理念推广到全国，提高了中国胰岛素瘤的整体诊治水平。2012年，协和胰岛素瘤研究成果被欧洲神经内分泌肿瘤指南引用。

2017年1月9日，由赵玉沛院士领衔多学科团队开展的"胰岛素瘤诊治体系的建立与临床应用"项目荣获2016年度国家科学技术进步奖二等奖。

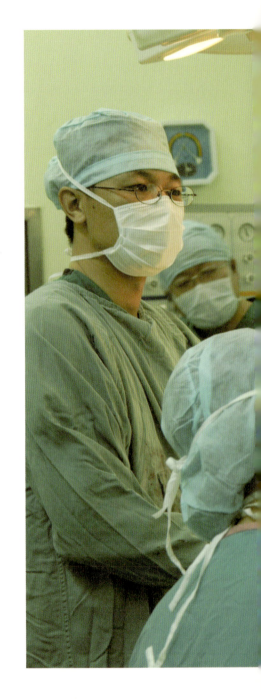

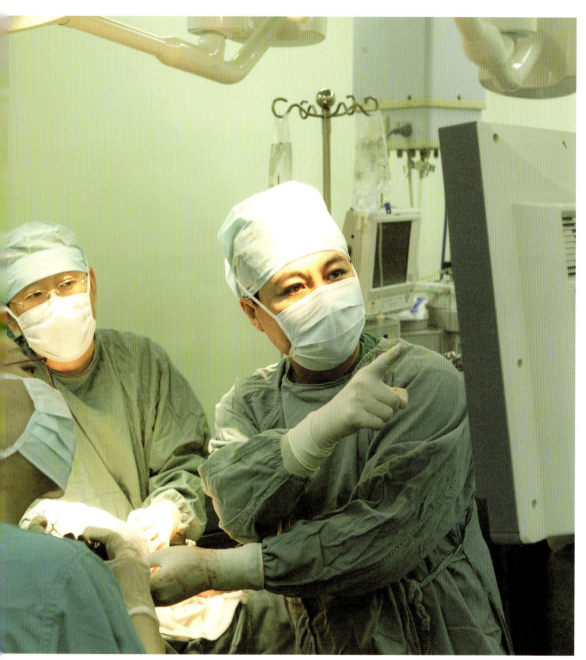

赵玉沛（右一）在手术中

女性盆底功能障碍性疾病的防治研究

> "女性盆底功能障碍性疾病治疗体系的建立和推广"获2019年度国家科学技术进步奖二等奖,主要完成人为朱兰、郎景和、徐玢、鲁永鲜、华克勤、童晓文、金杭美、张晓薇、孙智晶、陈娟。

妇科泌尿学的历史几乎和医学本身一样久远,早在公元前2000年,埃及就有关于女性尿瘘的记载。女性盆腔器官解剖学在欧洲文艺复兴时期开始发展,到19世纪,随着对盆腔解剖学了解的逐渐深入,现代常用的妇科检查器械、麻醉手段的进步及不同手术类型的改良,盆腔手术领域取得重大突破。20世纪60年代中期,美国Jack Robertson医生开始了膀胱尿道镜及膀胱压力测定工作,引起了人们对长期被忽视的妇科学和泌尿学交叉学科的注意。

当时世界范围内从事此项研究的医生屈指可数,急需建立相关的学术团体和组织,以扩大和传播尿失禁治疗知识及经验。1976年在墨西哥城召开的国际妇产科联盟(International Federation of Gynecology and Obstetrics,FIGO)会上,瑞典Axel Ingleman-Sundberg医生和美国Jack Robertson医生联合来自不同国家的9位医生成立国际妇科泌尿协会(International Urogynecological Association,IUGA)。之后,世界各地相继成立了妇科泌尿的专科协会。

我国紧跟国际发展动态,在20世纪五六十年代开展关于子宫脱垂和生殖道瘘的手术,积累了一定经验。20世纪90年代末,当妇科泌尿在国际学术舞台上越来越受到青睐之时,时任协和妇产科主任的郎景和院士敏锐地关注到该领域的发展前景及对女性健康的重要性,带领朱兰教授引进国外先进理论,在国内率先开展盆底重建新术式,推动了中国在该领域的发展。

北京协和医院妇科泌尿团队为惠及更多女性，带领全国医疗团队历经近20年耕耘，进行了我国盆底功能障碍性疾病的流行病学调查，根据流行病学提示的发病高危因素进行了相关病因学研究，并开展高质量临床队列研究，创新研发适合中国人的盆底材料及术式，多次举办国内外学术交流活动，至此，这一亚学科领域及专家队伍在我国得以蓬勃发展和建立，取得了诸多创新型医疗成果。

团队对盆底重建手术术式进行了创新。2002年年初，朱兰教授进行了她主刀的第一台经阴道无张力尿道中段悬吊术（tension-free vaginal tape procedure，TVT）：将一根吊带固定于体内，经过尿道中段，给予支撑，控制压力性尿失禁患者小便不溢出。TVT手术过程中有一段非直视的盲穿操作，这要求主刀医生心中有解剖、手下有分寸。郎景和院士全程指导手术，这是协和妇产科的传统——上级大夫负责制。从第1台手术到1 000多台手术，协和实践国际先进术式不简单盲从，不断改进技术，实现尿失禁手术膀胱"零"损伤（国际

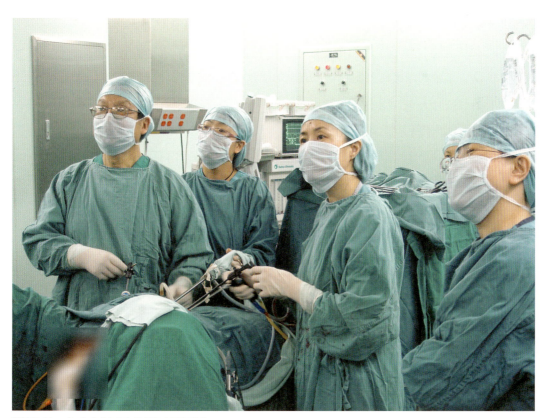

郎景和（左一）、朱兰（左三）进行盆底重建手术

发生率平均为 6.6%); 首创 TVT 手术水垫注射策略, 纳入国际抗尿失禁标准术式。

手术疗效与并发症优于国外数据, 得益于团队推行的盆底功能障碍性疾病治疗的整体观念, 明确治疗根本是用解剖的恢复达到功能的恢复, 精髓在"支持"和"重建"。团队进行离体、在体的手术路径安全距离测定, 首次获得完整的中国女性盆底临床解剖学数据, 得出手术穿刺固定的安全区域。将结缔组织、肌肉、神经等作为整体动力系统考虑, 建立女性压力性尿失禁的生物力学计算机模型, 解决了手术盲操作"看不见"的问题。以上工作为手术安全性、有效性和新术式设计奠定了科学依据。

加用网片套盒的全盆底重建手术是国际公认的经典术式, 但高昂的进口耗材让大部分中国患者难以负担。结合亚洲女性骨盆特点, 团队创立了"协和式全盆底重建术"。对网片进行设计裁剪, 再巧妙利用"边角余料", 结合自主开发的穿刺针, 改良路径进行盆底重建。协和术式使得费用直降四分之三（从 16 000 元降至 4 000 元）, 治愈率更高（国际 88.2%, 本课题组 91.7%）, 并发症更低, 得到国内外广泛认可, 在全国 100 多家医院及新加坡、菲律宾等东南亚国家应用, 完成手术万余例, 直接节约医疗费用上亿元。

协和提出将坐骨棘筋膜作为新的盆底重建固定点, 创立了适合亚洲人的坐骨棘筋膜固定手术方法。该术式与经典的骶棘韧带固定术疗效相似, 1 年以上治愈率高达 94%, 同时无医疗耗材费用支出, 被国际权威杂志以"一种经济有效的盆底重建手术"为题报道, 并在全国多中心经临床验证向全国推广。

专业学会的成立有助于学科的长远发展。作为《中华妇产科杂志》总编挂靠单位, 北京协和医院于 2004 年 3 月牵头举办第一届全国女性尿失禁与盆底功能障碍学术会, 次年在中华医学会妇产科学分会成立妇科盆底学组, 郎景和院士、朱兰教授历任学组组长, 建立和发展了中国妇科泌尿亚专业。

十余年来, 协和组织全国 30 多位学组专家, 制定了《女性压力性尿失禁诊断和治疗指南》等 7 个指南规范和临床路径, 举办了 130 多次全国和区域性学术会议, 在全国推广盆底解剖和手术治疗的新观念、新技术, 显著改变了诊治混乱的局面。建立了覆盖全国的盆底手术并发症登记系统, 以真实随访数据科学评价治疗效果, 推行疾病诊治的规范化。20 年来培训医师超过百万人次, 为全国培养了骨干人才, 提高了我国盆底疾病整体诊疗水平。

科研与临床相辅相成, 从流行病学到发病机制, 团队不断拓宽研究的边界。在"十一五"和"十二五"课题项目支持下, 团队完成了中国首个成年女性盆底疾病流行病学研究, 涵

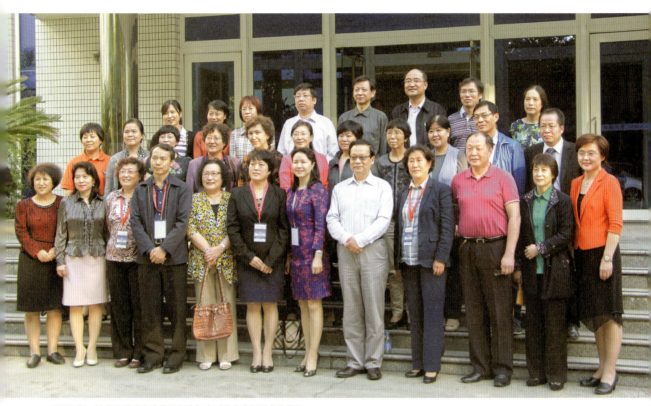

2005年，协和牵头成立中华医学会妇产科学分会妇科盆底学组

盖尿失禁、盆腔器官脱垂、女性性功能障碍和粪失禁五大病种共计5万例患者，为制订盆底疾病防治方案提供了科学数据。结果显示，中国成年女性尿失禁发生率为30.9%，产次、分娩、年龄增长是高危因素，单篇数据被 Nature Reviews 等数十种知名国际期刊引用200余次。

团队对盆底疾病发生机制展开了深入的基础研究，包括盆底支持组织形态机构、神经肌肉病理学改变等，佐证了压力性尿失禁吊床理论。发现分布于阴道壁、盆底筋膜和肌肉韧带的雌激素下降、激素受体下降，说明绝经后盆底功能障碍性疾病发生率增加和状态加重，解释了雌激素补充疗法治疗压力性尿失禁疗效不佳的原因。研究结果两度入选《国际妇产科杂志》年度最佳研究奖，内容被收入两部中国指南。

团队在转化医学领域也有可喜成果。15年来攻坚盆底重建手术材料的国产化，与清华大学合作完成植入材料动物、人体研究，尝试应用细菌纤维素、新型聚偏二氟乙烯两种新材料于盆底修复，以及对现有聚丙烯材料的改良。终于在2014年，利用生物3D打印技术

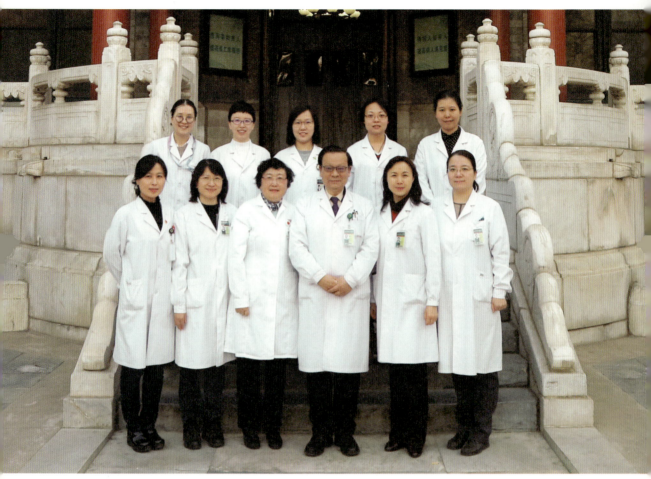

女性盆底功能障碍性疾病防治研究团队部分成员合影
前排左起：孙智晶、史宏晖、鲁永鲜、郎景和、朱兰、陈娟
后排左起：娄文佳、张志博、梁硕、任常、宋晓晨

改进编制工艺的新型无张力尿失禁悬吊带诞生了，全国约3 000例多中心随机对照临床研究验证产品的临床优势，节约医疗耗费20%。2015年11月，产品获得欧盟CE认证，是中国唯一出口国外的妇科尿失禁修复产品。2016年，产品入选并通过国家食品药品监督管理总局医疗器械特别审批名单，已在中国15省市应用，并出口捷克、挪威等欧洲国家，实现女性盆底重建手术材料的"国产化"和"走出去"。

早在2005年中华医学会妇产科学分会妇科盆底学组创立时，郎景和院士提出，盆底修复重建、保护及康复应成为新世纪妇科医生的必备技能。团队把疾病的预防和非手术治疗作为目标,经过十余年努力,普及盆底康复是盆底疾病源头治疗的理念,建立从筛查、诊治到质控的中国盆底康复三级防治网络。在团队推动下,学组共举办50多期技术培训班,培训近2万人员,在全国2 000多家医疗机构开展盆底项目,筛查、康复惠及500多万人群,为盆底疾病早诊早治开辟了良好局面。

团队在中国女性盆底功能障碍性疾病防治方面的研究结出累累硕果。"中国盆底康复模式建立和应用推广"项目荣获2017年中华预防医学会科学技术奖一等奖,"女性盆底功能障碍性疾病治疗体系的建立和推广"项目荣获2019年度国家科学技术进步奖二等奖。

鉴于协和妇产科在妇科泌尿领域作出的突出贡献,其国际影响力和地位也得到逐步提升。团队多次组织举办国际妇科泌尿会议,包括2012年首次在中国举办的国际尿控协会年会。从权威杂志《国际泌尿学》唯一中国编委、国际妇科泌尿协会学术委员会唯一中国代表,到主笔国际指南手术部分修订,中国诊治水平跻身国际先进行列,得到国际高度评价。

妇女盆底疾病筛查和防治工作切实提高了中国妇女生活质量,减少了国家卫生费用支出。中国女性健康的盆底、高质量的晚年生活,是协和妇科盆底团队永远的奋斗方向。

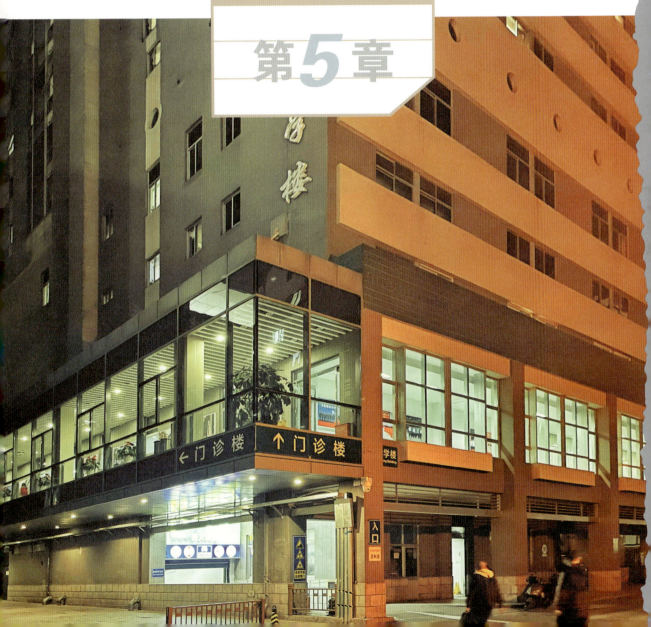

第5章

继往开来

中国现代医院史话

中国现代医院史话——北京协和医院

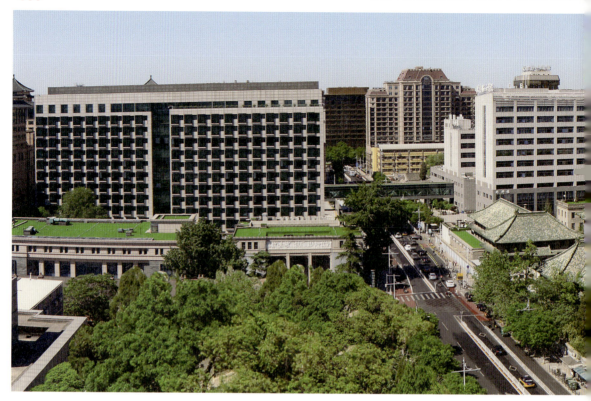

协为干，和为根，"中国式医院"样本

手捧着近百年厚重的历史，头顶着医学圣殿的光环，肩负着中国现代医疗卫生事业未来发展的重任，每时每刻面对着来自全国各地无数渴求生命康复的热切目光，这就是北京协和医院。我们深知，这座庭院里曾经诞生的那一位位医学大师，不断擦亮着那块金光闪闪的牌匾，而我们，是她的守护者；我们深知，中国医疗卫生事业改革已经进入了攻坚阶段，而我们，应该成为开路人。

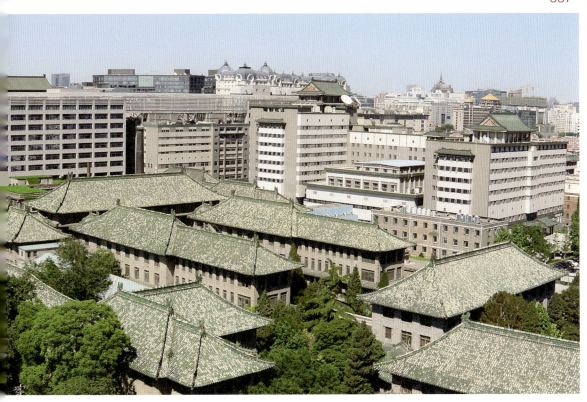

协：中国特色现代医疗体系的枝干

要解决世界上人口最多国家的看病就医问题，必须建立完善的协同医疗体系。新医改方案中的分级诊疗举措，就是在顶层设计上的"协"。在此框架下，北京协和医院作为集医、教、研于一体的大型三级甲等综合医院，其使命就是向社会提供急危重症和疑难复杂疾病的诊疗服务。要完成这个使命，同样需要以"协"为核心理念，建立中国特色现代医院管理制度，打造现代公立医院运行模式。

协作诊疗：老协和传下来的现代模式。在新的时期，面对日益多样的复杂疑难病症，协作诊疗和精准治疗成为国际先进潮流，也是大型公立医院发挥应有作用的必由之路。

多学科会诊本就是老协和奉为圭臬的特色诊疗模式，近百年来代代相传。2010年起，医院又将这一模式延伸到门诊，先后成立了二十多个疑难病会诊中心，确保多学科协作诊疗常态化。临床病理讨论会、全院多学科会诊和各科大查房等一系列核心制度，自建院初始延续至今。

多学科全方位协作大大提高了医院处理疑难病症的能力。疾病难度系数（CMI）是目前国际上用于评价医疗水平的重要指标，北京协和医院的疾病难度系数始终位居北京市首位。

协同质控：提高医疗纠错能力的良方。医疗品质绝不能仅依靠医生个人职业素养的提高，更重要的是要建设一个容易做对、不容易做错的医疗质量保障体系。

医院每季度都要开展病案质量检查。已经建立了比较成熟的手术专项质控系统，杜绝越权手术的发生。医院在全国率先开展了手术安全核对制度。医院还完善了"哨点预警"信息系统，随时监测手术室的情况，随时报警提示。医院开展了不良事件上报制度，第一时间消除隐患，并与绩效考核挂钩，把医疗风险控制的关口前移。

协调管理：点亮公立医院公益性航标。以公益性为导向是国家医改体系中对公立医院的一个基本定性要求。在这方面，北京协和医院的做法是：以科学完善的考评体系为指挥棒。

2008 年启动并每年修订的协和综合绩效考核方案，按照"病人需要什么，绩效就考核什么"的思路，逐步形成了质量与安全为前提、服

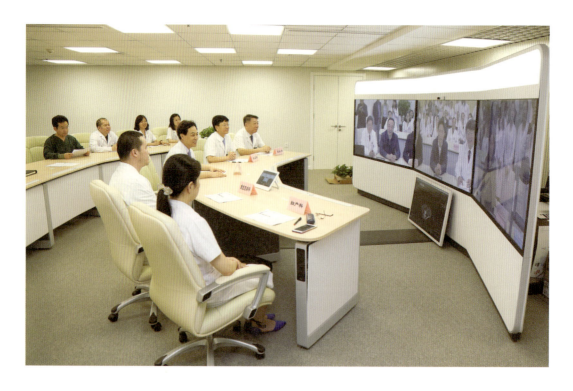

2016 年 7 月 15 日，北京协和医院和西藏自治区人民医院两地远程医学中心正式开通。图为协和专家团队为一位大出血孕妇会诊

务与效率并重的考核原则和指标,建立了更加客观、公平、公正的评价体系,发挥了良好的导向作用。

协和的绩效考核从未有过任何形式的经济指标,院领导班子提出了"病人需要什么,我们就考核什么"的考评宗旨。门诊量、手术量、出院病人数、床位使用率这四项工作数量类指标,在考核体系中的权重逐年降低,而医疗质量、质控安全、患者满意度、医师出诊率、预约诊疗率这几个代表医疗品质、可以有效缓解看病难问题的指标,权重比达到了80%左右。

经过几年来的摸索,协和医院的绩效考核已经形成了综合+单项的复合型考核模式。医院通过绩效考核指挥棒,鼓励大家争相治疗疑难病症,进一步优化运营机制。

协应全局:担起时代赋予的社会责任。多年来,北京协和医院积极参与援藏、援疆、援蒙、支援基层、突发事件、重大活动医疗保障等社会事务,努力发挥着"国家队"的带头作用。这种格局上的"协",也是中国特色现代医疗体系中的重要内容。

医院连续几十年帮扶少数民族和偏远地区医疗卫生事业,留下了一支支"不走的协和医疗队"。2015年,医院牵头执行医疗人才"组团式"援藏任务,对口支援西藏自治区人民医院,开展"造血式"帮扶。2016年,医院与东城区人民政府签署了北京首个三甲医院与区政府的医疗合作协议,探索建立"基层首诊、双向转诊、急慢分治、上下联动"的分级诊疗模式。

协律育人:在临床实践中培养好医生。北京协和医院在办院之初便秉承精英教育的理念,近百年来未敢懈怠。

协和一直强调"病人是医生最好的老师",早在建院之初便在中国率先建立了严格、规范、与国际接轨的住院医师培训制度。协和总结凝炼出"三基三严"的医学人才培养经验,至今仍被全行业津津乐道。近年来,医院设立了"百人计划"项目,每年选派百名青年骨干到世界各著名医学中心学习。医院于2016年启动临床医学博士后培养项目,目标是培养高层次复合型医学精英人才。

和:中国特色和谐医疗环境的根基

以和育人、以和治院、以和兴医,这是北京协和医院对和谐医疗环境营造的一个基本思考。

医德之和：让传统走进新时代。 业内常有人说："协和的大夫都是'熏'出来的。"这种"熏"，就是老一辈对年轻一代的言传身教。让传统的医德医风走进新时代，这是医院的一项持之以恒的工作。建设院史馆、举办病历展，让员工们深刻感悟前辈们的医者仁心。开展仁心仁术的讨论，举办名家论坛、人文讲座，从第一张处方开始感悟对患者的关爱。

医患之和：让医生换位想问题。 为了能够让医生深切理解患者的就医感受，医院发出了"做一天患者"的倡议。在体验过程中，这些骨干医生亲自体验到了群众看病难的问题，有效促进了医院优化挂号流程、推行分时段候诊等一系列改善患者就医感受的举措。教育处专门开设了一门课，叫"以家庭为中心的医学服务"。学生们走到社区，面对面采访那些老病号。近年来，医院引进了"巴林特"培训，针对医大的学生和住院医师进行医患沟通的心理疏导，一起换位思考，效果显著。

院风之和：让医院充满正能量。 专家治院是协和的传统，医院设有学术、医疗、教学、科研等20余个委员会，重要问题先上委员会讨论，再上班子会决策。加强院务公开，重大事项交由职工代表大会讨论。医院设有院长信箱和书记信箱，对于每一封员工来信，都会及时答复，并且有事后回访。在处理临床一线岗位和管理服务岗位的关系上，医院大胆采用了换位挪移的办法，将原来临床岗位的医生抽调到管理和服务岗位，无形中在行政和业务科室之间架起了一座桥梁。

党政之和：让党建发挥凝聚力。 在北京协和医院，党建工作早已深入到学术协和、品质协和与人文协和的各个层面，成为中国特色现代医疗制度建设不可缺少的重要环节。

医院建立了齐抓共管的工作机制，明确了医院党委和行政管理的关系，自觉履行"一岗双责"，思想政治与制度设计相互渗透，党建工作与业务工作深度融合，在干部管理、人才培养、绩效激励等重要管理制度的设计与执行中，党建工作都起到了至关重要的决定性作用。同时，以透明公开、权力分散、群众参与为原则，扎紧制度的笼子，加强党风廉政建设。

人心之和：让员工享受幸福感。 "病人满意，员工幸福"，这是北京协和医院的办院理念。优中选优的人才选拔机制，使这里可以成为年轻人实现自己职业理想的最佳平台。协和各个科室都有给年轻人提供职业规划的传统，无论什么样的想法，都会得到前辈的指点，并且努力提供最优质的跑道。这样的吸引力，是北京协和医院近百年来始终后继有人的重要原因。

百年协和，一切为民，为病人提供更有质量、更有温度的服务是协和人永恒的价值追求。2018年12月21日，北京协和医院举办"以人民为中心，一切为了患者"主题活动暨百年协和倒计时1 000天启动仪式，正式提出"六大体系"建设，即医疗服务体系、人才培养体系、科技创新体系、精细管理体系、开放协作体系和党建文化体系。这是一张面向协和百年的"规划图"，也为协和下一个百年发展指明了方向。与同行共享，与国家共进，北京协和医院将秉承百年传统，不忘初心，为中国特色医疗卫生体系的建设贡献力量。

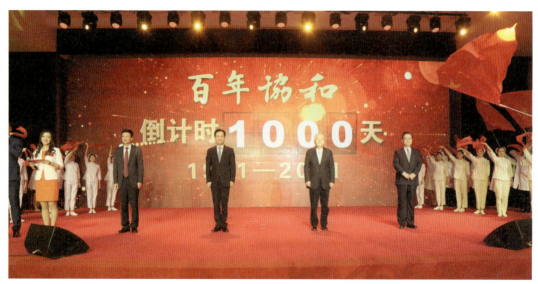

百年协和倒计时1 000天启动仪式

美国中华医学基金会——协和百年再携手

2016年9月10日,美国中华医学基金会(CMB)北京代表处新址在北京协和医院落成并投入使用。102岁的CMB再次回到了她魂牵梦萦的地方,重启跨越太平洋两岸的医学梦想。

1921年,由洛克菲勒基金会下设的CMB出资建立的协和医学院和医院全部建筑基本完成,开始步入正轨。作为在中国乃至亚洲卫生健康事业中最为丰硕的成果,其卓有成效的工作直接影响了20世纪上半叶中国现代医学教育和医疗体系的构建。

1941年12月8日,协和被日军占领,医学院及医院均停办,此后CMB的资金主要用于资助其他医学院校,直至抗战结束。

1945年9月15日,医学院及医院全部资产从日军手中收回。美国洛克菲勒基金会、CMB和协和医学院董事会开始考虑中国医学教育问题,再次派考察团来华现场考察。1946年4月洛克菲勒基金会听取考察团建议,决定集中资助CMB重建协和医学院和协和医院。

1947年协和得到1 000万美元资助,这是洛克菲勒基金会的最后一次捐赠。自1916年至1947年的32年间,洛克菲勒基金会用于协和的拨款总数达4 465万美元,是其在海外慈善捐助中数额最多、成果最卓著、影响最深远的一项。

1951年1月20日中央人民政府教育部和卫生部接管协和,协和与洛克菲勒基金会的合作戛然而止。

之后的几十年,洛克菲勒基金会并没有停止对中国的关注。改革开放后,洛克菲勒基金会率先恢复与中国的合作。1979年5月,中美两国政府达成协议,中国支付CMB 3 659 952美元。此后,CMB回到中国,继续其未完成的事业。此时洛克菲勒基金会的工作已不是按国别分，而是依领域划分。2000 年前后，洛克菲勒基金会逐渐淡出中国，而 CMB 则继续在中国开展慈善项目，比如 CMB 曾出资支持协和医院与约翰·霍普金斯医学院的老年医学合作项目，对协和老年医学科的创立作出了贡献。

进入新世纪，协和与 CMB 的命运像磁石一般再次吸附在一起。2013 年 10 月和 2015 年 3 月，CMB 陈致和主席先后两次来访协和，双方对以中国住院医师规范化培训项目为契机携手开启新合作进行了深入探讨，达成高度共识。

2015 年 5 月，协和成立 CMB 项目筹备办公室，专门负责项目合作的接洽工作。6 月，受 CMB 委派，美国麻省总医院 Lloyd Axelrod 教授对协和住院医师规范化培训的现状进行了为期一周的实地调研。调研结束后，他向 CMB 提交了《西学东渐，百年传承——北京协和医院住院医师培养现状报告》，对协和住院医师的培养现状给予了高度评价。

7 月，赵玉沛院长率团赴美考察美国住院医师培训和机构认证现状。10 月，协和联合 CMB 成功举办 2015 协和住院医师培训国际论坛暨第五届西湖论坛，中美医学教育专家齐聚协和，由协和牵头的"中国住院医师培训精英教学医院联盟"正式成立，从根本上推动和提高全国住院医师规范化培训水平。

2016 年 4 月 11 日，北京协和医院与 CMB 签约合作谅解备忘录。为迎接 2021 年协和

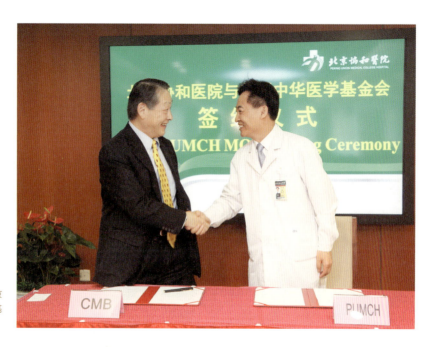

2016 年 4 月 11 日，北京协和医院与美国中华医学基金会签署合作谅解备忘录

百年华诞而制订的"2016—2021 五年合作计划"在 2015 年 12 月获 CMB 董事会批准。此次合作谅解备忘录的签署,标志着协和与 CMB 五年合作计划的全面开启。

根据协议,双方在国际化住院医师规范化培训、中国住院医师培训精英教学医院联盟、临床医学博士后培养、国际学术交流等方面开展密切合作,探索建立了与国际接轨、适合国情、具有中国特色的住院医师规范化培训体系,为当代中国培养大批优秀临床医生。CMB 协助建立了现代化的远程医学中心,为医、教、研、管国际远程交流打下了基础。

回望百年,协和与 CMB 联合书写了中国现代医学的璀璨篇章。期间虽经历了无数坎坷曲折,但在几代人的努力下,百年的携手又焕发出新的生机。

"走出去"的"百人计划"

在创建初期,协和所设定的目标就是"聘请世界第一流学者、创建远东第一流医学院、培养第一流人才"。在号称"多国部队"的学者团队的共同努力下,1917—1942年,协和迎来了第一个黄金时代。

后来因为各种原因,协和与国外学界的联系一度变少,但也从未停止。改革开放后,向世界先进医学学习的热情被激发。凭借协和享有的盛誉和医生良好的业务及外语素质,医院开拓各种渠道,较早派遣大批骨干到国外一流院校和科研机构长期进修,引进大量领先技术、设备并推广使用。这使协和的快速复兴成为可能,也直接为以后协和的学术发展赢得了先机、奠定了坚实基础。

将近一个世纪过去,"培养第一流人才"始终被协和视为实现可持续发展的重要策略,而"聘请世界第一流学者"则顺应时代潮流,从最初的"请进来"变为如今的"走出去",以积极主动的开放心态向世界一流的医疗机构学习,绘制了一幅错落交织的人才培养"世界地图"。

年轻人是学习能力最强、未来发展最为可期,也是最应该"走出去"的一批人。2009年,北京协和医院设立了国际化人才培养项目"中青年百名人才计划"(简称"百人计划"),资助在本院工作3年以上、年龄在40岁以下,医、教、研、管各专业领域表现良好,经过层层考核选拔的优秀青年骨干,到世界一流的医疗机构参观学习,培养全球视野和战略眼光,为实现医院可持续发展奠定人才基础。

截至2018年10月,"百人计划"项目共完成4批学员选拔,选拔学员581名,学成归国430名,足迹遍及19个国家的120多所顶尖医疗机构,医院累计资助总额超过1 300万元人民币。培训规模之大、学员阵容之强、覆盖地域之广、资助费用之高,特别是持久度和力度对任何一家单位来说都实属不易。经过近十年的运作,"百人计划"项目受到年轻人的高度认可和欢迎,已成为协和人才培养工程的品牌项目。

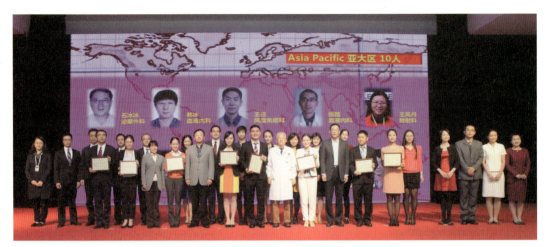

2015年10月14日,在"百人计划系列学术活动周"启动仪式上,"百人计划"学员作为国合智库亮相

2015年是北京协和医院的"国际合作年","人才培养"被列为医院年度三项重点工作之首。10月14日至16日,医院举办了"百人计划系列学术活动周"。这次活动既是医院对国际化人才培养工作的一次阶段性总结,对"百人计划"项目的全面梳理,也是为"百人计划"学员提供的经验交流与展示舞台。为期3天的系列活动包括启动仪式、国际学术报告会、人才信息讲座、学员国外学习经验分享及英语培训5大专题、6场活动。在活动周的启动仪式上,赵玉沛院长道出了北京协和医院设立"百人计划"项目的初衷:"目前,协和医院35岁以下青年占全员总数的43%。年轻人是协和的未来和希望,是决定协和未来数十年能否处于学术引领地位的核心力量。所以,近年来院领导班子高度重视并大力加强对中青年人才的培养,协和认为,对青年的支持,是最好的投资。青年的成才,是最高的回报。"

事实上,医院投入的回报早已露出端倪,"百人计划"项目取得了显著成果。归国学员平均年龄只有30岁出头,以临床一线青年医生和护士为主(分别占76%和17%),兼有管理、科研和教育人员(分别占4%、2%和1%)。在国外学习期间,他们不仅学到了先进的理念、技术和管理经验,并通过与国际同行的共事交流,展示了协和人的实力和风采,为协和树立了良好的国际形象,更提升了协和的国际影响和学术地位。学成归国后,他们引进了大量新技术,发表了高水平研究论文,完成了多项基金课题申请,开展了多项长期国际间合作项目。此外,他们还将国外学习见闻与感受撰写成文,通过院周会和院报等途径与全院同事分享,使国外的先进理念在协和的土壤里生根发芽。

一名风湿免疫科医生于2011年筹划了"穿越美国之旅"。按照出行前科主任的授意，他并没有停留在某一家医院，而是在6家医学院和8家医院进行访学。协和风湿免疫科在国内是一面旗帜，临床、教学和科研都处于领先地位，他此行的一个目的就是想看看科室在国际上是什么位置，发展的思路是否正确。"通过访学，我非常高兴地看到，我们选择的道路非常正确，协和风湿免疫科会走得很远，我们都将会大有作为。"

一名管理干部到美国麻省总医院取经。归国后，他有感而发写下的《不同的国度，相同的理念》一文被多家媒体刊登及转载。他在文中写道："虽然中国和美国是不同的国度，经济发展水平、管理体制等国情不一样，但以病人为中心和以员工为本的理念却是相同的，麻省总医院的很多做法值得我们借鉴。""在他们看来，招聘世界上最优秀的人并让他们快乐地工作，给病人提供最好的服务并让他们满意，这两点是麻省总医院成功之路。"

一名年轻护士到美国纽约州立大学南部医学中心交流学习，目的是深入了解美国医院的护士培训系统和临床护理模式。通过3个月的体验，她总结出了该中心护理培训的先进之处，并期望所获经验有助于未来工作。"亚里士多德曾说过，卓越不是单一的行动，而是一种习惯。作为不断追求卓越的协和护理团队的一员，我希望能够通过对不同体系下护理工作模式的比较与思考，将有益的教学和管理经验借鉴到今后的工作中。"

出国学习只是一个起点，如何让学到的先进技术和管理理念在协和落地，才是医院和科室最重视的事情。一名教授在接受"百人计划"项目资助时已经是科室副主任，她归国后不仅在科室推行病例报告制度，落实技术员的人文培训，更多的是把国外先进的管理理念在科室里进行推广。"我希望有更多的人可以参与'百人计划'，具有相同理念的人越多，能做的改变就越大，国外的先进理念才能够真正为协和人所接受，成为传统延续下去。"

现如今，越来越多的"百人计划"学员学成归国，带回了代表世界最先进水平的医学技术、管理和理念，仿佛一支手持先进武器、掌握先进战法的"特种部队"，在临床、科研、科室与医院的管理及政策制定等方面发挥了重要作用。他们已成为医院的技术骨干和中坚力量，也使得"青年兴则协和兴，青年强则协和强"的愿景一步步成为现实。

当今时代，正是一个大科学、大协作的时代，医院增进与国外顶尖医疗机构的交流，建立战略合作伙伴关系，建设海外培训基地，全方位加速推动人才培养体系建设，科学规划学科梯队、储备复合型国际人才，以期实现"中国特色、世界一流医院"的宏伟目标，为中国医疗卫生事业的发展培养更多的医学大师。

精英培养新模式：
临床医学博士后

"小而精"，是协和医学院及医院一以贯之的教学传统。在老协和，为了培养高水平医学人才，协和历来强调重质量而不重数量，每年招收医学生和护士均不超过 30 人。医学生最多的一年为 1935 年的 32 人，护士学生最多未超过 21 人。学生入学后还要经历严格的"淘汰制"，特别是第一、第二学年，由于学习成绩差或者健康等问题而留级或转学的，往往占入学人数的三分之一甚至更多。据史料记载，1924 年协和医学院首届毕业生只有 3 人，高级护士学校首届毕业生只有 1 人。

为了恢复小规模"医学精英"教育、创建适合我国国情并与国际接轨的高端医学人才培养模式，在国家人力资源和社会保障部、国家卫生计生委的扶持下，2016 年 5 月 25 日，北京协和医院启动全新的精英培养模式——临床医学博士后项目。"这是我们借鉴老协和的办学经验，整合现阶段各方面优质资源，建立适合我国国情并与国际接轨的高端医学人才培养模式上的重要探索。"赵玉沛院长在启动会上如是说。

优中选优

协和的临床医学博士后项目，面向临床医学八年制与博士学位应届毕业生招生，进行严格筛选，优中选优。入站学员接受 3 年全面系统的高强度、高要求的医疗、教学和科研训练，使其具备较好的临床诊疗能力，一定的教学、科研能力和组织管理能力。协和临床医学博士后项目的培养目标，不仅是培养高水平的医生，更是培养医、教、研全面发展的医学领军人才。

一位参加首届协和临床医学博士后遴选的学员回忆说："协和临床博士后遴选考核得特

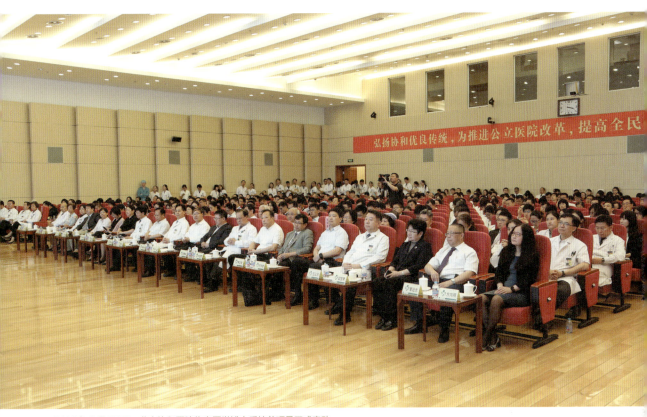

2016年5月25日，北京协和医院临床医学博士后培养项目正式启动

别细、特别全面。第一天上午和下午分别考笔试和操作。笔试考了医学理论知识、英语和心理测试题。操作考试采用的是客观结构化临床考试，通过模拟临床场景来测试操作能力。印象最深刻的是第三天上午的专科面试。我走进考场，面前坐着10多位协和妇产科的大专家和教授。考题是一个妇科急腹症的病例，考官们对我提出了3个问题，我一一作答。考官们追问得极细，围绕这个病例展开讨论了各种情况。原定15分钟的面试，被问了将近1个小时。"

当年，项目报名100人，最终录取20人。学员分布在内科、外科、神经科、麻醉科、妇产科和放射科。此后3年，除中医和口腔专业外，协和其他临床专业全部招收临床博士后。2020年，项目报名346人，最终录取66人。截至2020年，项目已在协和22个临床专科全面铺开，成为协和青年医学人才培养的主流模式。

高强度、高要求、高水平训练

放射科医学影像临床博士后培训细则中,列出了博士后一周的培训计划表。从早上 6 点半至晚上 10 点,从周一至周六都有任务。放射科某学员回忆自己下班最晚的一次是凌晨 5 点,为了使一个学术会议的报告更加精益求精,她在办公室测了一夜的数据,回宿舍睡了 2 小时之后,又开始了第二天的工作。"医院为临床博士后提供的各种生活便利,我觉得宿舍最实用。如果不能住在医院,根本无法完成这样高强度的训练。"

临床能力的培养重在积累,只有达到了一定的强度才能达到相应的培养目标。临床医学博士后通过专科轮转,承担住院医师的职责,负责管理床位和病人,在轮转中采用分层培养方式,使知识和能力实现"螺旋式"上升。

在内科,住院医师平均每人管 5 张或 6 张床,而临床医学博士后第 1 年管理床位不少于 6 张,从第 2 年和第 3 年开始,博士后对团队中 2 名或 3 名见习医师、实习医师、低年资住院医师管理的床位负责,管理床位不少于 10 张。这不仅锻炼了学员的临床技能与决策力,领导能力、统筹能力、教学能力以及协调能力也有明显提升。

外科要求临床医学博士后能独立完成本专科常见的二级以下手术,并胜任三四级普通外科手术一助。为了给外科临床医学博士后创造上手机会,项目创新性地提出了"分环节主刀制度"。对于一些复杂的病例,临床医学博士后作为术者不能独立完成,但是可以完成其中的一部分,随着能力和年资的增长,可以完成的环节越来越多。

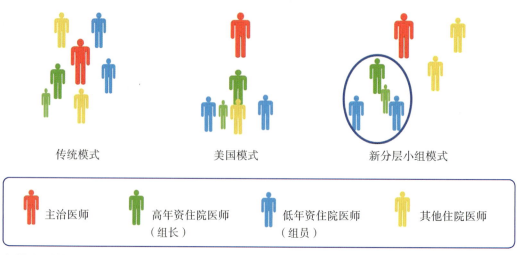

内科临床医学博士后分层培养示意图

一名外科的学员印象最深刻的是一台造口还纳术："经过跟着老师做一助，到独立完成手术缝皮、开腹、关腹、肠肠吻合等环节，我也能独立做造口还纳术了。那天我是主刀，主治医师陆老师给我当一助，他一言不发，静静观察，全部过程都需我独立判断，那种握住手术刀的紧张感、责任感令我终身难忘。"

医院还整合院内外资源，多基地轮转培养博士后。协和麻醉科与北京儿童医院、阜外医院等组建联合培训基地，优势互补，让临床医学博士后亚专科技能均衡发展。协和2013年与美国加州大学旧金山分校（UCSF）合作开展了临床研究设计在线精品培训课程，面向全院报名选拔学员，所有临床医学博士后项目学员可免试参加临床研究设计课程训练。此外，医院提供临床思维、医学教育学者项目（MESP）、批判性文献阅读等优质公共课程，在担任医院总住院医师、进专科、出国培训交流及申请人社部博士后基金方面，学员均可获得优先机会。

医院对临床医学博士后科研能力训练要求同样严格。医院鼓励临床医学博士后在站期间积极申报各类科研项目与课题，提供医学伦理、临床研究设计在线课程与医学研究方法系列讲座等丰富的内容，激发临床医学博士后的科研兴趣，学习科学的实验方法，力求能够在临床工作中发现问题、凝练问题并提出有效解决问题的方法。

经过3年"高强度、高要求、高水平"训练，临床医学博士后达到专科总住院医师水平，能独立从事临床工作，具备良好的职业素养、沟通合作能力、教学研究能力，成长为高层次复合型医学精英人才。

专属"导师团队"

协和临床医学博士后项目继承老协和的教学传统，采取多导师培养一位学生的"多对一"培养方式，每位学员都拥有自己专属的"导师团队"。导师均为各专科的院士、国家级学会主委和学科带头人，对博士后3年的培训整体负责，对其医德培养、医术学习、科研及生活进行指导。博士后轮转到专科时，会指定导师组负责临床博士后在该科室轮转期间的临床学习。

导师与每位学员密切接触交流，全方位动态了解学员状态，根据每位学员的具体情况进行个性化培养，对薄弱环节针对性加强，及时修改培养计划。临床医学博士后不仅要接受出科考试、年度考核等大大小小的密集考试，更要接受来自导师、主治医师、总住院医师、同行住院医师、护士、患者、医学生的 360°评价,综合评估他们在现实工作环境下的综合能力。

临床医学博士后学习到的不只是知识技能,更有医学人文关怀。"我印象最深刻的是一次教授查房,教授走到一位不能站立的先天骨骼发育畸形患者身旁,弯下腰来关切地与她交谈、询问病史,仿佛在关心自家的晚辈。专家深深弯下的背脊,患者眼中感动的泪花,是我印象中最美的医患瞬间。"在一个个温情细节中,通过前辈的言传身教,学员们学会了体味人生、敬畏生命,更坚定地承担起医者的重任,传承着大医精诚的宝贵精神财富。

2019 年 7 月 10 日,第一届医学临床博士后顺利出站。他们按双向选择的原则,择优留院或被推荐至国内其他知名医疗机构工作。此次出站典礼是临床医学博士后项目的里程碑,协和作为中国临床医学博士后项目的先行者,将向兄弟院校推广和交流成功经验,与之携手共同推动中国高端医学人才的培养。

从"勤、慎、警、护"到全面优质护理

2018年7月20日,一位年逾80的老人在灯下终于写完了一封长达8页的信,他放下钢笔,长长地舒了一口气,觉得自己完成了一件大事。这一年的4月,老人在血管外科住院3周,期间受到医护团队悉心照料,感激不已,他在信中这样写道,"我上了年纪,提笔忘字,很可能有书写错误。尽管如此,我仍执意写下这封感谢信,只为表达自己深深的谢意"。

他在信中详细描述了对协和优质护理的感受。"我身体不好,在别的医院抽血都不太顺利,常常需要扎好几针。但是住院后多次抽血,协和的护士都是一针见血,没有疼痛感,这功夫是很难练出来的。"老人还细心地记录了护理服务的频次和内容。"从早上6点至晚上22点,护士们多次为我测血压、血糖、体温,打针,抽血,询问大小便。每天各种服务达十几次,最多一天达16次。每次服务,他们都准时到位,做得细致完美。说明协和有一套精细、完善、科学的管理制度来保障。"

老人住院期间,老伴儿同期入院,孩子还要上班,整个家庭承受了很大的压力。护士们知道这件事后,不仅在精神上安慰他,还在生活上给予照顾。老人在感谢信中描述了这样两个细节。

"有一次,我用完暖壶的水后,想自己去打开水,一出病房门,就碰见一位护士,她主动把我的暖壶拿过去,说'您这么大年纪了,自己打水不安全,我帮您吧'。她的举动和言语让我很受感动,心里热乎乎的。"

另一件小事更是让老人发出"不是亲人,胜似亲人"的感慨。"一次做检查时,护士守候在我的身旁,无意间碰到我冰凉的手,就握住进行按摩,替我把手搓热。"

这只是协和医院优质护理服务的一个缩影。在护士们看来再寻常不过的小事,再普通

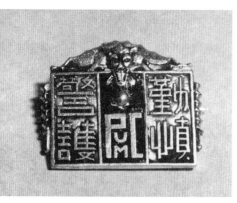

协和护校校徽

不过的关怀,都成为患者眼睛里的那一缕阳光,带给他们战胜病魔的信心和勇气。

协和护训"勤、慎、警、护",穿越近百年的光阴,成为几代协和护理人根植于心、外化于行的职业信仰。在老协和护校的毕业典礼上,佩戴毕业徽章是沿袭已久的一项仪式。这枚闪闪发光的徽章上写着"勤、慎、警、护"四个大字。老协和的护理文化就是这四个字——勤,是指勤奋学习,勤快工作,勤于思考,勤于发现和解决问题;慎,工作谨慎小心,一个人的时候更要慎独;警,警觉对待病情发展,警惕患者情绪变化,保持高度的责任感;护,用真心、爱心、责任心呵护患者,尽力使其达到身心舒适和迅速康复。

"没有规矩,不成方圆",协和医院的标准化管理贯穿在护理工作的各个方面。老协和护理人常提起的"绿皮书",即《医院常规》,是每个人的工作宝典,将老协和的标准化管理贯穿在护理工作的各个方面,成为优质护理服务的制度保障。全院既有通用的基础护理操作规程,又有专科特殊的操作规程和疾病护理常规。经过近百年的传承与创新,现已成为现代医院护理管理的典范。

随着现代医学技术的快速发展,诊治设备的大量涌现,对护理模式提出了更高的要求。协和护理经过多年的探索,在广度上不断延伸优质护理作业线,将"疾病-社会-心理"的新医学模式融入临床实践中;在精度上开展护士分层级管理,培养护理专科人才,锻造"护理专家"。

1995年,北京协和医院作为护理模式改革的试点单位,在全国范围内率先推行"以病人为中心"的整体护理。2010年初,医院进一步落实从患者入院到出院的责任制整体护理,在全国率先开展优质护理服务试点工作;2011

年全院100%的病房开展了优质护理服务；2012年这一工作又延伸到门急诊、手术室等非病房的所有护理单元；2013年至今，医院又以深化岗位管理、加强护理内涵建设为重点，建立了以分层级管理为核心的护士岗位管理体系，形成了优质护理服务长效机制。

一位103岁的高龄老人，多器官脏器衰竭，突发疱疹，皮肤破溃糜烂面积高达95%，气味难耐，连前来探视的家人都忍不住掩住口鼻。为保护病人避免发生感染，责任护士每天穿上厚厚的隔离衣，伏在老人的床前，用1毫升注射器逐一抽吸全身上百个水疱，为溃烂的皮肤清创换药，这一干就是三四个小时，汗水浸透工作服，腰也痛得直不起来。经过一个月不懈的坚持和努力，老人的皮肤逐渐愈合，老人的女儿对护士说："你们精湛的技术，高度的责任心给我们全家留下深刻的印象，感谢你们给予老人无私的爱，还有这段难忘的经历。"

患者出院回家了，护理服务就终止了吗？护士们通过电话随访、微信公众号等开展延伸服务，指导患者应对各类专业的问题。每个病房还结合专科特色开展了形式多样的课堂讲授和联谊。比如，产科的"孕妈妈讲堂"、儿科的"菜鸟奶爸训练营"、乳腺外科的"粉红花园"、肿瘤内科的患者联谊会等，这些丰富多彩的活动获得了患者和家属的一致好评。一些患者出院后，病友之间建立了互相交流的微信群，护士也主动参与到群里，利用业余

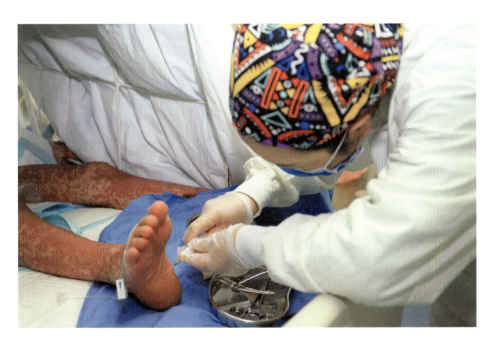

皮肤科护士
在清创换药

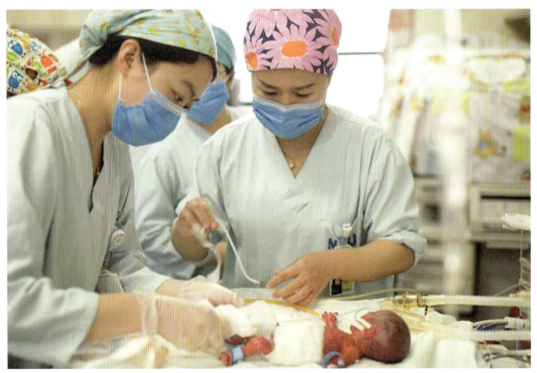

专科护理

时间为患者解答问题。就是这小小的举动，却让患者们无比感动，他们联名写来的感谢信上说："护士将阳光普照到每一个角落，温暖了我们的心。"

除了爱心，还有责任心。协和护理人所肩负的责任是领跑行业发展，提供专业护理服务。为了提升护理队伍的"含金量"，迈向"高精尖"，医院致力专科护士培养，近年来在17个专科共培养了300余名专科护士，并开设了腹膜透析、糖尿病、艾滋病、伤口造口和血友病等多个专科护理门诊。同时，组建了静脉治疗、安宁疗护、老年护理等多个专科护理小组，建立由医疗顾问、专科护士、骨干护士共同合作的医护一体化工作模式，为全面提升专科护理质量奠定了坚实基础。协和护理部还牵头制定了《静脉治疗护理技术操作规范》，发布了《卧床患者常见并发症护理专家共识》，成为全国护理行业的标杆。

护理是根本，教学是基础，科研是龙头，人才是重点，管理是关键，文化是保障。"霓裳片片晚妆新，束素亭亭玉殿春。"这是歌颂协和玉兰花的诗句，也是对协和护理人生动贴切的表述。

中国第一个临床药理中心

1983年，内分泌科专业组成为卫生部指定的首批临床药理基地之一，中国的临床药理研究工作正式启程。

1995年，北京协和医院临床药理中心正式成立，史轶蘩教授任首任主任。游凯教授等五名专家受卫生部委托，开始起草《中国药物临床试验质量管理规范》（GCP）。

2009年，中心首次接受美国食品药品管理局（FDA）视察员现场检查并获得高度评价。此后多个专业组多次通过FDA、欧洲药品管理局（EMA）等权威机构的检查，临床研究质量得到国际认可。2017年MICU专业获批，目前共有37个获得药物临床试验资格的专业，数量居国内之首。

在史轶蘩、单渊东、叶铁虎、张抒扬、江骥、王焕玲等历任主任及全体工作者和研究者的努力下，如今的协和临床药理研究中心拥有37个专业组和一个I期临床试验研究室，是全国专业组数量最多、药物临床试验研究领域最广、在国内外享有很高知名度的临床药理基地。当我们研究其发展历程的时候，不难发现中心一以贯之的"科学第一"的严谨态度，使得它始终站在与国际接轨的高地上。

中心首任主任史轶蘩，素以严格著称，对任何工作都要求"协和标准"。她在工作中常举这样一个例子：一个受试者骑自行车时出了事故，你认为与受试无关，但一定要把它记录下来。如果出现更多的类似情况，就不能视为一个偶然事件，要考虑这个药物对神经系统是不是有影响。一定要实事求是、一丝不漏地把发生的事件都记录下来，这才是对受试者负责。

山德士公司的Harris是奥曲肽项目的负责人。"1987年，我第一次见到史轶蘩并参观了协和内分泌科实验室。所有事都标准化，做得很详细。他们的很多工作是用手工画图，我从没见过更美的手工图了。现在人人都用电脑，但那手工画确实给我很深的印象。"Harris

毫不犹豫地选择了史轶蘩作为奥曲肽项目在中国的主要研究者，此后他每年不定期地来到协和，和史轶蘩合作推动项目顺利开展。从溴隐亭、奥曲肽、重组人生长激素、睾酮制剂到减重药物，史轶蘩都是临床试验的领导者。

1995年，心内科游凯教授因在心血管药物的临床评价等方面有深入研究，被选为中国GCP起草拟定的最初五人小组成员之一。"当时时间紧、任务重，我们就在北京、上海两地找宾馆，吃住都在一起。大家在讨论中虽然各抒己见，但最终都能达成一致意见。"五人小组带领众多专家以世界卫生组织的GCP为蓝本，结合当时国情，起草拟定中国自己的GCP。如今研究者耳熟能详的GCP专有名词，都凝聚了当时诸多专家的心血。比如，"informed consent"经他们反复斟酌和推敲，译成了"知情同意"。"没有让受试者informed（被告知）其在

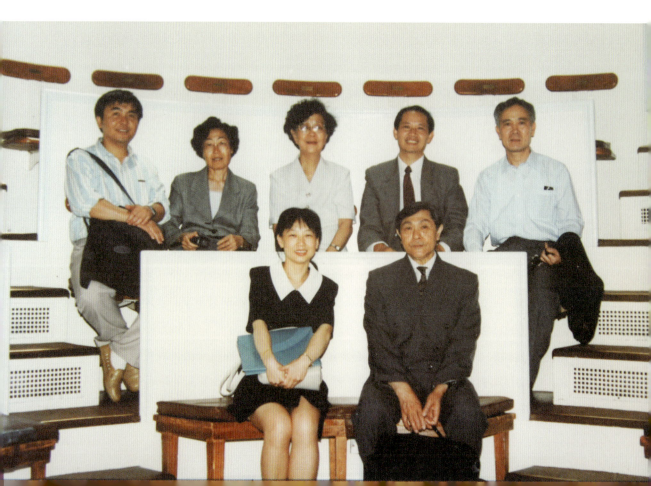

1996年临床药理研究中心成立之初主要工作人员外出考察时的合影
前排左起：关淑霞、游凯；后排左起：江骥、费亚新、史轶蘩、单渊东、李大魁

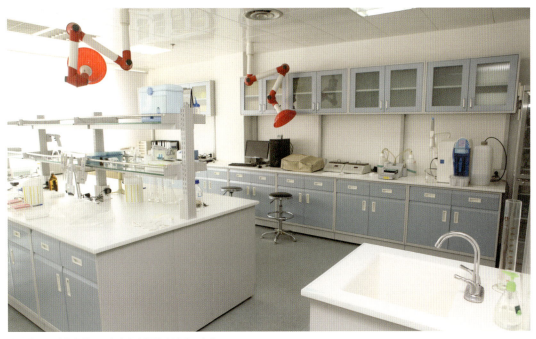
北京协和医院临床药理研究中心 I 期临床试验研究室

研究中的可能风险和获益,试验的步骤和过程等情况,没有得到受试者的 consent(同意),就不能开始任何试验的步骤",这在二十几年前对于医院的大夫来说是非常陌生的,而在今天却已经成为医疗常规步骤之一,由此可见,五人小组创建 GCP 的意义深远。

随着中国药物临床试验规范的建立,协和临床药理研究中心也进入快速发展期。1996 年率先成立伦理委员会,建立了 I 期临床试验研究室,筹建"国家新药(综合)临床试验研究中心"并于 1999 年通过验收,是全国首批 10 个中心中唯一的综合性药物临床试验中心。中心的高起点决定了它的发展道路必然是国际化的。

中心人员回忆:"九十年代末期,我们做国外某知名药厂新药物临床试验的时候,该公司专门派了一个代表,亲自接受抽血、导管封闭,包括操作过程在内的所有流程,他都要亲自查看。我们就暗暗使劲儿,要比他们要求的做得还细、还好。"中心逐渐建立了与国际接轨的各种临床操作和项目管理的标准操作规程(standard operating procedure, SOP)248 个,所有药物临床试验都按照 SOP 严格执行。2009 年 3 月,美国 FDA 对中心承担的一项妇科肿瘤国际多中心临床研究进行现场核查。在为期 5 天的检查中,Nancy 巡视员对该项研究的研究者的资质和培训，医院伦理委员会对该研究的监督和管理，研究患者的利益和知晓情况，研究方案的执行情况，药物副反应的汇报情况，研究药物的接受、配制、发放和销毁情况及研究相关的辅助科室进行了非常细致的检查与核对。总结会上，Nancy 对该研究给予高度评价，达到 FDA 临床研究要求，评为 A+ 级临床研究。FDA 核查是目前世界上级别最高、最为严格、最有影响力和权威性的临床药物试验检查，通过 FDA 核查被认为是高水平临床药物研究的标准。

从不信任到信任，从承担国际临床多中心研究到牵头国际临床多中心研究。协和风湿免疫科牵头中国、日本、韩国等国家 49 个研究中心，于 2012 年至 2017 年间对治疗系统性红斑狼疮的新药贝利木单抗在亚洲人群中的有效性与安全性进行研究，证实了贝利木单抗可降低系统性红斑狼疮治疗对激素的依赖性，显著抑制疾病的活动性，且未发现安全性问题。这一研究成果将帮助该新药尽快进入中国，成为中国患者的新希望。

2017 年，我国自主研发新药"小分子靶向抗癌药盐酸埃克替尼开发研究、产业化和推广应用"荣获国家科学技术进步奖一等奖。中心 I 期临床试验研究室和呼吸内科共同承担了该项目的 I 期临床研究，成为获奖单位之一。

盐酸埃克替尼曾被誉为"民生领域的'两弹一星'"，它的 I 期临床研究同样曲折。一位肺腺癌晚期患者在签署知情同意书后接受埃克替尼治疗，第 4 天开始出现明显干咳、胸闷、气短，活动耐量逐渐下降等表现。医生高度怀疑埃克替尼致肺间质性改变，停用埃克替尼，对症治疗后无好转，最终死亡。这一病例使得埃克替尼的安全性受到严峻考验。呼吸内科研究者与家属积极沟通，最终取得家属同意，进行了尸检，而尸检证实患者死于肿瘤所致的呼吸衰竭，而非埃克替尼引起的肺间质纤维化。正因为研究者科学严谨地分析了这一死亡病例，才使得埃克替尼的临床试验可以继续开展。此后国内多中心研究报道显示，103 例晚期肺癌患者使用埃克替尼未发生药物所致的肺间质纤维化。"绝不冤枉一个好药，也不放过一个可疑"，正是中心始终坚持的科学精神。

协和临床药理中心成立 20 多年来，在高起点、高标准、高要求中不断发展壮大，现今中心面积 3 000 平方米，拥有 37 个国家认定的专业组，每年管理的运行项目 400 余个，审查通过的新项目约 180 项，承担国家自然科学基金、"十三五""创新工程"多项重大专项课题。严格的规范、先进的研究水平，使之成为国内外享有很高知名度的研究室。随着"协和医学城"版图的不断扩大，西单院区整体规划落地以及转化医学综合楼落成，协和临床药理中心将

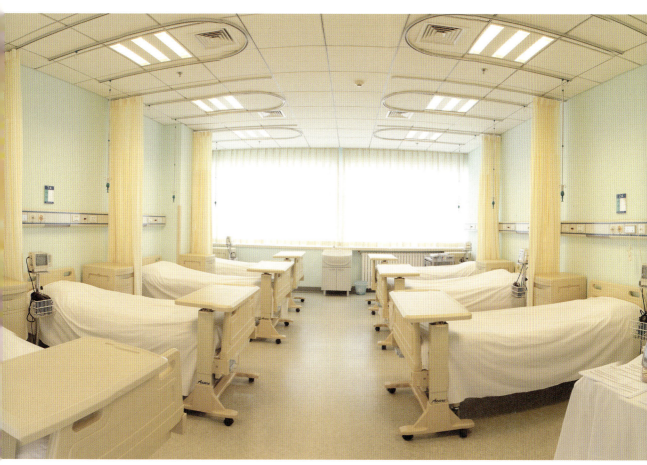

北京协和医院临床药理研究中心Ⅰ期临床试验病房

成为国际新药临床评价示范基地,整体临床研究水平符合国际新药研究规范,临床研究所获数据实现电子化管理,数据及数据管理实现与发达国家双边或多边互认……这不是梦想,这是临床药理中心正一步一步踏踏实实走下去的科学道路。

中国最早的医院药事委员会

协和自 1921 年建院之初,就建立了科学的用药管理体系。英国药学会会员约翰·卡梅伦(John Cameron)出任协和医院药房主管。他不仅是一名药剂师,还曾经研究过中国药典,学习过中药。在医院院务委员会的指导和监督下,他编写并出版了第一版《北京协和医院处方集》(Formulary,即今天的《医院用药目录》),这也是中国医院药房第一版处方集。

改革开放初期,协和药剂科主任陈兰英随卫生部药政司官员出国考察。她观察到,美国医院除了有药剂科、药房,还有一个委员会机构,负责审定、监督本院用药计划,及时研究解决本院医疗用药的重大问题,指导、促进医生合理用药。陈兰英归国后即开始筹备协和药事管理委员会。1983 年,北京协和医院成立药事委员会,采用专家论证方式遴选药品,成为中国最早开展此项工作的医院之一。

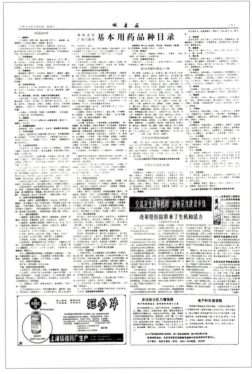

《健康报》1985 年 7 月 9 日第 5 版刊登的协和医院基本用药品种目录

科学的选药原则

1985年7月9日,《健康报》整版刊登了协和医院基本用药目录,要求各医院参照协和目录,杜绝非医疗用药及劣药。

作为全国疑难重症诊治指导中心,协和处理的病人病种多、病情重,治疗所需的药物品种繁多,但是协和医院的药品目录30多年来在保证临床需要的前提下始终稳定在1 200余种的合理水平。

严格的数量控制背后是严谨的选药原则。临床用药品种呈动态特征,为保持其科学性、先进性、经济性和公平性,药事委员会在建立之初即确立了三大选药原则。

第一、服务临床原则。能提高临床治疗水平的创新药优先选用;非处方药慎重选,品种不宜过多;无害无益的药坚决不进。药事委员会极其关注国际药学动态,让协和在新药引进方面走在全国前列,保证了优势学科的发展。

第二、质量优先原则。应先考虑质量,选疗效好、不良反应少的品种。质量不可靠的品种价格再低也不能用,同成分药品疗效相同的价格低的优先。在有效性和安全性与原研发厂家产品相同的条件下,原研药和仿制药品种最多各一种,这就是"一品两规"的源起。同类药品新申请的要比原来的有明显优点,具有可替代性,增加一个品种就必须减少一个同类品种,这就是"进一出一"。药事委员会定期整理不常用药品目录,对不常用品种再评价,确认不需要的予以主动暂停。

第三、合法原则。药品必须有批准证件。国家法规明令禁止的品种、临床出现严重不良反应、严重质量问题、经营手段不当的品种,坚决停用。

用药目录是协和临床水平的标识之一,品种站得住,厂牌也要站得住。科学的选药原则保证协和药事委员会决策的正确性。

率先规范药品名称

协和感染内科的王爱霞教授是国内研究和倡导抗生素合理使用的引领者。20世纪80年代,王爱霞在跨院会诊时常常遇到不认识的药名,再一问,居然是同一种抗生素。原来,同样药品成分的药由不同厂家生产,都会取一个新的商品名称。改革开放后我国制药业大发展,药品商品名层出不穷,比如抗感染药物阿奇霉素有20个左右的商品名,降糖药二甲双胍有60~70个商品名。有的药品还有英文名称、各种简称和缩写,可以说是五花八门、乱象丛生。

以王爱霞为代表的药事委员会专家们自20世纪80年代初就对药品名称标准化问题展开讨论。1988年，医院学术委员会通过了药事委员会关于在全院范围内规范使用药品通用名的规定。通用名是国际非专利名称。在临床中统一使用通用名，病历信息才能实现可追溯。在具体操作中，协和在通用名后括弧内写上商品名，保证了药房发药准确。

在药品商品名泛滥早期，协和采取的有效管理措施对全国医政、药政管理规定产生了深远影响，被2006年颁布的《处方管理办法》采纳，全国依照执行。

科学决策的智囊团

药事委员会对新药试用、老药淘汰有决定权。作为执行机构和秘书单位，药剂科重视药学信息工作，1980年就在国内率先建立了药学资料室，拥有百余种国际权威药学参考书和教材，后来又订阅了国际权威的药学数据库MICROMEDEX。科室提交新药申请时，必须附上书面材料。药剂科负责收集新药申请，进行多项药品质量比较研究和文献调研，对新药申请客观向药事会陈述，为委员会专家科学判断提供支持。

20世纪90年代初，协和临床医生反映，有些不同厂牌生产的同一种药物，药效差别很大。药剂科从1996年起对不同品牌、不同厂商的上市药品进行质量研究与再评价，研究数据证实了仿制药质量的差异。协和药剂科多次在全国性学术会议上报告实验结果，呼吁重视仿制药品质量问题，并通过各种渠道向有关领导和部门反映。2012年，国家食品药品监督管理总局启动了仿制药与原研药的质量疗效一致性评价工作。

把权利关进笼子里

药事委员会对药品的遴选具备一套严格程序，核心程序为临床试用观察、申请人评价、药剂科调研资料陈述、专家讨论投票四个环节。遴选细节多年来不断调整优化，但是核心制度从未发生过重大调整。

在协和，药事委员会虽然有进药的决策权，但是与会专家每人一票、参会专家随机抽取。最初20年，药事会委员名单是固定的。2005年，药事委员会改革，建立了180余人的专家库。药房库房的进货原则是小量先进，根据临床需要调整进货量，尽量降低库存。

科学的管理、严谨的流程，分散了每个人的权利，保护了院领导、科主任、医生、药师、

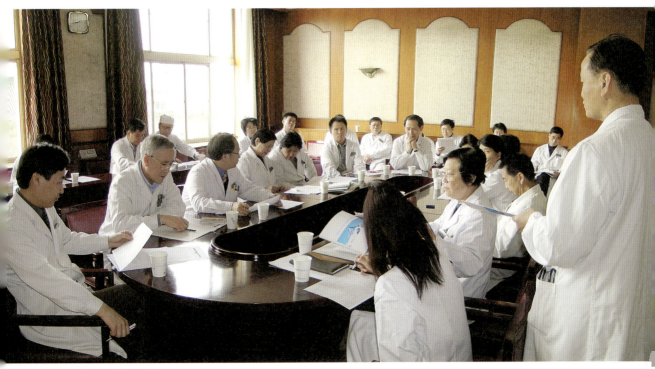

协和药事委员会会议现场

采购员。数十年来,协和科学选药、清廉购药获得一致好评。

对商业贿赂零容忍

协和人对药品购销领域不正之风的态度零容忍。药企作风和药品质量同样重要,这也是药事委员会考察的重要因素。

20世纪90年代,国内某知名药厂委托协和内科某教授对其仿制药进行临床试验。试验证实了药效,该教授欣喜地向院药事委员会提交了新药申请。就在这次药事会前,药厂销售代表前来给药剂科负责人送礼。负责人回绝了他,并在这次药事会上,向药事委员会专家们汇报了这个细节,结果没有一个专家给这个新药投票。

30多年来,协和药事委员会引领全国医院药学管理,用药目录被各级医院引用,优化医院用药品种、品规,规范处方药品名等具体做法被写入全国规范,协和的药事管理规范成为全行业的一面旗帜。

疑难病诊治的多学科协作诊疗模式

2013年，68岁的退休患者贾珍大，因20年内先后罹患乳腺癌、子宫内膜癌和被称作"癌中之王"的胰腺癌，病情复杂，先后辗转多家医院的多个科室求诊未果，带着最后的希望来到协和。贾珍大终身未婚未育，退休金也不宽裕，她只身一人，做好了最坏的打算。但没想到，在协和治疗了一年，本来预期最多只有12个月的生存期，已经过去了15个月，她仍状态良好。在决定诊疗方案的关键时刻，协和组织了10多个科室的30多位医生为她进行联合会诊，提出了效优价廉且有望提高生存质量的治疗方案，为她节省了就诊时间和诊疗费用，延长了生存期。协和的医者们之所以敢于"迎难而上"，北京协和医院建立并长期坚持的多学科协作诊疗（multiple disciplinary treatment，MDT）模式发挥了至关重要的作用。

在协和，对疑难病进行多学科协作诊疗的传统由来已久。早在20世纪20年代，协和内科就有集合各专科医生共同讨论疑难复杂或罕见病例的大查房制度，这一制度延续至今。另一种经典的多学科协作诊疗模式是临床病理讨论（clinical-pathological conference，CPC），该模式通常是从尸检中选择一个疑难病例，讨论后由病理科医生报告尸检结果并解答临床问题，是将临床与病理相结合、提高临床诊断水平的模式，因此参与范围更广，全院的临床和基础人员都踊跃参加。如今，随着尸检病例的减少，为延续CPC这一优良传统，CPC的规模和形式都有所演化，如呼吸科和病理科利用组织活检的标本定期开展临床呼吸病理讨论会。

在长期的临床工作中，医生们渐渐发现，有时因某类疾病的诊治需要和共同的研究兴趣，某几个科室间可建立起比较稳定的协作关系，由此诞生了以病种为单位的疾病协作组。

第 5 章 继往开来

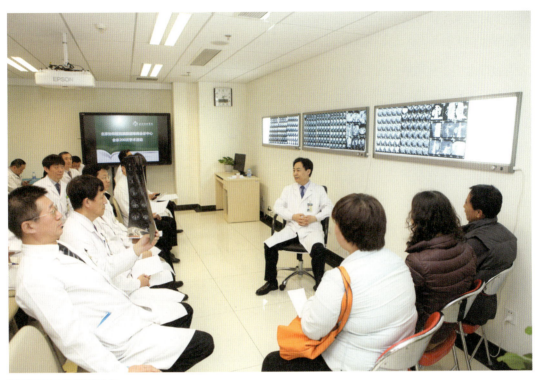

胰腺疑难病会诊组进行会诊

20世纪70年代,张孝骞教授主持组建了由消化内科、基本外科、病理科等组成的克罗恩病研究协作组。同一时期,曾宪九教授也牵头组建了由基本外科、消化内科、放射科、病理科等组成的胰腺协作组。20世纪90年代,在既往胰腺协作组的工作基础上,协和整合多学科资源,对胰腺癌高危人群进行筛查和诊断,建立了胰腺癌诊治绿色通道,进一步规范胰腺癌诊治流程,提高诊治效率。

2010年,协和将MDT模式从住院延伸到门诊,在赵玉沛院士的牵头下,北京协和医院胰腺疑难病会诊中心于5月11日正式挂牌成立。后来又陆续成立了胸部疑难病、垂体疑难病、炎性肠病疑难病、罕见病等多个门诊疑难病会诊中心。大部分会诊组都由近10个科室、20余位专家组成,依据会诊量固定时间、固定地点或根据特殊需求临时开展会诊。截至2020年12月,协和医院门诊疑难病会诊中心数量达到27个,服务患者总量已达6 400余例。

会诊前门诊部MDT中心工作人员和会诊团队的问诊医生都会进行充分准备,会诊过程中多科专家集中讨论，争取在最短的时间内作出最佳诊疗决策。"从病人跟着医生跑，到医生围着病人转"，疑难病会诊的MDT模式力求"一站式"解决患者的难题。每一个疑难病例的筛选都非常严格，医院整合最优质的资源给最需要的人，"啃最硬的骨头"。

就诊流程上，疑难病会诊MDT模式奉行"医生多走一步，患者少走一步"的宗旨，最大程度优化流程，缩短候诊时间，免去患者多次往返，由平均看4~11个科室变为挂一次号就能看多个科室、多位专家。患者到首诊科室就诊，若被首诊医生确定为涉及多学科的疑难病，则医生在征得患者及家属同意后开具预约单，患者到门诊的疑难病会诊中心登记备案并预约疑难病会诊，MDT中心工作人员指导患者完成会诊前的相关检查和资料准备。会诊当日上午，患者持病历资料到门诊MDT中心，会诊组派医生对患者进行全面而详细的问诊，汇总患者现病史、既往史、各类检查和诊断信息、治疗情况及效果、会诊目的等信息。会诊现场，多科专家汇聚一堂，听取问诊医生汇报病情，共同阅读和分析病历资料，必要时邀请患者入场接受补充问诊和查体等，随后与会专家集中讨论（患者回避）得出综合意见，并向患者及家属当面反馈会诊结果。根据患者及家属的诊治需求，指定科室医生遵嘱执行并随诊。会诊要解决的关键问题包括明确诊断，以及确定下一步诊疗方案。会诊并不意味着一定能使患者康复，而是最大程度帮助患者快捷、准确、便利地获得疾病诊治意见。

MDT模式的最大获益方当属患者及其家庭。患者们抱着很大的希望来到北京协和医院，协和的多学科会诊常常拨云见日，扭转病势，使患者转危为安，重见生命的曙光。来自安徽的一名男性患者3年前开始出现不明原因的膝盖和腰部骨痛，进而卧床不起，疼得都无法自己翻身，基本丧失自理能力。走遍多家大医院都查不出病因，最后来到北京协和医院骨代谢疑难病会诊组就诊。经9大科室的20余位专家初步会诊，推断可能为肿瘤相关低磷骨软化，这是一种全球至今报道仅300多例的罕见病，需要核医学科采用新型分子探针^{68}镓进一步确定肿瘤位置。PET/CT结果显示，在他右侧股骨头的头颈交界处长了一个直径1厘米左右的肿瘤，这个肿瘤非常不起眼，却是诊断病灶的关键。骨科接收了该患者并及时为他进行了手术，完整切除了病灶。神奇的是，该患者的血磷水平在几小时内就恢复到正常水平，并通过康复训练成功实现重新站立和行走。像这样的例子不胜枚举。

MDT模式带来的社会效益亦十分显著。会诊过程中，多个临床和医技科室医生共同阅片、集体讨论决策，团队中的每个成员也加深了对疾病的全面认识和对其他专科新技术、

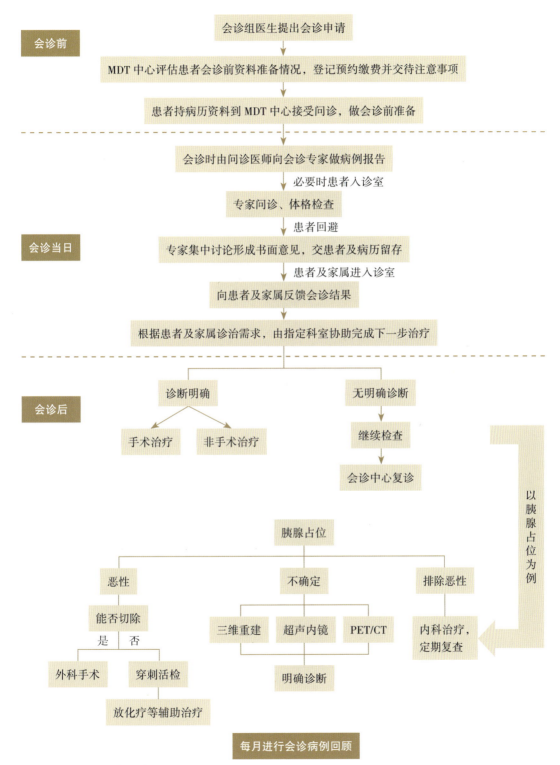

疑难病多学科协作诊疗（MDT）流程图

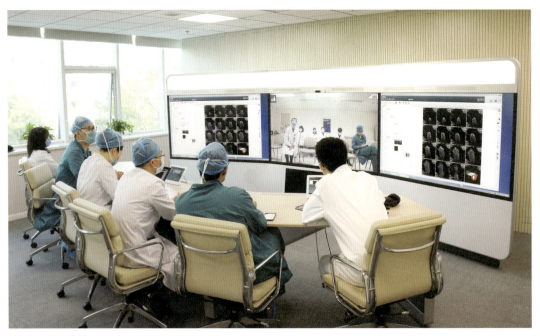

东西两院多学科团队采用远程医疗系统开展 MDT

新进展的了解，提升了医疗水平。会诊过程中发现和确诊的众多罕见或疑难病例，为临床研究提供了宝贵的资料，丰富了中国的疾病库。与此同时，会诊中对更新的医学基础理论和医疗技术手段的需求、跨学科引起的思维碰撞，能够推动医学科研发展和科研成果转化，从而实现医院整体医疗实力的提升。对于整个医疗界而言，会诊所作的诊疗决策往往更为精准，有助于推动疾病诊疗标准的建立和修订。

如今，协作诊疗网已不囿于院内，而是遍布全国。基于在罕见病诊疗方面的丰富经验，北京协和医院在国家的支持下，牵头开展了中国罕见病队列研究，建立中国罕见病的国家数据库。2019年2月，国家卫生健康委遴选324家医院组建全国罕见病诊疗协作网，北京协和医院是唯一一个国家级牵头医院。

在可以预见的未来，在国家深化医疗体制改革的背景下，MDT模式势必在全国更多医院广泛开展，覆盖更多病种，使更多患者受益。

为中国罕见病分级诊疗提供"协和方案"

在中国,罕见病患者并不罕见,这是一个超过两千万人的群体。他们无助地奔波于一家又一家医院,在日夜煎熬中寻找着可能的答案,也许最后得到了确诊,却仍要面对无药可救的绝望境地。

1936 年,北京协和医院 4 位医生在顶级医学期刊《临床研究杂志》(*Journal of Clinical Investigation*)上发表的 12 页论文,报告了中国确诊的首例胰岛素瘤病例,详细记录了这位罕见病患者的诊疗过程以及创新性的临床和基础代谢研究成果,这在当时具有普遍的临床

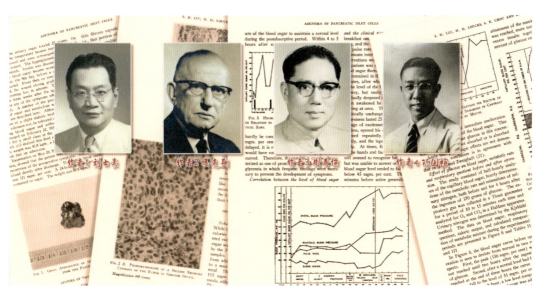

中国首例确诊的胰岛素瘤病例论文及作者(左起:刘士豪、娄克斯、周寿恺、陈国桢)

指导意义。

北京协和医院百年历史，就是一部与疑难罕见病斗争的历史。仅近30年，医院诊治的《第一批罕见病目录》中收录的罕见病住院患者就超过1.7万例。协和的罕见病诊疗经验，值得推广到全国。

搭建分级诊疗基石 从认识开始

在全国，认识罕见病的医生少，能够诊治罕见病的医生更少。所以，让更多的医生认识罕见病，让全社会了解罕见病，就成为搭建分级诊疗体系的第一步。

2017年受国家卫生健康委医政医管局委托，北京协和医院牵头组织讨论罕见病目录，在2018年5月由国家5部委联合发布具有里程碑意义的《中国第一批罕见病目录》，打响了中国罕见病联合攻坚战。之后，北京协和医院又组织全国多名专家相继出版《中国第一批罕见病目录释义》和《罕见病诊疗指南》，详细阐述了第一批目录中121种罕见病的定义、病因、临床表现、辅助检查、鉴别诊断、治疗方法等，以清晰的流程图明示了罕见病规范诊疗路径。2020年，国家级规划教材《罕见病学》出版，这是国内首部系统性阐述罕见病学的教材。如今，系列图书已经成为罕见病分级诊疗体系建设的经典著作。

构建分级诊疗网络 合围罕见病

罕见病病例分散、涉及学科众多，只有相对集中诊疗和双向转诊才能提高整体诊治水平。2018年10月，北京协和医院牵头成立中国罕见病联盟，北京协和医院院长赵玉沛担任理事长。2019年2月，国家卫生健康委医政医管局宣布成立全国罕见病诊疗协作网，构建1+32+291的分级诊疗模式，北京协和医院是唯一国家级牵头单位，联合32个省级中心医院、

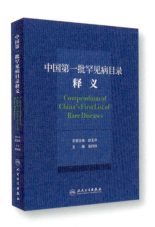

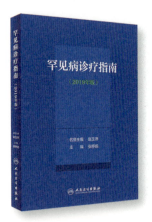

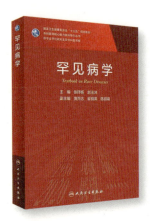

罕见病诊疗领域系列经典图书

291家地市级医院，逐步实现罕见病的早发现、早诊断、能治疗、能管理。

3个月的妞妞是协作网最初受益的患儿。母亲孕晚期自觉胎动减少，孩子出生时肌张力低下。山东某市医院予支持治疗未见明显好转，将妞妞转诊至罕见病协作网省级牵头医院山东省立医院。该院进行多项检查后均未见异常，根据《罕见病诊疗指南》，怀疑孩子患有"小胖威利综合征"，建议其来协作网国家级牵头医院就诊。北京协和医院经甲基化检查明确诊断，并提出早期综合干预方案。孩子出生3个月就得到确诊，相较于从前罕见病漫长的求医路，无疑是个奇迹。分级诊疗协作体系正为罕见病患者和他们的家人带来新的希望。

提升核心诊疗能力 优质资源辐射带动

北京协和医院是罕见病诊疗协作网的唯一国家级牵头医院。在医务处、门诊部、信息中心、病案科及诸多临床医技科室的共同努力下，医院制定完善协作网工作机制、组织开展培训，同时也承担罕见病疑难危重患者的转诊。

这是一个普通的星期四中午，一间普通的MDT会诊室，11个相关临床科室及外院的近30位专家，共同为两位脊髓性肌萎缩症患者制订综合诊疗方案，重点探讨严重并发症脊柱畸形的情况下，如何精准鞘内注射特效药诺西那生的方案。这两位年幼起病的患者，在家人的精心照护下顽强地活下来，有了自己的工作，但如今却不得不面对更为残酷的现实，再也举不起他们的手，咽不下稍硬的食物，甚至将无法自己抬起头……

许多个这样的周四中午，也记不清有多少位专家，在目送他们离开后，轻轻抹去眼角的泪，全身心地投入到系统的分析、热烈的讨论、深度的交流中。他们有着同一个目标，让罕见病患者更好地生存，或者让他们活得长一点，等到有药可救的那一天。

在孤儿药（又称"罕见药"）"米托坦"的外采直购中，作为牵头医院，北京协和医院再一次

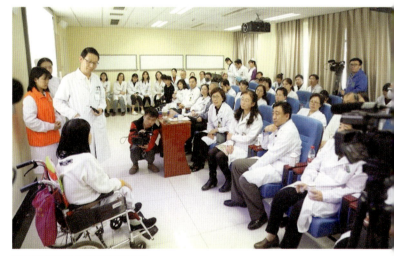

协和多学科团队为罕见病患者会诊

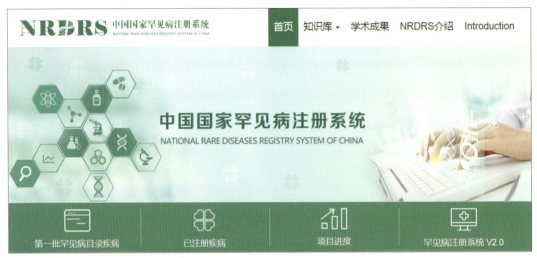

中国国家罕见病注册系统

发挥了实质性作用。为打破患者在买药和用药诸多环节的障碍，为罕见病药品的供给探索一条新路，赵玉沛院长多次组织院领导班子专题讨论，经过9个多月的努力，在政府多个主管部门直接支持下通过一次性进口批件方式从国外厂家直接采购了100瓶药品，通过建立米托坦血药浓度检测方法提升患者的治疗需求和用药安全，也开启了中国"罕见病药物特购的破冰之旅"。

描绘分级诊疗未来 研究带来希望

摸清"底数"，推动科研。3年来，北京协和医院牵头国家重点研发计划"罕见病临床队列研究"，建立了中国首个国家罕见病注册登记系统。目前已经有140余种、4.2万余例罕见病案例的登记注册，正在越来越完整地揭示中国罕见病的真实患病率；患者病史、体征、影像、生物组学信息等构成的病种特异性临床数据库，有助于认识更多罕见病个性化表现，可全面支持罕见病智能诊断系统的研发，支持孵育新的诊疗手段，并指导罕见病的新药研发。

如今，国家规范罕见病诊疗、保障罕见病用药的步伐不断加快。在国家的高度重视和政策激励下，我国已有55种罕见病治疗用药获批上市，其中32种已纳入国家医保目录，让更多的罕见病患者看到了希望。

中国罕见病领域的快速发展，也得到了国际社会的认可。2019年2月21日，时任北京协和医院副院长张抒扬教授获邀前往联合国，介绍协和方案以及中国应对罕见病的政策和具体措施，为全球带来了政府主导、社会多方参与的顶层设计下，综合诊疗体系建设、临床科学研究、医学教育及培训、孤儿药研发、社会保障及患者关爱等为一体的罕见病创新服务模式，赢得了国际社会的广泛赞誉。

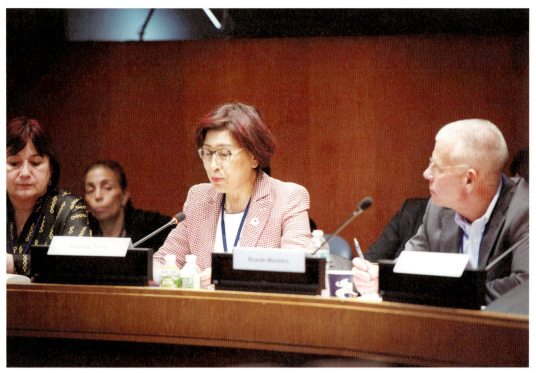

张抒扬在联合国作罕见病报告

构筑病人安全的一道防线：
不良事件上报

2009年4月，医务处连续接到7起在放射检查或麻醉诱导过程中发生严重过敏事件的报告后，组织急诊科、变态反应科、重症医学科、放射科、药剂科和麻醉科的专家进行专题讨论，结合近年来全球发生严重过敏反应的病人数量明显增多的现状，得出一个判断：严重过敏反应病人的抢救将由非常态变为常态。为此医院出台了《严重过敏反应抢救流程》，详细阐述了病人发生药物过敏后可能出现的五种症状以及每种症状对应的处置办法。同时培训人员、配置设备及药物、建立专门的院内120急救小组，以应对越来越多的来自全院的急救需求。

这是一起为避免不良事件再次发生而进行流程再造的典型案例。这项由医务处牵头、"自下而上"的流程改造项目，在后来的解读中被认为具有很强的示范效应。

医院的生命，无疑是医疗质量与病人安全。北京协和医院在多年狠抓医疗质量的基础上，进一步明确"病人安全"导向，以"推行不良事件主动上报制度"为抓手，通过不断的制度化、流程化、模块化、信息化，编织了一道防范不良事件和安全隐患的"防护网"。

老虎也有打盹的时候，是人就会犯错误。如何能让医生"做对容易做错难"？协和通过设立"病人安全"的专门管理机构，院、处、科三级联动，对每一例上报事件进行"分篮子"，重点关注其中可预防的不良事件，反思医疗决策中的共性问题，从而在操作流程和管理制度上作出相应的修订和改进，并及时向全院发布预警信息。

"要打阻击战，不打遭遇战"，是医院大力推行不良事件上报工作的初衷。一位病人因上呼吸道感染来协和就诊，医生开出了口服抗生素阿奇霉素，而病人从药房领出的却是降压药苯磺酸氨氯地平，原因是这两种药在外包装上非常相似。据国外报道，全球每年因药品外包装相似及药品名称相似所引发的用药错误致死人数至少在2万以上。医院结合自身多年实践与经验,经过充分的讨论和酝酿,于2010年3月15日正式出台了《北京协和医院形(音)似药品管理规定》,从药品准入、全员培训、医嘱执行和不良事件报告等各个环节提出了明确要求。

此外,协和还将不良事件的防范,从医院作为药品和器械等的服务链终端追溯到上游的生产厂家。譬如原本塑料安瓿拆开时极易漏液,药剂科会直接与药厂协调改进设计,或者将高危药品的标识制作得更清晰等。

可能有人会问,人人都有"趋利避险"的本能,如何才能让当事人主动上报不良事件?协和建立的不良事件和病人安全隐患报告制度,是一种学习型、非惩罚性的管理措施,有着"特殊"的奖惩规定。该报不报,将被记录为违规行为,一旦发生医疗差错,纳入绩效考核减分。情节严重时将追究当事人或科室负责人的行政责任。对积极上报医疗隐患的科

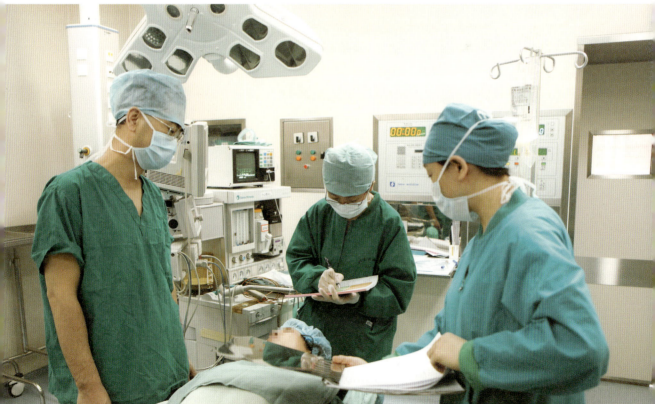

手术安全核对

室和个人，则通过专项奖励和绩效考核给予激励。此外还通过"哨点"机制来减少盲点，如麻醉科、手术室、检验科、病理科、重症医学科、急诊科等作为哨点监测平台，即使当事科室不报，哨点平台也会上报。

自这项制度推行以来，病人安全文化深植在了每一位协和人的心中。医疗链条上的每一个人都是责任人。赵玉沛院长打了一个形象的比喻，如果各项工作是0，安全就是0前面的1。2017年7月13日，北京协和医院管理专业委员会成立，管理不良事件上报制度在全院推行。2019年初，医院进一步推行不良事件与舆情日报制度。这正是安全管理文化向纵深推进的标志。

安全是一种文化，态度决定一切，只有通过不断增强每个人的责任意识、管理意识、协作意识、风险意识，才能使协和这个"宝塔尖上的明珠"不至蒙尘。"扈江离与辟芷兮，纫秋兰以为佩。"协和人正是以这种"自洁"的精神、"自省"的态度，蕴积协和百年荣光，延续协和百年兴盛。

病人需要什么，绩效就考核什么

绩效考核是指挥棒，北京协和医院旗帜鲜明地提出了"病人需要什么，绩效就考核什么"，以此为宗旨建立起的综合绩效考核方案，点亮了协和医院的公益性航标。

早在1983年，北京协和医院作为卫生工作改革的第一块试验田，就被列入国家工资改革试点单位。协和用"一切以病人为中心"的理念指导管理实践，在"打破平均主义的'大锅饭'，贯彻按劳分配原则，分配上明显向一线倾斜，进一步体现知识劳务的价值"方面作出了有益尝试。

2008年，根据国家医改方向，北京协和医院重新出台了第一版绩效考核方案，之后基本每年修订一次，从全面综合绩效考核向复合量化绩效考核递进。

协和的绩效考核少有经济指标，门诊量、手术量、出院病人数、床位使用率这四项工作数量类指标，在考核体系中的权重逐年降低，仅占全部考核权重的十分之一，而医疗质量、病人安全、病人满意度、医师出诊率、预约诊疗率等几个代表医疗品质、可以有效缓解看病难问题的指标，权重达到了80%左右。特别是医院对质量差错采取零容忍，要求每一个人都能坚守协和的品牌，体现协和的医疗水平。

由于"全国人民奔协和"是一种常态，协和挂号经常一号难求，好不容易看上大夫，一旦需要住院治疗，病人将面临第二道门槛——床位有限，有些紧俏科室住院等候时间甚至要排到几个月以后。改善老百姓看病难、住院难，是协和人的头等大事。

为让病人早日看病，医院采取了"开源节流"法，一方面提高医生门诊收入，另一方面将门诊量、医师出诊率纳入绩效考核。以非手术科室为例，在总分170分制的考核中，门诊考核占到25分。如果门诊量没有增加，将被扣掉2.5分，只有增长10%才能不被扣分。

另一方面出台严格的医师停诊管理办法,任何一名医师停诊都要提前5个工作日取得科主任同意并签字,然后必须到门诊办公室备案,同时还需注明补诊时间。

"医疗水平高,但是看病费用并不高",这是曾在协和就诊的病人给予协和的中肯评价。某科主任手中的一张表格诠释了这一奥秘。这张表详细记录着科里所有医生每月门诊量、次均门诊量(每次看几个病人)、最大处方额、次均处方额(每张处方平均费用)等。某位大夫总门诊量下降,每次门诊看的病人少,或者一个阶段处方均值偏高,主任一定会找他谈话。为什么同样的病,别人用500元能解决的问题,到你这里就得1 000元?为什么同样的单位时间,别人能看10个病人,而你只看3个、4个?你必须给出合理的解释。在严谨求精工作作风的长期熏陶与科主任的严格管理下,协和拒绝大处方,提高门诊效率,使病人得到了实实在在的好处。

在对临床医技科室的医疗指标考核中,医疗安全的分数特别突出,在总分57分里占比超过三分之一。在频繁的医疗活动中,协和人深刻认识到"如果将医疗、教学、科研、管理看作'0',那么安全就是'1'。拥有安全,后面的一切都是成绩;失去安全,后面的一切无从谈起。牺牲了安全,干了等于白干"。

协和的满意度考核更有特色。医护人员好不好,由住院病人和门诊病人打分,是对医疗护理技术、服务态度、医德医风等的全面考评;医技科室的服务好不好,由临床人员打分,重点考察其对临床科室的服务能力和及时性;职能部门的工作好不好,不仅要接受临床、医技科室的打分,还要接受其余兄弟职能部门的打分,重点考察其管理执行力、服务态度及效率,以及沟通协作精神。加大病人满意度考核权重,引入第三方评价,运用网络、手机等现代化手段,扩大门诊病人满意度调查范围,住院病人满意度调查改为出院后调查,使考核数据更加客观,效果更加明显。

经过几年来的摸索,协和医院的绩效考核已经形成了"综合+单项"的复合型考核模式,一些相对成熟的指标逐渐划归到各科室的日常管理中去,一些代表当下医院短板的指标新纳入绩效考核方案中来。诸如手术难度分级专项考核、门诊出诊率等单项考核指标,与综合绩效考核形成点面结合的多元化路径。门诊专项绩效考核根据医师实际出诊次数和单元工作量情况给予满勤奖和超额奖,保证了门诊出诊医师单元总数和挂号总量,满足更多病人就诊需求。

协和的绩效考核方案来源于临床,也指导临床。医院鼓励大家多做协和应该做的疑难手术，而不鼓励低技术含量的手术占据资源。如果违反了这个激励原则，有可能在绩效上没有任何体现。但是，医院鼓励高级别医师指导或协助下级医师操作手术，主动给下级做助手的，在绩效权重上会得到体现。手术专项绩效考核根据手术难度级别、手术台次、医师级别等关键指标设定不同权重进行考核。通过激励引导，2018年医院三四级手术占比达80%。

守正笃实，久久为功。2020年6月，国家卫生健康委发布了2018年度全国三级公立医院绩效考核成绩。在这张被称为最权威、最官方的首张"国考"成绩单上，北京协和医院表现亮眼，在参评的全国2 398家公立医院中排名第一，评价等级为A++。在4个维度的指标体系中，满意度评价满分，医疗质量、运营效率、持续发展得分均明显高于全国平均水平。

"病人需要什么，绩效就考核什么"，这是协和始终坚持的原则。在协和，不以"经济效益论英雄"，成为医生群体中职业幸福感的重要构成因素；"看别人看不了的病"，则是协和医生的共识。

中国现代医院史话

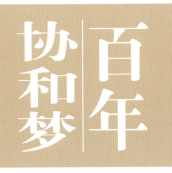

百年协和梦

第6章

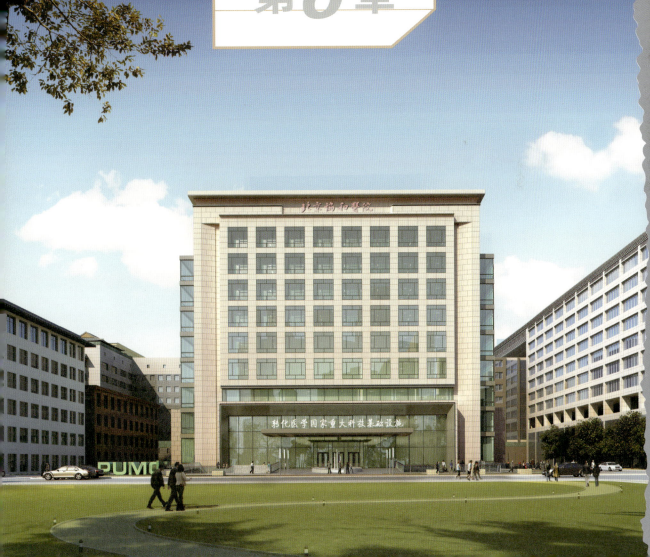

图说协和建筑史

一部协和发展史就是中国现代医学发展历程的缩影
协和医学城的形成就是百年协和发展史的见证

壹 【协和诞生】

20世纪初，洛克菲勒父子筹划在中国北京建成远东地区最好的医学学府，"目标是建立一个与欧洲、美洲同样好的医学院，具有优秀的教学队伍，装备良好的实验室，高水平的教学医院和护士学校"。

洛克菲勒父子出资建立的美国中华医学基金会先后购买了英国伦敦会等六家教会医院在1906年共同创办的"协和医学堂"和豫王府的全部房产，开始筹建北京协和医学院及协和医院。

1917年9月24日，由著名建筑设计师查尔斯·柯立芝先生设计的、具有中西合璧、宫殿式外观的现代化医院在豫王府旧址上破土动工。

1921年9月16日，北京协和医院建成。医院建筑面积53 006平方米，设床位250张。同年，护士楼建成，建筑面积为7 000平方米。

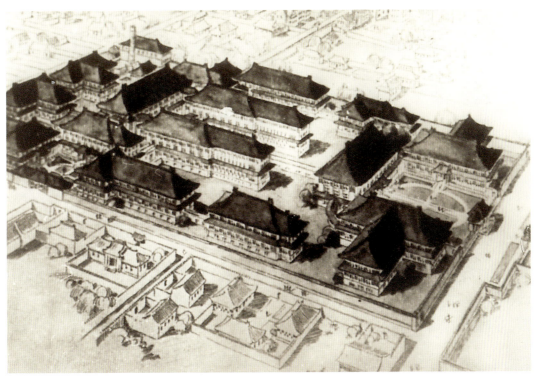

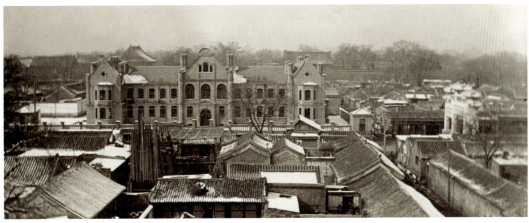

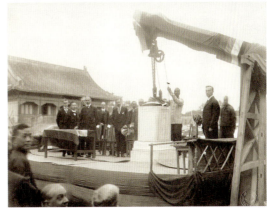

1. 老协和建筑群规划鸟瞰图
2. 协和医学堂
3. 奠基仪式

贰 【稳步发展】

1951年1月20日，中央人民政府教育部和卫生部接管协和，翻开了北京协和医院发展崭新的一页。

医院门诊大楼1975年4月奠基，1978年3月竣工，同年9月21日正式开诊。建筑面积13 170平方米，日门诊量设计为2 000人次。2016年8月，老门诊楼完成历史使命后拆除，原址上建设转化医学综合楼。

医院新业务楼（住院楼）1987年12月奠基，1994年9月竣工，1996年9月正式启用。建筑面积63 733平方米。李鹏总理先后两次来院，亲自为大楼奠基和启用剪彩。现更名为内科楼。

医院教学楼1998年10月开工，2001年4月竣工并正式启用，建筑面积18 393平方米。

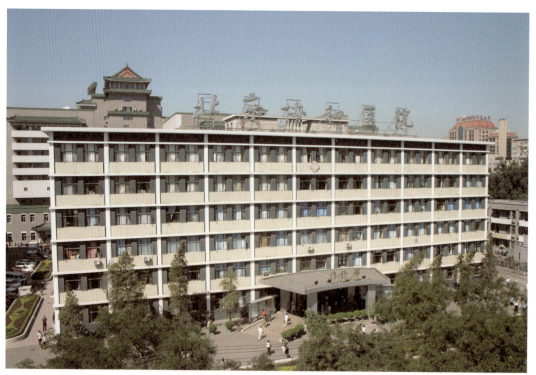

老门诊楼

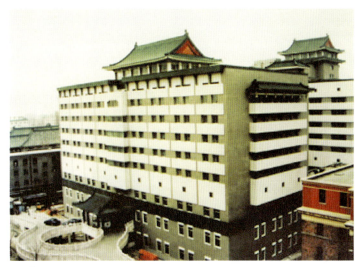

内科楼

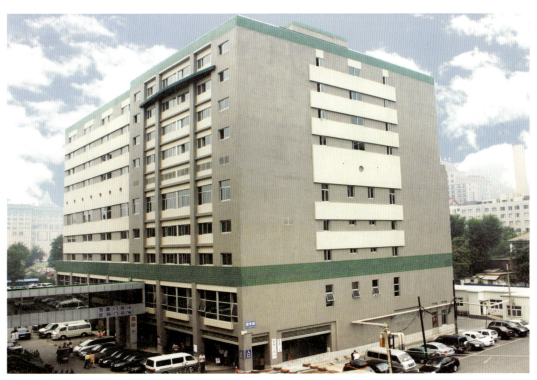

教学楼

叁 【两院重组】

2002年3月25日，北京协和医院与邮电总医院合并重组。邮电总医院作为协和西院区，包括建成于1976年的南楼和1993年的中楼、1995年改扩的门诊楼和建成于2002年的北楼，建筑面积共60 186平方米，拥有床位600张。

2014年3月，医院启动西院区新一轮功能定位及装修改造，成为集门诊、病房、国际医疗部和多个医疗中心于一体的新协和西院（现更名为协和西单院区）。

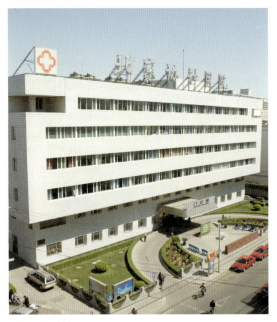

西单院区门诊楼

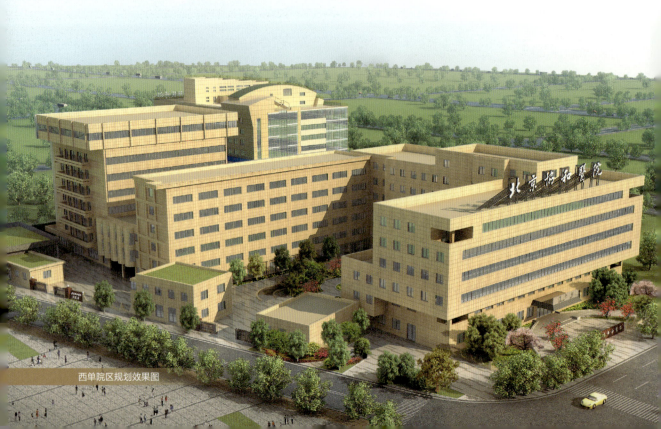

西单院区规划效果图

肆 【腾飞提速】

帅府项目2003年6月获批准立项，2005年12月28日举行奠基典礼，2008年6月26日举行了主体工程封顶仪式，2010年12月正式启用。

医院门急诊楼及外科楼改扩建工程2005年3月获批准立项。2008年10月16日举办奠基仪式，2012年9月28日举办新门急诊楼启用仪式，2012年10月4日门诊楼正式启用，2013年1月9日和5月2日，急诊楼、外科楼陆续投入使用。门急诊楼及外科楼总建筑面积为225 065平方米，建成使用后，医院建筑面积增至53万平方米，床位数增至2 000张，手术间增至75台，手术能力达日均200台次。

2011年9月16日，建筑面积为11 580平方米的协和学术会堂建成并正式启用，原中央美院美术馆旧址上建成的北京协和医院院史馆正式开馆，接待中外嘉宾。

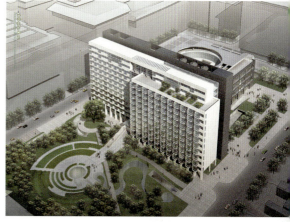

帅府项目效果图

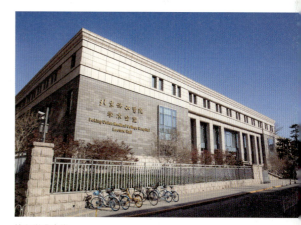

协和学术会堂

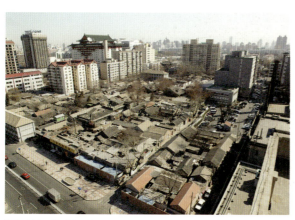

门急诊楼及外科楼原址

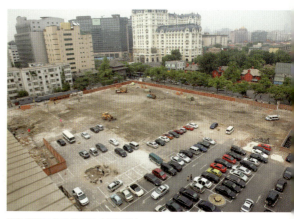

门急诊楼及外科楼原址（拆迁后）

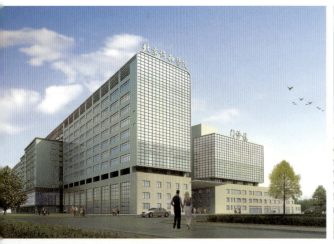
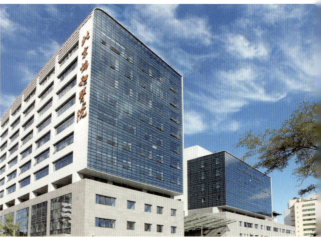
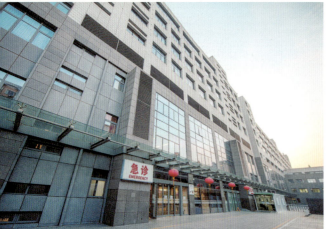

1. 门诊楼效果图
2. 门诊楼实景图
3. 急诊楼实景图
4. 外科楼效果图
5. 外科楼实景图

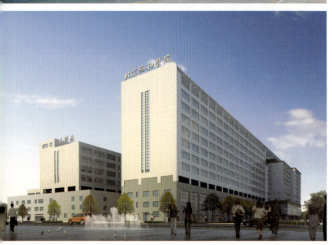
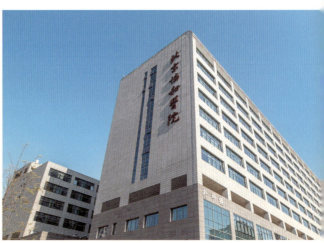

第6章 百年协和梦

伍 【宏伟蓝图】

协和转化医学综合楼工程建设项目在2016年7月经国家发展改革委批准立项，于2017年6月8日开工。该项目包括转化医学综合楼主体及地下通道，总建筑面积69 084平方米，其中主体建筑面积56 173平方米，地上10层，地下5层，作为转化医学国家重大科技基础设施（北京协和）项目的重要载体于2021年9月5日正式启用。

北京协和医院大兴院区是医院的医学研究创新基地，疑难重症及罕见病国家重点实验室及其配套平台计划设立于院区内。该院区位于大兴区榆垡镇政府南侧，北京大兴国际机场临空经济区、北京（大兴）自贸区、综合保税区内。项目占地面积近20亩，由4栋楼组成，总建筑面积3.4万平方米，于2020年底验收部分试运行，2022年正式投入使用。

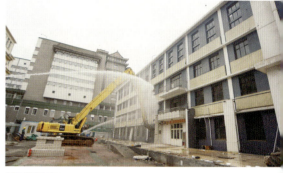

旧门诊楼拆除

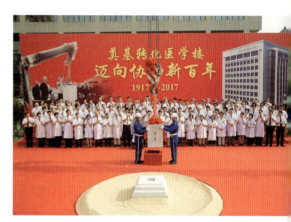

转化医学综合楼奠基仪式

转化医学综合楼效果图

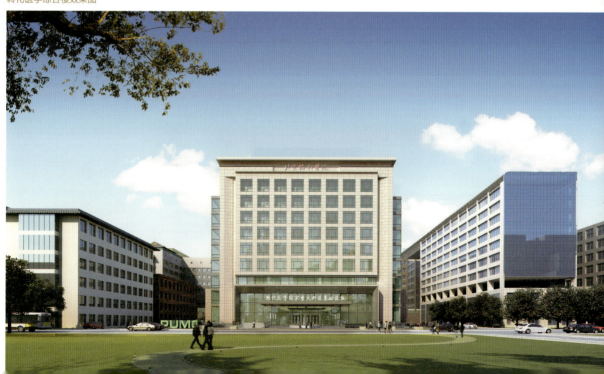

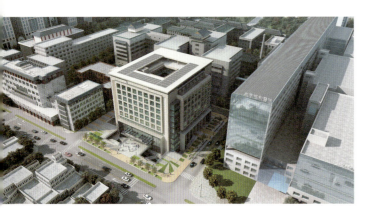
转化医学综合楼效果图

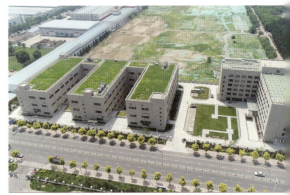
大兴院区实景图

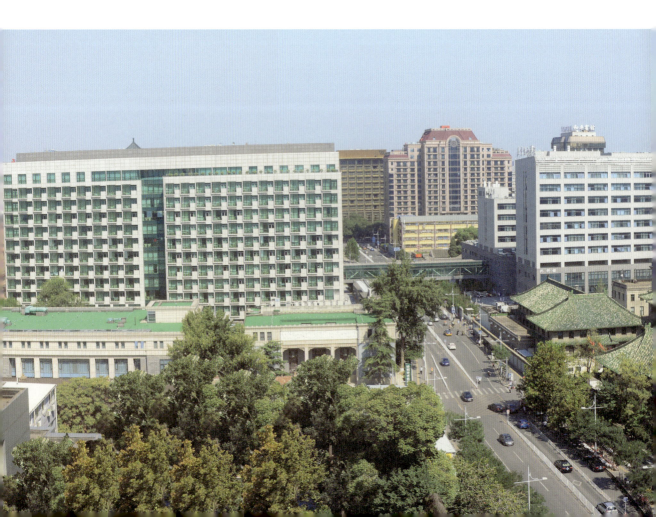

陆 【协和医学城】

协和转化医学综合楼2021年正式投入使用后,蔚为壮观的协和医学城,西起东安东路及校尉胡同,东至东单北大街,北起煤渣胡同,南至帅府胡同和东单三条。医院占地总面积将达到13万余平方米,总建筑面积达60万余平方米。

百年协和,世纪荣光。使命召唤,再创辉煌。协和人必将凝聚全部的力量和智慧,携手同心,奋发拼搏,为人民健康事业作出新的更大的贡献!

协和医学城(东单院区实景图)

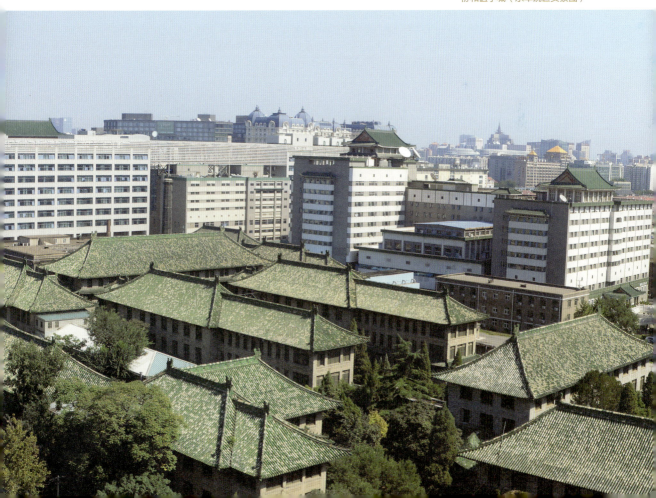

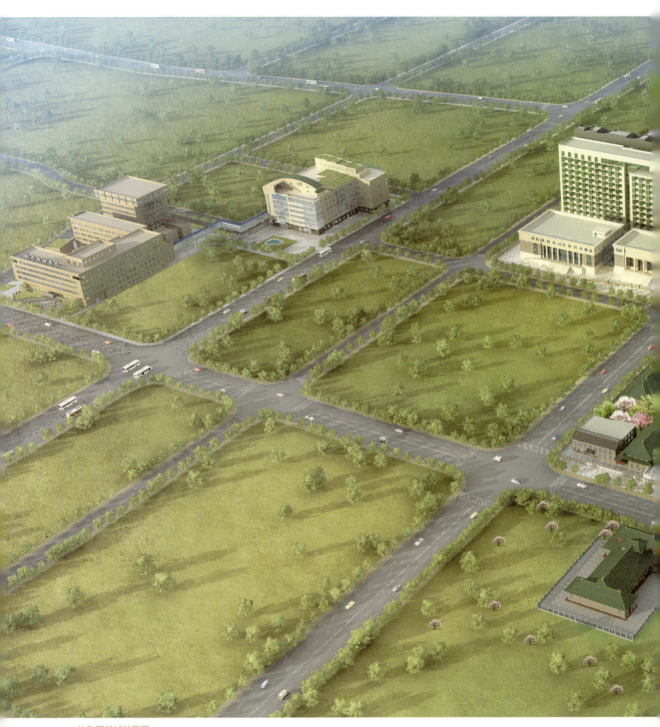

协和医学城效果图

第 6 章 百年协和梦

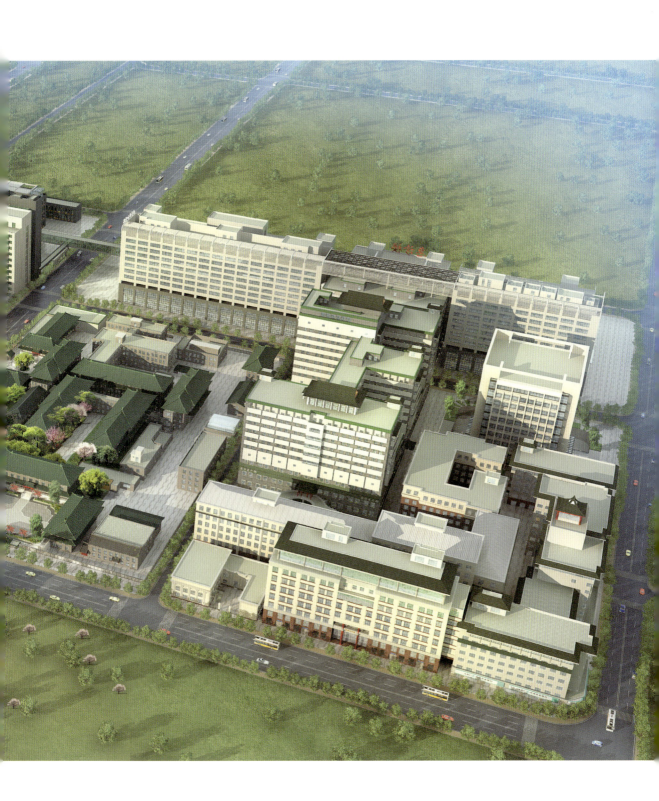

协和的国际化之路

2018年3月10日,北京协和医院的一间会议室中,进行着常有的远程医疗会诊。大屏幕上是远隔重洋的几位美国顶级临床肿瘤专家,坐在屏幕前的则是北京协和医院的肿瘤治疗团队。几轮讨论病例后,双方专家得出了一致的肿瘤辅助治疗方案。美国专家认为,北京协和医院对于肿瘤前期的诊断、手术方案,遵循了最新的国际指南,患者得到了规范的治疗。

一个个普通的日子里,你可以看到年轻的外国实习医生,站在床旁听协和医生的英文查房;或是满头银发的国外教授,在病房带着年轻的协和住院医生进行教学。协和学术会堂中,更是常常会看到来自世界各地的学者,与协和的医生们热切讨论着医学话题。一年一度的国际医学教育论坛、国际护理论坛、教学周、专科学术交流等活动,在不断强化着协和这座医学殿堂与世界的连接。

协和小花园中的玉兰花,一年年静静开放,注视着这座有近百年历史的医院,发生着点点滴滴的改变。

从建院之初,在北京协和医院举办开幕典礼之时,连续7天、多达280名全球专家学者参加的学术交流活动,就开启了一个国际交流的高潮。此后,协和人的身影长期活跃在各种国际学术交流的舞台上。1930年,在日内瓦召开的国际联盟卫生组织会议上,来自北京协和医院的兰安生(John Black Grant)和陈志潜代表中国政府参会,协和在农村公共卫生事业上的创举引发国际广泛关注,并最终成为全世界初级医疗保健的标杆。

历史在变迁,协和成为世界一流医院的目标从未放弃,步伐从未停止。第二次世界大战后,国际联盟重组成立世界卫生组织(WHO),来自协和的杨崇瑞即加入WHO国际妇婴卫生部门;1949年新中国成立后,她受邀回国担任卫生部妇婴健康部门负责人,这是协和人在国际化道路上的成功旅程。

协和长期重视国际交流，建院初期，吸引了很多来自欧美的客座教授选择协和来度过他们的假期，包括当时久负盛名的生物化学家范斯莱克（Donald D. Van Slyke）。直接到协和来工作的学者也不在少数，如眼科主任霍华德（Harvey James Howard）、放射科主任霍奇斯（Paul Chesley Hodges）、内科主任斯乃博（Isidore Snapper）等。

在洛克菲勒基金会支持下，协和青年医师去欧美交流的机会也非常多，如张孝骞即赴约翰·霍普金斯医学院进修1年余，而刘士豪则赴洛克菲勒医学研究所进修2年，诸福棠和朱宪彝先后在哈佛大学医学院进修。1921年入学、1929年毕业的学生林巧稚的经历，更加代表了协和国际化交流的征程：1932年，她获得资助进入伦敦医学院和曼彻斯特医学院学习，随后前往维也纳大学和芝加哥大学；1954年，在维也纳召开的世界健康大会上，林巧稚作为中国代表团成员之一参会；1972年，林巧稚成为中华医学会访美代表团中唯一女性成员，1974年和1978年，林巧稚又分别两次参加中国友好代表团出访。

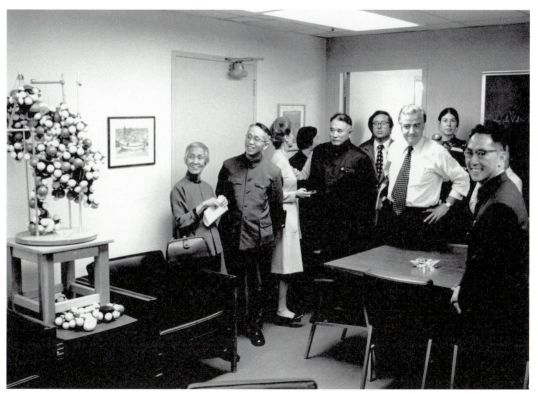

1972年前后，受国家委派，中国医学代表团先后前往英国、美国、法国、瑞士等国访问。图为以林巧稚为团长的中国医学代表团在美国访问

协和的国际化道路离不开党和国家所赋予的光荣使命。1971年4月，中国开启了和美国的乒乓外交，美国乒乓球队来华，北京协和医院即承担了接待外宾的重要医疗任务；同年11月，我国举办亚非拉乒乓球友好邀请赛，来自世界51个国家和地区的球队、代表团、记者，共计670余名外宾来到北京，协和医院接受国务院指派，组建医疗点、外宾病房和救护小组；1972年2月21日至28日，尼克松一行400多人访华，协和医院又一次全面承担了外宾医疗保健任务，并就此成立外宾病房及院办外事组，专门承担对外国际交流及相关医疗任务。

在医院派出对外交流方面，继1971年4月吴蔚然教授访美后，1973年4月18日，卫生部第一次选派优秀青年医生出国进修，协和选送陆召麟、姜永金、陈绍先赴英进修学习，此后协和国际学术交流日趋频繁，协和与国际学术之间的深度对话由此展开。

党的十一届三中全会以后，北京协和医院进入全新发展阶段：医院的对外开放步伐加快，先后同数十个国家与地区上百个医疗卫生机构建立了广泛的联系与合作，举办各类学术交流会、座谈会以及新技术成果演示会，并承办各类国际医学会议。同时，协和还与联合国等多边国际机构及双边官方与民间组织进行项目合作，建立了一批国际合作中心，获得国内外广泛援助，用于引进新技术、新仪器、新材料和新知识。

协和尤其重视医学人才国际化视野的培养。医院设立"百人计划"项目，拨出专款用于年轻人才的培养，送医疗、护理及管理骨干赴海外学习，足迹遍布世界十余个国家，目前已有数百名优秀的医、护、研、管人才完成学习，将国际上先进的技术、理念带回协和并付诸实践。国际化之路，不仅要将国外的专家"请进来"，更需要中国的医生"走出去"。

2009年，北京协和医院院长赵玉沛带领200余名中国外科医师整体亮相美国外科学院第95届年会，并在芝加哥举办"中国之夜"招待会，中国医师学者的投稿数量、参会人数及发言的英语及学术水平，都给世界带来了惊喜。国际外科学院荣誉院士、北美外科学院荣誉院士、英格兰皇家外科学院荣誉院士、泰国西娜卡琳达王太后奖、美国妇产科学院荣誉院士、英国皇家妇产科学院院士、爱尔兰国立麻醉医师学院荣誉院士、国际眼科科学院副主席……越来越多的协和专家在国际舞台上获得荣誉，协和人对世界医学的贡献得到越来越多的认可。

近一百年走过，科技与医学科学都已发生翻天覆地的变化。现代化的远程技术连接起了协和与地球的另一边，进一步助推着协和的国际化步伐。协和的国际远程服务已涵盖美国、欧洲及日本数十家全球著名医疗机构，包括数百名国际顶级医学专家；为有需求的疑难病例进行协和专家–国际专家联合病例讨论，共同制订诊疗方案；由协和专家进行疗效评估、方案调整等诊后工作。开放的疑难病例国际交流讨论平台，为病人的诊疗提供了多元的国际优选方案，对于提升北京协和医院在国际上的学术地位及知名度起到直接的推动作用，也为年轻医生提供了一个良好的学习机会。

2016年，北京协和医院与美国中华医学基金会（CMB）签署合作谅解备忘录，这标志着协和与CMB五年合作计划的全面开启。

在新百年的历史交汇期，协和为实现重回建院之初的学术巅峰地位，充分鼓励和支持个人在全球范围内学习并引进本专业领域最先进的医疗技术；还将在建设"开放协作体系"的背景下，加强与国际一流名校、名企在医学教育、医工结合、转化医学和健康医学等方面的合作，做到优势互补，发展共赢，不断提升协和的国际影响力，以实现建成"中国特色、世界一流医院"的美好愿景。

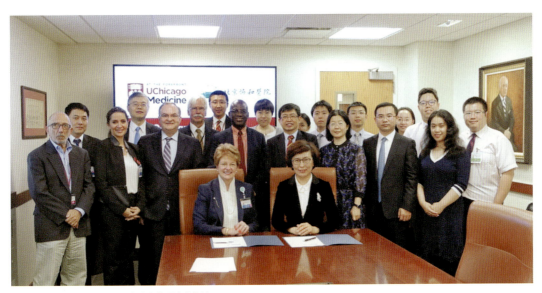

北京协和医院与芝加哥大学医学中心签署合作协议

百年跨越：
信息、数字、智能

北京协和医院是国内第一家将计算机应用于医疗的医院。早在 1934 年，医院就购置了 IBM 公司生产的第一代商用处理机，这台穿孔卡制表机被用于协和病案的整理。协和，被称为"中国现代医学史的缩影"。协和的信息之路，亦是中国医疗信息技术发展的时代缩影。

20 世纪 70 年代初，在医院还未引入电子计算机的时候，外科曾宪九教授与蒋朱明教授就将这一技术应用于重症患者体液出入的监测。1978 年，在曾宪九的指导下，黄冯玲、朱预、蒋朱明及李汉忠等完成的论文《应用电子计算机辅助诊断急腹症》发表在《医学研究通讯》杂志上，这是协和医院将决策支持系统应用于临床的早期探索。

1981 年，北京协和医院计算机室正式成立。医院在系统开发、网络建设、医院信息系统（HIS）应用、移动医疗等方面作出了诸多有益探索。然而，随着信息发展提速，国内其他医院轻装上阵、发展迅速，协和早期的诸多探索反而变成了掣肘，40 多个系统孤岛林立、联通不畅，与医院发展不匹配、不适应的问题显得更为尖锐。"2010 年初，卫生部派专家组来协和对医院进行综合评价。医院几乎所有项目是 A+，只有信息化被点了名。这件事在所有人心中扎了一根刺。"一位协和员工回忆道。

此后，医院管理层意识到，现阶段信息建设的重点，是坚持"以人为本"的理念，以"服务患者、改善管理"为主线，做好顶层设计，实现系统的全面整合、数据的互联互通。

要打翻身仗，实现弯道超车，信息规划首当其冲。2010 年，中石化信息团队携石化盈科团队加入协和，为医院信息管理制度化、IT 基础设备建设前沿化、IT 运维管理社会化奠定了基础。同年，信息中心确定医院信息化管理"六统一"原则：统一规划、统一设计、统一标准、统一投资、统一管理、统一建设。一批临床医务人员加入信息团队，以需求驱动应用，

第6章 百年协和梦

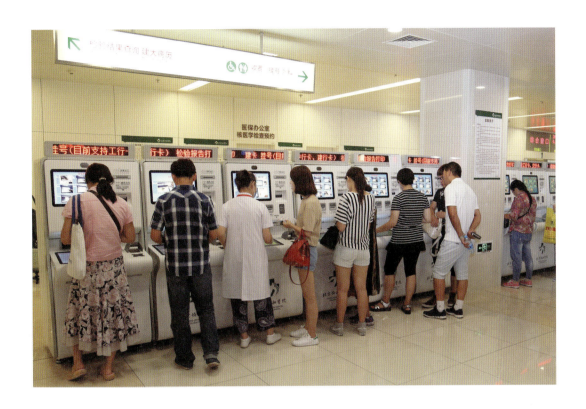

2016年7月,协和定制开发的新版自助服务一体机上线使用,具备建卡、挂号、取号、报到、检验报告打印及自助查询功能

"人本位"的信息化理念深入人心。

工欲善其事,必先利其器。2010年,医院投入6 000万元,高标准地规划、设计和建设了当时全国医院总面积最大、1 900平方米的数据中心,完成了全院信息基础设施的重建和升级改造工作,进而形成数据中心与集成平台相互融合的信息支撑平台。

这一平台有多重要,从一管血便可管中窥豹。2013年,检验科实现了检验标本的"4W"监控,即"Who,When,Where,What"。从医生开出医嘱,到患者缴费和采样,再到70~80个检测平台的检测,标本到了几号机、几号架、几号位置,都能做到操作者、地点、时间、执行的全程可追溯。

患者拿着厚厚的一摞单据在医院里穿梭曾是大家熟悉的场景。"2009年以前,每个诊桌都有若干小格子,里面放着化验单、检查单、住院条等各种单据。特别是接诊新病人的时候,差不多要开出10~20

张检查检验单。"现如今，这些形状不同、颜色各异的申请单只能在院史馆里找到了。2012年上线的门诊信息系统实现了"无纸化"，大幅提高了医生的工作效率。"一开始患者手里没了东西，还很不习惯。很快他们就发现所有的记录都在就诊卡里，去哪儿直接刷卡就行了。"2018年12月，为了进一步提升患者的就医体验，医院全面推行身份证替代就诊卡，过去需要读就诊卡的诊疗环节都扩展了读身份证的功能，院内"一证通"让协和就诊卡也成为历史。信息技术不仅改变着医院医疗诊治流程，也在不断改变着人们看病就医的方式。

此外，医院医疗管理方式也正在经历"信息革命"。以院感控制为例，在过去，院感办工作人员每天需要去微生物室抄写目标微生物培养阳性的患者名单。而今，通过多维数据整合、院感模型建立，已从单一的微生物结果查询转变为基于临床表现、检验检查、抗生素应用等多维度数据的院感实时预警，院感办工作人员动动手指，就可以不留死角地掌握全院数据，智能预警院感事件。

现今的协和，已形成了一个闭环管理、健康安全、不断创新、充满活力的信息生态圈，实现了在患者管理、临床医疗、临床护理、临床医技、医疗质控、移动应用、医院管理等11个方面的应用，HIS、医学影像信息系统（PACS）、实验室/检验科信息系统（LIS）、医院资源规划系统（HRP）、电子病历、患者手机APP等共计106个重要模块。2015年3月26日，北京协和医院通过国家卫生计生委互连互通成熟度测评，评价等级为四级甲等，在全国名列前茅。2019年6月，医院再次通过国家卫生健康委电子病历系统功能应用水平分级评价，成为全国首批通过五级评审的医院之一。

未来，医院将绘制一张更大的数字医院蓝图。2017年底，信息中心在全院开展信息规划调研，召开专题会16场，访谈175人次，收集876条需求，其中信息相关需求424条，这是面向协和百年的又一次重要部署。在这一蓝图中，数据利用将使"协和三宝"之一的病历在深度和广度两个维度焕发出前所未有的光芒；在这一蓝图中，医院将与知名企业、高校等联合攻关人工智能技术，在医疗影像、智能语音、智能物联网等领域探索先机；在这一蓝图中，"在线、互联、互动"成为数字协和发展的原动力……这些计划正一条条书写在百年协和的发展篇章上，同样也徜徉在令人兴奋的医学未来探索的畅想中。

"做医疗信息化新技术、新理念、新观点的发源地。"在医疗人工智能方面，协和正在以"仰望星空，脚踏实地"的态度逐步探索落地智能语音识别、人脸识别、大数据分析、机器人等技术的应用场景。2017年，在全院病房上线了语音识别系统，为医护人员录入病历增加了一种便捷方式。经过逐步优化语料库，准确率达95%以上，使得协和成为全国最早、最大规模部署语音识别系统的医院，已推广至语音电子病历和智能机器人等语音识别应用场景。2019年伊始，医院建设后结构化数据处理科研平台系统，利用自然语言处理以及机器学习技术，从大规模文本病案中自动抽取诊治信息转化为结构化数据，节省了科研数据整理时间，提高了科研质量与效率。2019年6月17日，全新升级的北京协和医院远程医疗中心正式投入启用，这是一个采用5G网络联通、囊括远程医学、科研、教学、管理功能的国际一流的软、硬件综合平台。未来，协和还将搭建大数据平台和影像云平台，以患者为中心实时汇总各类医疗数据，研发人工智能辅助技术，为健康中国大数据建设贡献协和智慧。

在2019年的全国两会上，政府工作报告明确提出：深化大数据、人工智能等研发应用，培育新一代信息技术、高端装备、生物医药、新能源汽车、新材料等新兴产业集群，壮大数字经济。早在2015年初的"医院两会"上，赵玉沛院长就富有前瞻性地指出："互联网时代带来的变化是急剧甚至是颠覆性的……我们要居安思危，勇于变革，在做好应对挑战的同时，也要借着互联网的东风，开创公立医院未来发展的新路径。"

这就是协和的未来信息之路。

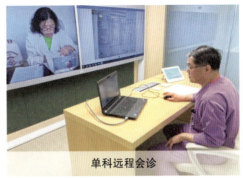
单科远程会诊

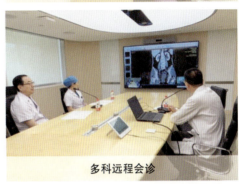
多科远程会诊

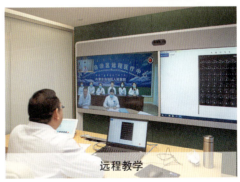
远程教学

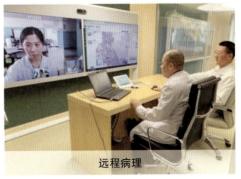
远程病理

多种形式的远程医疗

协和与转化医学：
过去、现在和未来

由美国国立卫生研究院 2003 年提出的转化医学，被认为是医学、生物学领域最有前景的新兴研究方向。它指的是"将生物医学基础研究成果转化为可在临床和公共健康领域中实际应用的理论、方法、技术和药物"。转化医学虽是新提出的概念，但其内涵很早就出现于医学实践中。老协和就是中国"转化医学"的摇篮之一，从建立伊始就注重基础研究与临床之间的转化，在多领域卓有建树，为中国培养了众多医学大师，是我国转化医学最早的开拓者和践行者。

吴宪，我国著名的生化学家。他6岁入私塾以旧学启蒙，考过科举，中过秀才，后痛心于甲午战争的惨败，决定赴美学习。他先学习海军造船，后立志学医，仅用两年就取得哈佛大学医学院博士学位，回国后成为协和医学院历史上第一位中国籍系主任。1927年起，他以大鼠为模型，比较素食和荤杂食对生长、生殖、自主活动、基础代谢和寿命的影响。他发现中国人身材矮小、体质弱的主要原因是膳食结构不合理：我国是"大米馒头加咸菜"，西方是"面包牛肉配蔬菜"。于是这位生化学家走出实验室，大声疾呼"改良膳食、复兴民族"，这对当时的中国影响深远。同时，他完成了我国最早的营养学专著《营养学概论》和第一部《食物成分表》，推动了我国营养学的发展。

由于缺乏日照，20世纪30年代华北地区成为骨软化症高发地区，骨软化症也成为老协和研究的主要疾病之一。协和内分泌科刘士豪的团队长期用代谢平衡法对患者进行详细研究，他们在病房收集患者的尿和粪便，实验室精准测量病人排出的钙磷含量，而患者的食物由营养部专门提供并由精密天平等分为两份，一份供患者进食用，另一份由代谢实验室灰化后同样精准测定钙磷含量并详细记录，积累了大量的实验数据和临床经验。在研究肾衰竭后骨软化症患者的钙磷代谢时，刘士豪团队独立研究后证实常规剂量维生素 D 治疗骨软化症无有效代谢改变，这一点与麻省总医院团队研究结果一致；但对于当时可用的另一种药物双氢速甾醇，刘士豪团队得到的数据却是患者发生了有意义的钙磷代谢改变，也就意味着治疗有效，与哈佛医学院的结论明显矛盾。在深入研究后，刘士豪与他的师弟朱宪彝在著名国际期刊 Science 上发表论文，提出了这类患者应该单独命名为"肾性骨营养不良"，而双氢速甾醇应该作为该疾病的标准治疗。他们还大胆假设，认为肾脏是维生素 D 治疗活性改变的场所，是肾脏的受损导致了维生素 D 的失效；30 年后，当维生素 D 作用机制被彻底阐明时，大家不无敬佩地发现，刘士豪和朱宪彝的假说尽管在细节上与事实有一定出入，但总体思路是非常一致的。

新中国成立后，协和人秉承老协和精益求精、孜孜不倦的精神，始终将转化医学的理念贯穿于整个科研和医疗工作中。"万婴之母"林巧稚大夫积极贯彻"预防为主"的理念，大规模推广子宫颈癌涂片检查，使该病发病率迅速下降；基本外科奠基人曾宪九大夫创建了协和外科代谢与营养实验室，认为外科的实验研究是基础医学和外科临床的桥梁，只有架起了这座桥梁，基础医学才能更好地为临床服务；妇产科宋鸿钊大夫根据研究结果，创造性地利用 5-氟尿嘧啶（5-FU）来治疗绒毛膜癌，将其治愈率由不足 10% 提高到近 90%；内分泌科史轶蘩大夫基于大宗人群数据，开展垂体瘤多科综合诊疗研究，大幅提高了该病的诊治率……一代代协和人在基础和临床的转化研究领域进行了不懈努力和探索。

现在的北京协和医院是国家卫生健康委指定的全国疑难重症诊治指导中心，拥有国家重点学科 20 个、国家临床重点专科 29 个，以及高水平的、与国际接轨的临床药理中心。从 21 世纪起，北京协和医院就着力构建转化医学平台。

2010 年 9 月 16 日，北京协和医院正式成立了包括 54 位院士加盟的转化医学中心。中心从临床重大需求出发，凝炼科学问题，通过基础和临床研究，找到解决问题的方法，提高诊断、治疗和预防水平。

2012 年，协和历史上首次建成临床生物标本库并开始有效运转，开创性地实践从血液到新鲜组织的协同采集、分析、储存和院级共享，为协和独一无二的病例资源赋予了新的生命力，为转化医学研究提供了系统的生物资源基础。

2013 年，国务院印发《国家重大科技基础设施建设中长期规划（2012—2030 年）》，首次将转化医学研究设施列入国家重大科技基础设施。同年，国家发改委总体规划在我国建

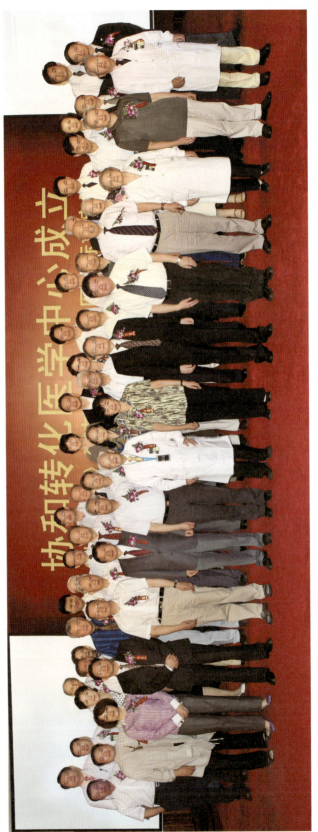

2010年9月16日，协和转化医学中心成立时的专家合影

设 5 个转化医学国家重大科技基础设施，其中之一就落在了北京协和医院。

2017 年 6 月 8 日，北京协和医院转化医学综合楼开工仪式在老门诊楼旧址举行，计划于 2021 年协和建院百年之际正式投入使用。项目将建成 5 大系统、15 个功能平台，围绕与老龄化相关心脑血管疾病及疑难罕见病等，针对其在早期防控和精准诊治等方面所面临的重大科学问题，从分子、细胞、组织、个体和群体水平探索及阐明相关的生理、病理等机制，并将有关成果转化为临床早期预测和预防及精准诊断和治疗的有效手段。

转化医学平台的建设离不开素质过硬的人才队伍。一方面，从 2014 年起，医院从清华大学、北京大学、耶鲁大学等顶尖高校招聘专职青年科研人员，专业覆盖细胞、分子、生物化学、微生物、病毒、生物信息、生物统计、小分子药物、代谢等，旨在打造一支积极拼搏、勇于进取的中青年科研骨干团队；另一方面，协和加强了对中青年临床研究人员的培养和支持。"协和中青年科研基金""协和杰青"等专项科研经费的投入成为青年人科学研究的"第一桶金"。协和医院与加州大学旧金山分校（UCSF）合作，为临床医师和研究人员开设了网上临床试验设计精品培训课程。学员们利用休息时间，在线上导师的指导下学习，以小组形式集中讨论，全面学习临床研究方法，参加培训的数百名学员现已成为临床和基础科研的主力军。

任何一项事业的推进，人才是动力源，机制是加速器。协和医院良好的机制建设是保证转化医学体系运转的重要举措。一方面，医院积极营造有利于创新的文化氛围，先后举办北京协和医院转化医学大会、中美临床与转化医学研究国际论坛，同时开展名家讲坛、学术沙龙、技术讲座等，分享学术新观点，交流创新方法，提高研究人员转化成果的积极性。另一方面，逐步加强成果转化体系建设。2018 年 8 月，由国家卫生健康委直属机关团委和北京协和医学基金会联合主办的卫生健康青年创新中心在协和医院成立，中心以"青果计划"和"创新教育"两个项目为抓手，搭建适用于医学领域创新能力提升的课程体系，全流程支持医学青年知识成果孵化、转化，并广泛开展合作。同时，医院自 2018 年底启动的学科建设专项督导工作，也在大力推动新技术、新项目的转化。

近百年来，协和作为中国现代医学的发源地，创造了无数辉煌，架起了临床与基础的桥梁。如今，医院提出要创新管理机制，实行项目负责人制度（PI 制），由临床专家与专职科研人员"组团"，以临床为基础，有效利用病例资源，开展协和特色的临床研究，做出真正有价值的科研成果并推动临床问题的解决。这正是协和作为全国疑难重症诊治指导中心和国家级的学术型医院，所肩负的推动医学发展和技术进步的社会责任。

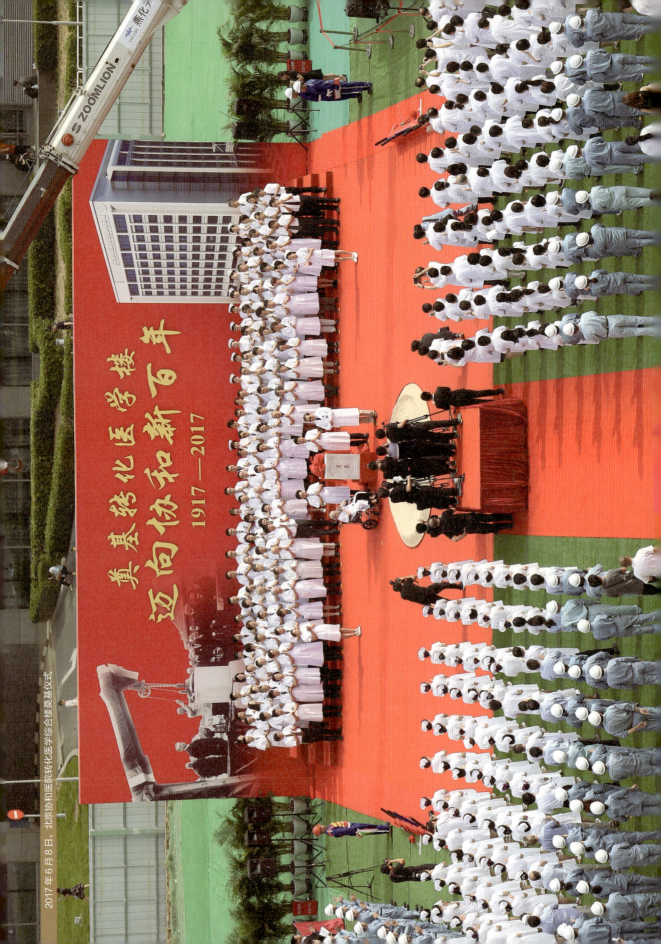

2017年6月8日，北京协和医院转化医学综合楼奠基仪式

六大体系：
面向协和新百年的规划图

在面向协和百年的关键时间节点，"六大体系"建设的提出，无疑是一个具有历史意义的重要事件。从2018年初医院"三会"上赵玉沛院长的讲话引发全院大讨论，经"做合格协和人"活动营造审思明辨的氛围，使协和人精神受到洗礼，致"六大体系"建设的提出，既是水到渠成的结果，亦是具有远见卓识的举措。

医院"三会"释放改革信号

2018年4月11日和16日，北京协和医院召开六届三次职代会暨2018年医院工作和人才工作会议。作为医院年度重要会议，本届职代会与往届不同的是，在协和历史上首次"三会"套开，不仅有职代会、工作会，还有第一次人才工作会议。会议风貌也与以往大有不同，在4月16日下午第二次会议赵玉沛院长的总结讲话中，开篇用"短、时、新"三个字概括了会议特点。最为特殊的是，赵院长在讲话中释放出了强烈的改革信号，在6 600字的讲话中，"改革"一词出现了35次。

2018年是中国改革开放40周年，也是协和的改革之年。"协和已经到了最危险的时候，这不是危言耸听。""协和已经到了不能不管、不能不严管、不能不改革创新的境地。""回首协和的辉煌历史，审视今天的机遇挑战，面向未来的百年梦想，全体协和人都要有坐不住、等不起的紧迫感，重担在肩的责任感和勇于担当的使命感，胸怀远志，砥砺前行。"这次讲话可谓振聋发聩，向全院发出了"居危思危"的警示，也展示了锐意改革的决心。

"做合格协和人"活动引发全院思潮

讲话很快在全院引起强烈反响,引发大家的深刻思考和广泛讨论。有青年员工学习讲话内容后,连夜写下感想:"唯有改革,才是这个最危险的时刻里我们的唯一出路。"医院以此为契机,开展了"做合格协和人"主题大讨论。

活动得到全院职工的积极参与,短短4个月间,医院各科处室围绕"做合格协和人"组织开展了50余场主题讨论会。全体协和人着眼未来、敞开心扉、深入思考,提交了4 177份心得体会,结合工作实际,为医院的发展积极建言献策。医院通过《内部情况通报》、院报、展板、网上"自主学习平台"及专题院周会等多种形式,使思想碰撞和交流探讨达到了高潮,凝聚起改革发展的强大共识。仅《内部情况通报》就出版了12期近16万字,短期内如此密集刊出的情况前所未有。这种指出问题、提出建议、相互启发、群策群力的形式,成为协和的管理新风尚。

"六大体系"建设指明发展方向

在"做合格协和人"主题大讨论中,全院职工贡献了很多观点和建议,逐渐凝聚起危

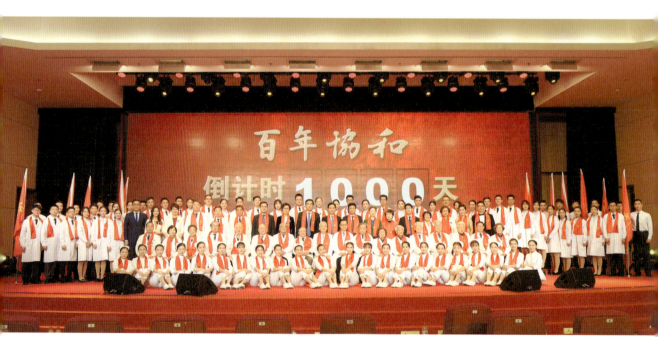

百年协和倒计时1 000天启动仪式大合影

第 6 章 百年协和梦

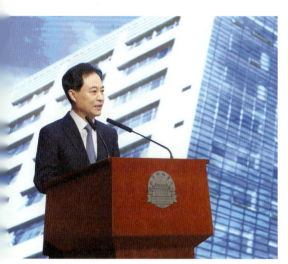

赵玉沛院长在百年协和倒计时 1 000 天启动仪式上发表讲话，提出"六大体系"建设

机共识、改革共识与创新共识"三大共识"，以及坚持党建引领、坚持调查研究、坚持反思自省"三大经验"。但同时发现，还有一些观点需要进一步统一思想，比如"如何看待排行榜""如何看待抓科研""如何看待床位规模"……为了回应这些不确定的声音，医院亟须正本清源，明确未来发展道路。

2018 年 12 月 21 日这天，距北京协和医院建院 100 年有整整 1 000 天。在这个特殊的日子里，医院举办了"以人民为中心，一切为了患者"主题活动暨百年协和倒计时 1 000 天启动仪式，赵玉沛院长代表院领导班子发表了具有指导意义的讲话。

他首先明确回答了"三个如何看待"的问题，"医院的核心使命是治病救人，医院好不好，病人说了算，这才是评价医院的金标准。""医院提倡的加强科研是以临床为基础，做出真正有价值的科研成果并推动临床问题的解决。""不拼规模拼能力，不拼数量拼质量，看别人看不了的病，出别人出不了的成果，这才是协和各学科的发展道路。"

更为重要的是，本次讲话明确了协和未来的发展方向。经过对全院职工建议的总结梳理和院领导班子的多次讨论，面向协和百年提出"六大体系"建设，即医疗服务体系、人才培养体系、科技创新体系、精细管理体系、开放协作体系和党建文化体系，这是一张面向协和百年的"规划图"，北京协和医院吹响了面向百年的冲锋号角。

医院的核心使命是治病救人，医院好不好，病人说了算。协和是"患者以性命相托的最后一站"，要紧紧围绕这个总体定位来谋划医疗服务体系。要加强新技术的开展和推进多学科协作，占领医疗创新制高点。看别人看不了的病，出别人出不了的成果。

——医疗服务体系

人才是一切事业的基础。协和是"医学大师的摇篮"和"医学人才培养模式的典范"。要尊重人才的多样化特点，探索建立"1+X"的模式，设立医、教、研多轨制，实行双聘制，恢复淘汰制，建立具有协和特色的人才评价体系，让想做事的人都有好的职业发展前景。

——人才培养体系

协和作为全国疑难重症诊治指导中心和国家级的学术型医院，要肩负医学发展和技术进步的社会责任。要创新管理机制，实行 PI 制，由临床专家与专职科研人员"组团"，以临床为基础，有效利用病例资源，开展协和特色的临床研究，做出真正有价值的科研成果并推动临床问题的解决。

——科技创新体系

精细管理的内容涉及医院的各个方面，要用事实说话、用数据说话，用透明公开驱动业绩提升。要将医疗质量、病人安全、服务品质和专科声誉作为今后各种考核的核心指标。按照"放、管、服"的要求，进一步解放思想，推进服务型管理，简政放权，加强监管。

——精细管理体系

建设"中国特色、世界一流医院"，必须加强与国际一流、国内顶尖的名院、名校、名企，在医学教育、医工结合、转化医学和健康医学等方面的合作，实现优势互补、发展共赢，不断提升协和的国际影响力。

——开放协作体系

要坚持党建引领,打造"协和样板",把党建的政治优势转化为发展的竞争优势;要弘扬优良传统,传承"协和基因",坚守"大爱成就大医"的医者仁心;要团结服务员工,凝聚"协和力量",形成协和人团结奋斗的强大动力。

——党建文化体系

从"规划图"到"施工图"

提出"六大体系"建设的3个月后,北京协和医院迎来了新一届职代会。在2019年3月20日和25日召开的六届四次职代会暨2019年医院工作会议上,医院提出年度68项重点工作,将推进"六大体系"建设的"规划图"形成"施工图"。

2019年是实施"六大体系"建设的关键一年。医院以习近平新时代中国特色社会主义思想为指引,深入学习贯彻落实党的十九大四中全会精神,全面推进"六大体系"建设。梳理一年的成绩,协和人用实干和担当在"六大体系"建设元年交出了一份硕果累累的答卷。

站在"两个一百年"的历史交汇点,协和人将以一往无前的昂扬姿态继续奋勇前进。正如赵院长在百年协和倒计时1 000天讲话中所号召的那样,"我们这一代协和人要勇担历史责任,改革创新,砥砺前行,用更加扎实有为的成绩迎接协和新的黄金时代,续写协和新的辉煌!"

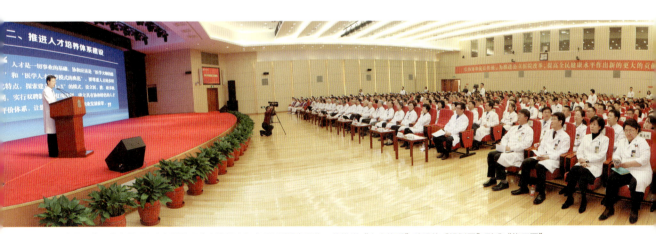

六届四次职代会暨2019年医院工作会议提出年度68项重点工作,将推进"六大体系"建设的"规划图"形成"施工图"

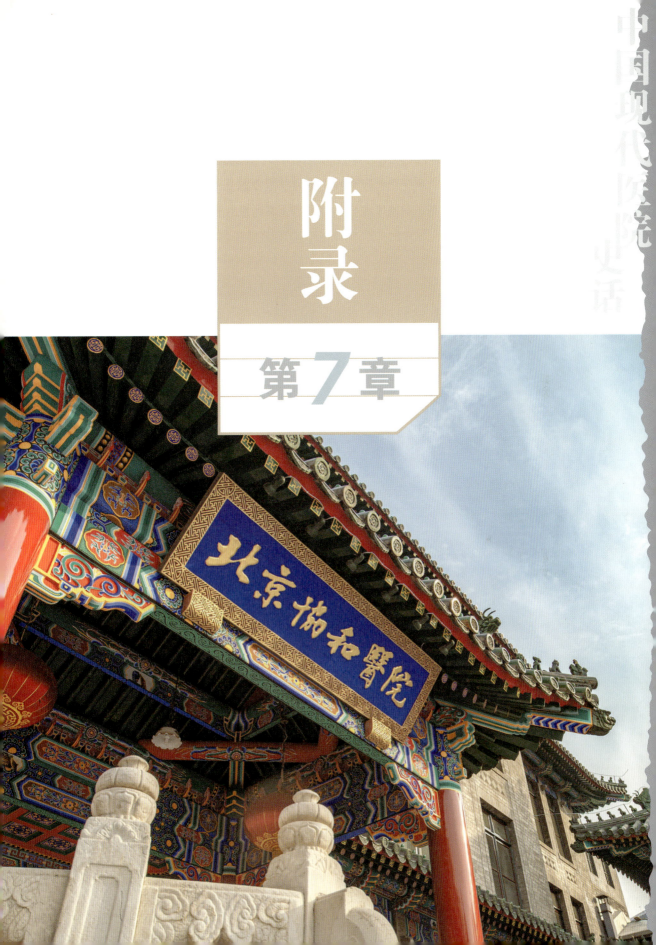

附录

第 7 章

协和历任院长和党委书记

历任院长

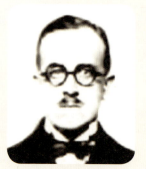
1 西姆 1921—1922 年

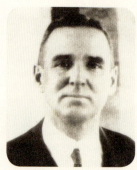
2 斯隆 1922—1925 年

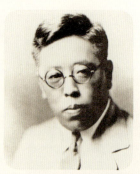
3 刘瑞恒 1925—1934 年

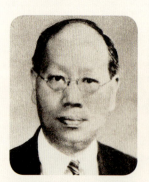
4 王锡炽 1934—1946 年

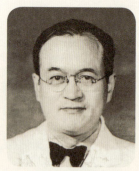
5 李克鸿 1947—1957 年

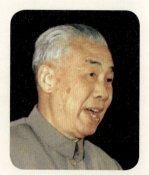
6 谭壮 1958—1959 年

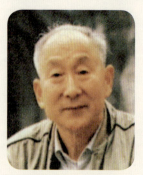
7 林钧才 1960—1968 年

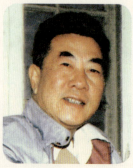
8 崔静宜 1968—1979 年

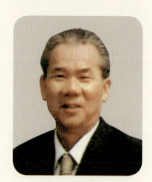
9 欧阳启旭 1979—1983 年

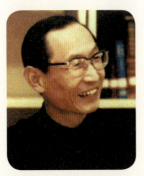
10 陈敏章 1983—1984 年

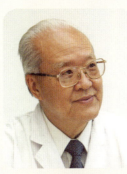
11 方圻 名誉院长
1988—2018 年

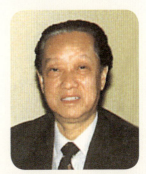
12 朱预 院长 1985—1992 年
顾问 1992—2013 年

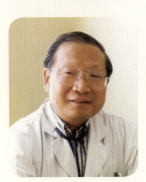
13 陆召麟 1992—1999 年

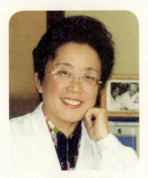
14 鲁重美 常务副院长
1999—2002 年

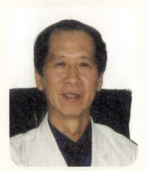
15 戚可名 2002—2004 年

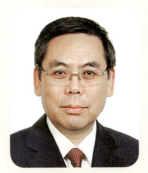
16 刘谦 2004—2007 年

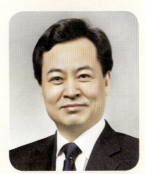
17 赵玉沛 院长 2007—2020 年
名誉院长 2020 年至今

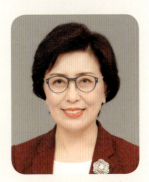
18 张抒扬 2020 年至今

历任党委书记

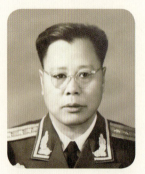
1 罗诚 1953—1957 年

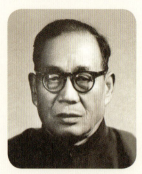
2 张绍逊 1957—1961 年

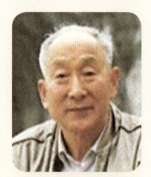
3 林钧才 1962—1968 年

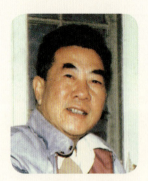
4 崔静宜 1968—1979 年

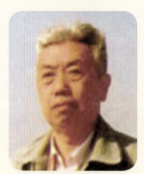
5 王辅民 1979—1983 年

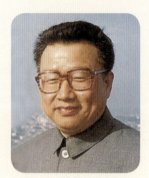
6 张义芳 1983—1985 年

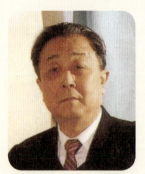
7 王荣金 1985—1993 年

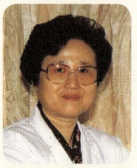
8 宗淑杰 1993—1999 年

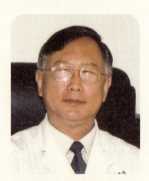
9 邓开叔 1999—2004 年

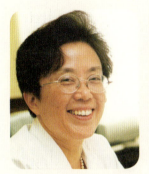
10 鲁重美 2004—2010 年

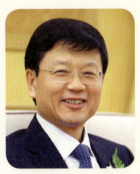
11 姜玉新 2010—2019 年

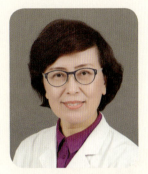
12 张抒扬 2019—2020 年

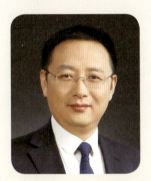
13 吴沛新 2020 年至今

协和学科树

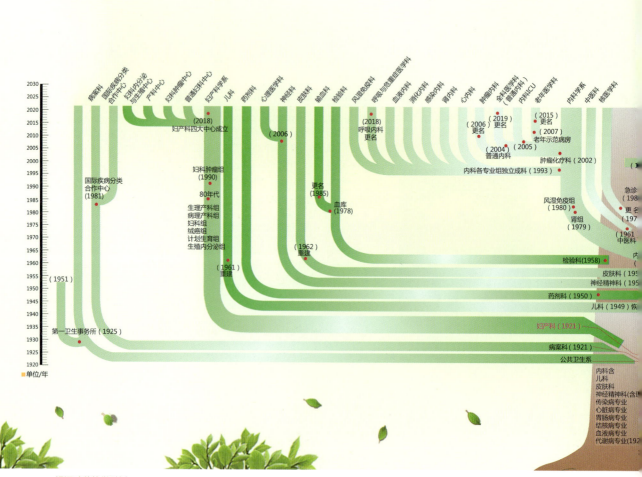

根深叶茂的学科树

第7章 附 录

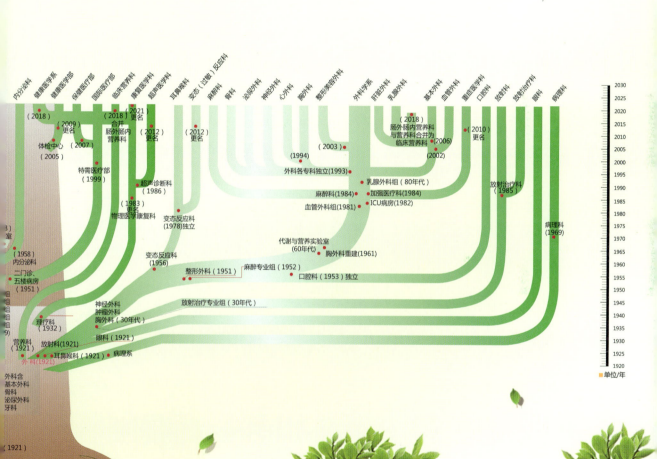

参考文献

[1] 鲍尔斯. 中国宫殿里的西方医学. 蒋育红, 张麟, 吴东, 译. 北京: 中国协和医科大学出版社, 2014.

[2] 北京协和医学院校史研究室. 世纪协和——北京协和医学院建校一百周年图史. 北京: 中国协和医科大学出版社, 2017.

[3] 北京协和医院, 湘雅医学院. 张孝骞画传. 北京: 中国协和医科大学出版社, 2007.

[4] 北京协和医院. 刘士豪画传. 北京: 中国协和医科大学出版社, 2010.

[5] 北京协和医院. 协和名医. 北京: 中国协和医科大学出版社, 2002.

[6] 北京协和医院. 协和医魂曾宪九. 北京: 生活·读书·新知三联书店, 2014.

[7] 陈远. 燕京大学. 杭州: 浙江人民出版社, 2013.

[8] 董炳琨. 老协和. 保定: 河北大学出版社, 2004.

[9] 方圻. 现代内科学. 北京: 人民军医出版社, 1995.

[10] 福梅龄. 美国中华医学基金会和北京协和医学院. 闫海英, 蒋育红, 译. 北京: 中国协和医科大学出版社, 2014.

[11] 高晞. 德贞传: 一个英国传教士与晚清医学近代化. 上海: 复旦大学出版社, 2009.

[12] 李立明. 蒋汉澄摄影作品集. 北京: 中国协和医科大学出版社, 2014.

[13] 刘德培. 20世纪中国知名科学家学术成就概览: 医学卷（基础医学与预防医学分册）. 北京: 科学出版社, 2014.

[14] 刘德培. 20世纪中国知名科学家学术成就概览: 医学卷（临床医学与护理学分册）. 北京: 科学出版社, 2015.

[15] 林钧才. 我当著名医院院长. 北京: 中国协和医科大学出版社, 2000.

[16] 玛丽·布朗·布洛克．油王：洛克菲勒在中国．韩邦凯，魏柯玲，译．北京：商务印书馆，2014．

[17] 玛丽·布朗·布洛克．洛克菲勒基金会和协和模式．张力军，魏柯玲，译．北京：中国协和医科大学出版社，2014．

[18] 讴歌．协和医事．北京：生活·读书·新知三联书店，2006．

[19] 矗之．协和医脉．北京：中国协和医科大学出版社，2014．

[20] 万希润．SARS 10 年．北京：文化艺术出版社，2013．

[21] 吴阶平，董炳琨．协和育才之路．北京：中国协和医科大学出版社，2001．

[22] 吴英恺．老专家谈医学成才之道．北京：北京医科大学中国协和医科大学联合出版社，1995．

[23] 吴英恺．学医、行医、传医 70 年（1927-1997）．北京：中国科学技术出版社，2006．

[24] 伍连德．鼠疫斗士——伍连德自述．程光胜，马学博，译．长沙：湖南教育出版社，2012．

[25] 燕京研究院．燕京大学人物志（第一辑）．北京：北京大学出版社，2001．

[26] 张之南．成长与经历．北京：中国协和医科大学出版社，2009．

[27] 张之南．治学与从业：一名协和老医生的体会．北京：中国协和医科大学出版社，2007．

[28] 赵玉沛．北京协和医院胰腺疾病多学科诊治．北京：人民卫生出版社，2014．

[29] 政协北京市委员会文史资料研究委员会．话说老协和．北京：北京文史出版社，1987．

[30] 中国出版工作者协会．优秀中青年编辑小传·选题设计方案·审读报告．北京：中国青年出版社，1996．

[31] 中国科学技术协会．中国科学技术专家传略：医学编·临床医学卷 2．北京：人民卫生出版社，2005．

[32] 中国科学技术协会．中国科学技术专家传略：医学编·临床医学卷 3．北京：人民卫生出版社，2007．

[33] 中国协和医科大学. 中国协和医科大学校史（1917-1987）. 北京：北京科技出版社，1987.

[34] 左奇，严仁英. 杨崇瑞博士. 北京：北京大学医学出版社，2002.

[35] 柴建军，马中文，格伦. 协和老式建筑群的发展历程. 协和医学杂志，2013，4（4）：350-353.

[36] 陈德昌. 1972年西藏阿里的故事. 中华重症医学电子杂志（网络版），2016，2（1）：68-70；2016，2（2）：141-144；2016，2（3）：218-222.

[37] 陈德昌. 曾宪九教授：危重病医学在中国的奠基人. 中华心脏与心律电子杂志，2014，2（2）：2-3.

[38] 陈德昌. 回顾历史，试看今日和明朝：中国病理生理学会危重病医学分会成立20周年纪念. 中华重症医学电子杂志，2016，2（3）：145-148.

[39] 陈德昌. 全身感染与多器官功能障碍综合征的临床与基础研究. 医学研究通讯，2002，31（9）：19-20.

[40] 陈光耀. 放射性诊断和治疗学在中国大陆与台湾的发展史. 放射治疗与肿瘤学，1995，2：1-10.

[41] 陈杰，崔全才，顾长芳，等. 上皮生长因子及其抗体对人癌细胞系生长的影响. 中国医学科学院学报，1992，14（4）：289-294.

[42] 陈明雁，段文利，郭晶. 精准医疗，如何破解诊断难题. 健康报，2015.08.12（8）.

[43] 陈志潜. 定县社会改造事业中之乡村卫生实验. 卫生月刊，1934，4（1）：4-13.

[44] 池泉. 诸骏仁：中国GCP的长青树，年轮里记录着中国GCP的发展历程.（2017-05-13）[2019-07-15]. http：//m.yaozui.com/p/276267.

[45] 崔芳，段文利. "五星医生"是怎样讲科普的. 健康报，2016-5-26（5）.

[46] 崔军强. 北京协和医院：科学战"非典". 瞭望新闻周刊，2003（19）：35-36.

[47] 崔全才，陈杰，顾长芳，等. 一株人胰腺癌细胞系的建立及其特性. 基础医学与临床，1992，12（6）：50-52，63.

[48] 崔全才，王志永，陈杰，等. 胰腺肿瘤和正常胰腺组织中c-Ki-ras第12密码子点突变. 中国医学科学院学报，1994，16（3）：201-205.

[49] 丁珠林, 闫虹. 历史的抉择. 中国卫生, 2002（10）: 25-26.

[50] 董琳. 徐乐天: 新中国第一位进藏医师. 健康报, 2019-05-17（7）.

[51] 杜建, 唐小利, 张燕舞, 等. 引文网络加速转化医学 T1-T2-T3 阶段的转化进程. 中华临床营养杂志, 2013, 21（2）: 98-102.

[52] 段文利, 梁智勇, 董琳, 等. 刘彤华: 七厘米载玻片上的医学人生. 中国科学报, 2016-06-13（8）.

[53] 段文利, 史真真. 患者需要什么, 绩效就考核什么. 健康报, 2009-10-20（1）.

[54] 段文利, 史真真. 好医生是怎样炼成的. 健康报, 2009-11-01（3）.

[55] 段文利, 徐琨. 疑难病会诊让医患双赢. 健康报, 2012-09-21（1-2）.

[56] 段文利. "老协和"的大查房. 健康报, 2006-04-24（6）.

[57] 段文利. 我国学者陈德昌教授发现全身感染的高危基因. 光明日报, 2003-02-09（1）.

[58] 段文利. 走出中国式老年痴呆干预之路. 健康报, 2009-03-17（1-2）.

[59] 方福德, 管远志. 我国医学微生物学与免疫学泰斗——谢少文. 生物工程学报, 2012, 28（9）: 1139-1141.

[60] 郭志平. 一代良医——访世纪老人、我国著名传染病学专家王季午教授. 科协论坛, 2000（2）: 22-24.

[61] 胡传揆. 北京协和医学校的创办概况. 中国科技史料, 1983（3）: 38-48.

[62] 胡一峰, 尹媛萍. 建设"新医"的努力——《医学周刊集》与丙寅医学社研究. 中国科技史杂志, 2005, 26（2）: 28-40.

[63] 黄家驷日记、笔记、书信摘抄. 中国科技史料, 1986（3）: 34-40.

[64] 黄凯. 北京协和医学院老建筑群研究. 北京: 北京建筑大学, 2016.

[65] 蒋朱明, 陈伟, 朱赛楠, 等. 我国东、中、西部大城市三甲医院营养不良（不足）、营养风险发生率及营养支持应用状况调查. 中华临床营养杂志, 2008, 16（6）: 335-337.

[66] 蒋朱明, 于康, 朱赛楠, 等. 中国大中城市中小医院住院患者营养不良（不足）、营养风险、超重和肥胖发生率及营养支持应用状况调查（中期小结）. 中国临

床营养杂志，2008，16（6）：338-340.

[67] 蒋朱明，朱预，张思源，等. 静脉营养与要素饮食用于肠瘘. 中华外科杂志，1979，17：40-43.

[68] 蒋朱明，朱预，张思源. 静脉营养治疗外科危重病人// 中华医学会. 中华外科学会第九届全国外科学术会议论文摘要. 北京：中华医学会，1978：273.

[69] 蒋朱明. 临床营养（外科营养）的发展概况. 中国实用外科杂志，1995，15（6）：323-324.

[70] 蒋朱明. 肠粘膜屏障损害及谷氨酰胺、生长激素等干预的实验室与临床研究. 医学研究通讯，2001，30（12）：18-19.

[71] 孔令敏，段文利. 二十五年医患情. 健康报，2009-06-12（7）.

[72] 郎景和. 关于子宫内膜异位症的再认识及其意义. 中国工程科学，2009，11（10）：137-142.

[73] 郎景和. 子宫内膜异位症研究的任务与展望. 中华妇产科杂志，2006，41（5）：289-290；2006，41（10）：649-651.

[74] 郎景和. 子宫内膜异位症研究的新里程. 中华妇产科杂志，2005，40（1）：3-4.

[75] 李璐，张大庆. 兰安生的贡献：中国公共卫生经验在印度的转移. 医学与哲学（A），2015，36（9）：81-84.

[76] 李和伟，刘彤华，王志永，等. 表达反义 c-myc RNA 的重组逆转录病毒载体对人胰腺癌细胞恶性表型的逆转作用. 中华病理学杂志，1996，25（1）：13-16.

[77] 李和伟，王志永，刘彤华，等. 表达反义 Ki-ras 的逆转录病毒载体对人胰腺癌细胞恶性表型的影响. 中华病理学杂志，1995，24（5）：288-291.

[78] 李乃适. 一世悬壶内分泌经年铸剑垂体瘤. 中国医学人文，2016，2（2）：16-19.

[79] 李乃适. 刘士豪、朱宪彝与第一个由中国人命名的疾病——肾性骨营养不良. 中华骨质疏松和骨矿盐疾病杂志，2008，1（1）：78-80.

[80] 李乃适. 刘士豪——中国转化医学的先行者. 中国科学：生命科学，2012，42（9）：

768-774.

[81] 李乃适. 马士敦与北京协和医学院妇产科的早期骨软化症研究. 中华骨质疏松和骨矿盐疾病杂志, 2009, 2（1）: 70-72.

[82] 李雍龙. 中国医学寄生虫学发展简介（有史~1949年）. 寄生虫与医学昆虫学报, 2003（4）: 246-250.

[83] 李晓雅. 北京协和医院改善医疗服务行动纪实: 秉承协和精神, 提高患者满意度. 健康报, 2016-09-14（1）.

[84] 刘尔翔. 纪念冯兰洲教授. 昆虫分类学报, 1980（1）: 85-74.

[85] 刘赫铮, 甄橙. 霍奇斯和中国早期放射学. 中国科技史杂志, 2014, 35（2）: 158-165.

[86] 刘彤华, 陈杰, 李德春, 等. 人胰腺癌分子生物学和细胞生物学特性的研究. 中国肿瘤, 1994, 3（3）: 32.

[87] 刘彤华, 王志永, 张雷. 修饰的反义寡脱氧核苷酸对胰腺癌细胞生长和靶基因表达的抑制作用. 中华病理学杂志, 1997, 26（3）: 20-24.

[88] 刘彤华. 胰岛肿瘤的病理学特点. 中国实用外科杂志, 1994, 14（8）: 451-452.

[89] 刘彤华. 胰腺肿瘤的病理学研究进展. 中华病理学杂志, 1995, 24（4）: 221-224.

[90] 刘燕萍. 解放前的协和护校. 当代护士, 1997（3）: 27.

[91] 刘志红, 黎磊石. 亟须努力造就一批临床医学科学家. 肾脏病与透析肾移植杂志, 2000, 9（1）: 1-2.

[92] 罗雪挥. 协和: 西医东渐90年. 看历史, 2011, 18（9）: 118-123.

[93] 马家润. 缅怀我国病案管理的创始人——王贤星教授. 中国病案, 2004, 5（10）: 49-50.

[94] 马中文, 柴建军, 焦军胜, 等. "协和模式"医疗建筑群的总体规划. 协和医学杂志, 2016, 7（1）: 74-77.

[95] 讴歌. 杨崇瑞: 规划妇婴50年. 中国医院院长, 2010（11）: 90-91.

[96] 彭俊雅. 从老协和人的故事看"转化医学". 健康报, 2016-06-03（5）.

[97] 彭青海,刘彤华.胰腺癌标记物研究进展.国外医学(肿瘤学分册),1989,16(2):86-89.

[98] 青宁生.病毒体外培养技术的创新者——黄祯祥.微生物学报,2009,49(10):1408-1409.

[99] 青宁生.科研与临床实践相结合的楷模——谢少文.微生物学报,2008(4):419-420.

[100] 青宁生.医学微生物学一代宗师——林宗扬.微生物学报,2005(6):162.

[101] 任君仪.平静工作波起云涌,频频获奖却显平凡——记第八届"韬奋出版奖"获奖者姚磊.科技与出版,2004,(5):61-63.

[102] 王丹.App重需求不做噱头.健康报,2016-01-13(7).

[103] 王慧芳,张力,梁智勇.误诊为盐酸埃克替尼相关肺间质性疾病的肺癌进展一例.中华内科杂志,2012,51(2):153-155.

[104] 王玲.北京协和医学堂的创建.历史档案,24(3),2004:128-130,134.

[105] 王雪飞,郝新华.邱贵兴:兴中国骨科,贵在坚守.健康报,2008-02-15(5).

[106] 王勇.兰安生与中国近代公共卫生.南京医科大学学报(社会科学版),2013,13(1):13-17.

[107] 王玉兴.中国古代疫情年表(公元前674年至公元1911年).天津中医学院学报,2003(3):84-88;2003(4):33-36.

[108] 王志永,刘彤华,崔全才,等.胰腺癌的基因诊断.中华病理学杂志,1994,23(5):270-273.

[109] 韦军民,蒋朱明,吴蔚然.肠外肠内营养国内外发展历程与展望.中华老年医学杂志,2009,28(1):8-10.

[110] 温泉,赵玉沛,陈革,等.S100A2在胰腺癌继发耐放射细胞株中的表达及其意义.中华医学杂志,2006(40):2817-2820.

[111] 卫生部文件——医院药剂工作条例.医院药学杂志,1982,2(2):51-53.

[112] 吴宁.射频消融术治疗快速心律失常.中华内科杂志,1994,33(10):712-714.

[113] 吴怡煌.亲历中央医疗队在湘阴的二三事.湘阴周刊,2014-05-14(6).

[114] 新华社. 三位"大"医生. 国家相册系列微纪录片.（2016-10-24）. http：//www.xinhuanet.com//video/2016-10/21/c_129332837.htm

[115] 杨雅梅, 贾青. 推进医院药品廉政管理. 协和医学杂志, 2017, 8（1）: 1-3.

[116] 杨远帆. 摧不垮的信念——老协和外科的教育与研究掠影.（2013-12-24）[2019-07-18]. http：//blog.sciencenet.cn/home.php?mod=space&uid=45640&do=blog&id=752298.

[117] 雍伟哲. 妙手丹心——记中华医学会外科学分会主任委员赵玉沛. 中华医学信息导报, 2006, 21（4）: 2.

[118] 曾春旬, 刘彤华, 陈杰, 等. 表皮生长因子及其抗体对人胰腺癌裸鼠移植瘤生长的影响. 中华病理学杂志, 1994, 23（4）: 215-217.

[119] 曾宪九, 方干, 张建希, 等. 胰十二指肠切除术：经验、教训和改进. 中国医学科学院学报, 1982, 4（4）: 211-215.

[120] 张大明, 李乃适. 刘士豪教授与我国第1例胰岛素瘤研究报告. 协和医学杂志, 2010, 1（2）: 218-221.

[121] 张大庆. 中国现代医学初建时期的布局：洛克菲勒基金会的影响. 自然科学史研究, 2009, 28（2）: 137-155.

[122] 张惠兰. 协和护理教育与护理精神的形成与发展. 中华护理教育, 2006, 3（1）: 7-8.

[123] 张雷, 郭洪涛, 刘彤华, 等. 肿瘤坏死因子α与反义寡脱氧核苷酸联合作用对人胰腺癌细胞生长的影响. 中华病理学杂志, 1997, 26（5）: 26-29.

[124] 张岭泉. 北平协和医院社会工作档案选编（1921-1950）. 石家庄：河北教育出版社, 2014.

[125] 张思玮. 寻找老年痴呆的"蛛丝马迹". 中国科学报, 2016-11-11（3）.

[126] 赵玉沛. 转化医学在协和：过去、现在与未来. 转化医学研究（电子版）, 2011, 1（2）: 1-7.

[127] 赵玉沛. 从诊治规范入手推动胰腺外科发展 // 第13届全国胰腺外科学术研讨会论文集. 武汉：中华医学会：2010: 3-5.

[128] 赵玉沛. 路漫漫其修远兮——论胰腺外科的发展与面临的挑战. 中华外科杂志, 2010, 48（18）: 1361-1364.

[129] 赵玉沛. 努力构建我国胰腺癌综合治疗多中心研究的技术平台. 中华外科杂志, 2007, 45（1）: 1-2.

[130] 赵玉沛. 如何开展胰腺癌早期诊断与综合治疗的转化医学研究. 中华消化外科杂志, 2012, 11（4）: 305-307.

[131] 赵玉沛. 胰十二指肠切除术若干进展. 胃肠病学和肝病学杂志, 1995, 4（2）: 97-102.

[132] 赵玉沛. 中国胰腺癌治疗 20 年的成绩和需研究的问题. 外科理论与实践, 2007, 12（3）: 193-195.

[133] 赵玉沛. 中国胰腺外科的发展与展望. 中华外科杂志, 2015, 53（1）: 7-10.

[134] 中华医学会外科学分会胰腺外科学组. 胰腺癌诊治指南. 中国实用外科杂志, 2007, 27（9）: 671-673.

[135] 中央电视台《新闻联播》. CCTV 走基层蹲点日记:贾珍大温馨求医路. （2014-1-17）. http://tv.cctv.com/2014/01/17/VIDE1389957845453697.shtml.

[136] 朱兰, 郎景和, 肖河, 等. 阴道无张力尿道中段悬吊术治疗压力性尿失禁 34 例临床分析. 中华妇产科杂志, 2003,（7）: 394-397.

[137] ANON. Hans Zinsser. Am J Public Health Nations Health, 1940, 30（10）: 1226-1227.

[138] ANON. The Whipple procedure. Better outcomes for pancreatic cancer surgery. Harvard Health Letter, 2009, 34（6）: 4-5.

[139] CASH J R, HU C H. Kala-azar demonstration of Leishmania donovani in the skin and subcutaneous tissue of patients: possible relation to the transmission of the disease. JAMA, 1927, 89（19）: 1576-1577.

[140] CHEN C C. A proposed basic medical curriculum. Chin Med J, 1935, 49（9）: 861-867.

[141] CHEN C C. Some problems of medical organization in rural China. Chin Med J,

1937, 51（6）: 803-814.

[142] CHEN J, LIU T, ROSS A H. Down-regulation of c-myc oncogene during NGF-induced differentiation of neuroblastoma cell lines. Chin Med Sci J, 1994, 9（3）: 152-156.

[143] CHEN J, LIU T. Gene expression of growth factor receptors and neuronal markers in neuro blastoma cell lines. Chin J Cancer Res, 1993, 5（1）: 46-50.

[144] CRAM J R, STEGER J C. EMG scanning in the diagnosis of chronic pain. Biofeedback Self Regul, 1983, 8（2）: 229-241.

[145] DRUTZ H P. Axel Ingelman-Sundberg（1901-2009）: IUGA loses a founding father. Int Urogynecol J, 2010, 21: 259-260.

[146] DUDRICK S J. History of parenteral nutrition. J Am Coll Nutr, 2009, 28（3）: 243-251.

[147] FAUST E C. Parasitic infections and human disease in China. Arch Pathol Lab Med, 1926, 2（2）: 223-240.

[148] FAUST E C. Observations on north China intestinal parasites of man based on an intensive examination of patients in a medical ward of the Peking Union Medical College Hospital. Am J Trop Med Hyg, 1924, 4: 411-437.

[149] HAUBRICH W S. Whipple of Whipple's disease. Gastroenterology, 1999, 117（3）: 576.

[150] HODGES P C. History of radiology in China. Chin J Radiol, 1976, 1（1）: 1-9.

[151] HODGES P C. Radiology for practicing physicians. Postgrad Med, 1961, 29（6）: A-51-54.

[152] MUELLER J H. Hans Zinsser 1878-1940. J Bacteriol, 1940, 40（6）: i2-753.

[153] LI N. Liu Shih-Hao: pioneer of translational medicine in China. Sci China Life Sci, 2011, 54（12）: 1089-1095.

[154] LI T A. Summary report on rural public health practice in China. Chin Med J, 1934, 48: 1086-1090.

[155] LIU S H, CHU H I. Studies of calcium and phosphorus metabolism with special reference to pathogenesis and effect of dihydrotachysterol (A.T.10) and iron. Medicine, 1943, 22: 103-161.

[156] LIU S H, CHU H I. Treatment of renal osteodystrophy with dihydrotachysterol (A.T.10) and iron. Science, 1942, 95 (2467): 388-389.

[157] LIU S H, Loucks H H, CHOU S K, et al. Adenoma of pancreatic islet cells with hypoglycemia and hyperinsulinism: Report of a case with studies on blood sugar and metabolism before and after operative removal of tumor. J Clin Invest, 1936, 15 (3): 249-260.

[158] MAXWELL J P, MILES L M. Osteomalacia in China. Proc R Soc Med, 1925, 18 (Obstet Gynaecol Sect): 48-66.

[159] MENG X W, LIANG X G, BIRCHMAN R, et al. Temporal expression of the anabolic action of PTH in cancellous bone of ovariectomized rats. J Bone Miner Res, 1996, 11 (4): 421-429.

[160] MORLEY N J. Reinhard Hoeppli (1893-1973): the life and curious afterlife of a distinguished parasitologist. J Med Biogr, 2019: 96777201987760. (2020-03-15) [2019-09-26]. https://journals.sagepub.com/doi/10.1177/0967772019877608.

[161] O'SULLIVAN A. Whipple pancreaticoduodenectomy: a historical comment. Grand Rounds, 2007, 7: 1-2.

[162] PARFITT A M. H.-I. Chu: pioneer clinical investigator of vitamin D deficiency and osteomalacia in China. A scientific and personal tribute. Calcif Tissue Int, 1985, 37 (4): 335-339.

[163] JOHNA S, SCHEIN M. The memoirs of Allen oldfather Whipple: the man behind the Whipple operation. Castle Hill Barns, UK: TFM Publishing, 2003.

[164] RESTON J. Now, about my operation in Peking. The New York Times, 1971-7-26 (1).

[165] WU N, MING X, XIAO J, et al. TBX6 null variants and a common hypomorphic

allele in congenital scoliosis. N Engl J Med, 2015, 372（4）: 341-350.

[166] SHI Y F, BAO X L, WANG D F, et al. Treatment of growth hormone deficient patients with recombinant somatropin for 1 year: results of a Chinese multicentre trial. Acta Paediatr Scand Suppl, 1990, 370: 212-215.

[167] SHI Y F, HARRIS A G, ZHU X F, et al. Clinical and biochemical effects of incremental doses of the long-acting somatostatin analogue SMS 201-995 in ten acromegalic patients. Clin Endocrinol（Oxf）, 1990, 32（6）: 695-705.

[168] SHI Y F, PATTERSON A P, SHERINS R J. Increased plasma and pituitary prolactin concentrations in adult male rats with selective elevation of FSH levels may be explained by reduced testosterone and increased estradiol production. J Androl, 1986, 7（2）: 105-111.

[169] SHI Y F, SHERINS R J, BRIGHTWELL D, et al. Long-term stability of aqueous solutions of luteinizing hormone-releasing hormone assessed by an in vitro bioassay and liquid chromatography. J Pharm Sci, 1984, 73（6）: 819-821.

[170] SHI Y F, ZHU X F, HARRIS A G, et al. Prospective study of the long-term effects of somatostatin analog（octreotide）on gallbladder function and gallstone formation in Chinese acromegalic patients. J Clin Endocrinol Metab, 1993, 76（1）: 32-37.

[171] SHI Y F, ZHU X F, HARRIS A G, et al. Restoration of gallbladder contractility after withdrawal of long-term octreotide therapy in acromegalic patients. Acta Endocrinol（Copenh）, 1993, 129（3）: 207-212.

[172] SIDNEY D. Gamble. Ting Hsien: A north China rural community. California: Stanford University Press, 1968.

[173] SUMMERS W C. Hans Zinsser: a tale of two cultures. Yale J Biol Med, 1999, 72（5）: 341-347.

[174] WAN S, YIM A P. A Chinese thoracic surgeon and his two decisions. Ann Thorac Surg, 1999, 67（4）: 1190-1193.

[175] WRIGHT P. Obituary: Yingkai Wu. Lancet, 2004, 363: 575.

[176] WU L T. Plague in the orient with special reference to the Manchurian outbreaks: an address delivered at the opening of the Union Medical College, Peking, september 16th, 1921. Natl Med J China, 1923, 9（2）: 178-201.

[177] WU Y K, CHEN P T, FANG J P, et al. Surgical treatment of esophageal carcinoma. Am J Surg, 1980, 139（6）: 805-809.

[178] WU Y K, LOUCKS H H. Carcinoma of the esophagus or cardia of the stomach: an analysis of 172 cases with 81 resections.Ann Surg, 1951, 134（6）: 946-956.

[179] WU Y K, LOUCKS H H. Resection of esophagus for carcinoma. J ThoracSurg, 1942, 11: 516-528.

[180] WU Y K, LOUCKS H H. Surgical treatment of carcinoma of the esophagus. Chin Med J, 1941, 60: 1-33.

[181] WU Y K. Reminiscence of personal association with American thoracic and cardiovascular surgery. Am J Surg, 1980, 139（6）: 765-770.

[182] YAO H Y. The first year of the rural health experiment in Ting Hsien. MMFB, 1931, 9: 61-77.

[183] ZHANG Z X, ROMAN G C, HONG Z, et al. Parkinson's disease in China: prevalence in Beijing, Xian, and Shanghai. Lancet, 2005, 365（9459）: 595-597.

[184] ZHANG Z X, ZAHNER G E, ROMÁN G C, et al. Dementia subtypes in China: prevalence in Beijing, Xian, Shanghai, and Chengdu. Arch Neurol, 2005, 62（3）: 447-453.

[185] ZHU X F, HARRIS A G, YANG M F, et al. Effect of octreotide on dynamic excretion of bile in Chinese acromegalic patients assessed by [99mTc] EHIDA hepatobiliary scan. Dig Dis Sci, 1994, 39（2）: 284-288.

[186] ZHU X F, SHI Y F, QIN-DAI, et al. Effect of small doses of somatostatin analog, octreotide, on gallbladder contractility in normal Chinese adults. Dig Dis Sci, 1992, 37（1）: 105-108.

后 记

光阴荏苒，从接到编写《中国现代医院史话——北京协和医院》的任务开始，一晃已经近三年时光过去，这本书终于即将付梓了。

关于协和，自她尚在"襁褓"之中时就已经成为太平洋两岸关注的焦点；从1921年建成后一直有着各种各样道不完的故事和传奇。一句"全国人民奔协和"，是协和的口碑，也是协和所肩负的重任。新时代的协和再一次被推到浪潮之巅，一个个协和故事在口口相传，一本本"协和轶事"在不断出版。然而，这些故事确是事实还是经过演绎？到底哪些才是真正的协和故事？长期以来一直没有得到很好的回答，这也是写作本书的初衷之一。当接到这本书的编写任务之时，我们就意识到了这项工作正本清源的意义，也意识到了这项工作的艰巨性。一方面，有一些流传甚广的故事真假难辨；另一方面，又有大量前人的重要贡献因为年代久远而被湮没在历史长河之中。接下这个任务就意味着不但要写得精彩，还要进行足以让人信服的考证工作。

因此，为了给协和出版一本可读性较高的信史，我们怀揣敬畏之心，从一开始就作了大量翔实的准备，经多次谨慎讨论，研究目录纲要，确定写作范围，遴选出重要事件。然后，组织了全院各科处室的写作骨干，对各自所熟悉的领域进行史料的深度挖掘和撰写。对于稿件质量，我们要求宁缺毋滥，对部分文稿进行反复、多次修改。全部稿件完成后，提请编委会进行了三轮审校，对有争议的问题进行了进一步的澄清，这才最终定稿。

在收集史料、整理史料和撰写文章的过程中，我们一次次为协和历史上的杰出人物和事迹所感动，也一次次为协和人的身份而骄傲……整本书的写作和审校工作持续了近三年，我们也格外地受到了协和精神的洗礼，将精益求精的态度用到了编写这本书的种种环节之中，力求科学性和可读性都达到高水准。

然而，协和史料何其丰富，受时间和条件所限，加之部分史料尚待挖掘，本书不得不回避了部分证据尚不充分的史料，仅作节选，恐挂一漏万，无法面面俱到；同时，最终呈现的部分，限于执笔者水平，缺点、错误在所难免，敬请读者批评指正。

编委会

2020 年 6 月